周毅峰　杨继平　主编

手术室新入职护士培训与管理

U0304871

世界图书出版公司
广州·上海·西安·北京

图书在版编目（CIP）数据

手术室新入职护士培训与管理 / 周毅峰，杨继平主
编. --广州：世界图书出版广东有限公司，2020.2
ISBN 978-7-5192-5982-2

Ⅰ．①手… Ⅱ．①周… ②杨… Ⅲ．①手术室－护理－
技术培训－手册 Ⅳ．①R472.3-62

中国版本图书馆 CIP 数据核字 (2020) 第 029978 号

书　　名	手术室新入职护士培训与管理
	SHOUSHUSHI XINRUZHI HUSHI PEIXUN YU GUANLI
主　　编	周毅峰　杨继平
策划编辑	张蓉琛　王梦洁
责任编辑	康琬娟　刘笑春
装帧设计	周湘花
出版发行	世界图书出版广东有限公司
地　　址	广州市海珠区新港西路大江冲 25 号
邮　　编	510300
电　　话	020-84460408
网　　址	http://www.gdst.com.cn/
邮　　箱	wpc_gdst@163.com
经　　销	新华书店
印　　刷	广州小明数码快印有限公司
开　　本	787 mm×1 092 mm　　1/16
印　　张	31.125
字　　数	380 千字
版　　次	2020 年 2 月第 1 版　2020 年 2 月第 1 次印刷
国际书号	ISBN 978-7-5192-5982-2
定　　价	88.00 元

目 录

上篇 手术室必备基础

第一章 概述 ·· 03

第一节 手术室护理的发展及趋势 ·····················03

第二节 手术室建筑布局与洁净手术部相关知识 ·······11

第三节 手术室感染预防与控制 ·····················31

第四节 手术室职业安全与防护 ·····················43

第五节 手术及切口分类 ···························50

第二章 手术室工作职责 ·································· 54

第一节 护士长工作职责 ···························54

第二节 巡回护士职责 ·····························55

第三节 洗手护士职责 ·····························58

第四节 专科组长工作职责 ·························60

第五节 周末与夜班值班护士工作职责 ···············62

第六节 等候室护士工作职责 ·······················64

第七节 执勤护士工作职责 ·························65

第八节 教学组长工作职责 ·························66

第九节 院感质控员工作职责 ·······················68

第三章 手术部相关制度 ·································· 70

第一节 手术患者身份识别制度 ·····················70

第二节 手术部患者交接制度 ·······················71

第三节 手术患者安全转运制度 ·····················71

第四节　手术部位切口标识制度 …………………………………72

第五节　手术安全核查制度 ……………………………………73

第六节　手术室交接班制度 ……………………………………74

第七节　手术室物品清点制度 …………………………………74

第八节　手术标本管理制度 ……………………………………76

第九节　手术室安全用药制度 …………………………………77

第十节　术中输血制度 …………………………………………78

第十一节　手术室感染预防与控制管理制度 …………………80

第十二节　手卫生制度 …………………………………………81

第十三节　手术室压疮预防管理制度 …………………………81

第十四节　手术中防止电刀灼伤管理工作制度 ………………82

第十五节　手术部药品管理制度 ………………………………83

第十六节　手术部仪器设备管理制度 …………………………85

第十七节　急诊手术绿色通道管理制度 ………………………86

第十八节　护理不良事件主动报告制度 ………………………87

第十九节　手术患者体位安全管理制度 ………………………88

第二十节　手术患者安全管理制度 ……………………………89

第二十一节　手术室抢救制度 …………………………………91

第二十二节　手术部消防安全管理制度 ………………………92

第二十三节　手术室外来人员管理制度 ………………………93

第二十四节　外来医疗器械管理制度 …………………………94

第二十五节　手术部医疗废物管理制度 ………………………97

第四章　手术室基本操作技术 ………………………………… 100

第一节　手术人员着装规范 …………………………………… 100

第二节　手卫生及外科手消毒 ………………………………… 102

第三节　穿脱无菌手术衣 ……………………………………… 107

第四节　无接触式戴无菌手套 ………………………………… 108

第五节　手术区皮肤消毒 ……………………………………… 110

第六节　铺置无菌手术单 ……………………………………… 113

第七节　铺置无菌器械台 ……………………………………… 114

第八节　手术器械、敷料传递 ……………………………………… 116

第九节　手术物品消毒及灭菌技术 ………………………………… 117

第十节　隔离技术 …………………………………………………… 122

第十一节　机械缝合技术 …………………………………………… 129

第十二节　患者约束技术 …………………………………………… 132

第十三节　患者制动操作技术 ……………………………………… 133

第十四节　密闭式静脉输液 ………………………………………… 135

第十五节　密闭式静脉输血 ………………………………………… 137

第十六节　静脉留置针穿刺技术 …………………………………… 138

第十七节　动脉采血（穿刺置管）技术 …………………………… 140

第十八节　中心管道氧气吸入 ……………………………………… 142

第十九节　吸痰技术 ………………………………………………… 143

第二十节　手术患者导尿技术 ……………………………………… 145

第二十一节　胃肠减压技术 ………………………………………… 147

第二十二节　肌内注射技术 ………………………………………… 149

第五章　手术中急危重症护理技术 …………………………… **151**

第一节　成人基础生命支持 ………………………………………… 151

第二节　胸外心脏非同步电复律（电除颤） ……………………… 154

第三节　术中心电监护 ……………………………………………… 156

第四节　术中有创动脉血压监测 …………………………………… 157

第五节　术中中心静脉压监测 ……………………………………… 159

第六节　术中微量注射泵的使用 …………………………………… 161

第七节　术中颅内压监测 …………………………………………… 162

第八节　术中有创呼吸机的使用 …………………………………… 163

第九节　人工气道固定和气囊压力监测 …………………………… 164

第六章　手术室患者安全管理规范 …………………………… **166**

第一节　全麻患者管理及注意事项 ………………………………… 166

第二节　局麻患者管理及注意事项 ………………………………… 174

第三节　术前宣教及注意事项 ……………………………………… 179

第四节　手术室体位安全摆放 ……………………………………… 181

第五节　术中压疮预防规范 ………………………………………… 189

第六节　术中深静脉血栓预防 ……………………………………… 194

第七节　术中低体温预防 …………………………………………… 198

第八节　腔镜中转开腹应急预案及处理规范 …………………… 200

第九节　手术中缺失物品查找流程及应急预案 ………………… 202

第十节　手术室医用气体安全使用 ……………………………… 204

第十一节　手术室应对火灾的应急预案 ………………………… 210

第十二节　手术患者坠床与跌倒的预防 ………………………… 213

第七章　手术室常见仪器操作流程 ……………………………………… 216

第一节　电外科设备操作流程及注意事项 …………………… 216

第二节　手术内窥镜系统操作流程及注意事项 ……………… 226

第三节　加温设备操作流程及注意事项 ……………………… 232

第四节　术中超声诊断设备操作流程及注意事项 …………… 239

第五节　动力系统操作流程及注意事项 ……………………… 242

第六节　手术中显微设备操作流程及注意事项 ……………… 246

下篇　外科手术配合流程及护理要点

第八章　神经外科手术配合流程及术中管理 ………………………… 251

第一节　神经外科手术常规配合流程及术中管理要点 … 251

第二节　颅脑损伤手术配合流程及术中管理要点 ……… 255

第三节　脑血管疾病手术配合流程及术中管理要点 …… 259

第四节　脑肿瘤疾病手术配合流程及术中管理要点 …… 262

第五节　神经功能手术配合流程及术中管理要点 ……… 265

第六节　椎管与脊髓疾病手术配合流程及术中管理要点 ……… 268

第九章　心脏外科手术配合流程及术中管理 ………………………… 271

第一节　心脏外科手术常规配合流程及术中管理要点 … 271

第二节　小儿先天性心脏病手术配合流程及术中管理要点 … 279

第三节　心脏瓣膜手术配合流程及术中管理要点 ……… 283

第四节　非体外循环下冠状动脉搭桥手术配合流程及术中管理要点 … 287

第五节　主动脉夹层手术配合流程及术中管理要点 ………………… 291

第十章　普胸外科手术配合流程及术中管理 …………………………… 296

第一节　普胸手术配合流程及术中管理要点 …………………………… 296

第二节　心包手术配合流程及术中管理要点 …………………………… 300

第三节　纵隔肿瘤切除手术配合流程及术中管理要点 ………………… 303

第四节　肺叶手术配合流程及术中管理要点 …………………………… 305

第五节　腔镜肺叶手术配合流程及术中管理要点 ……………………… 307

第六节　食管癌手术配合流程及术中管理要点 ………………………… 309

第十一章　骨科手术配合流程及术中管理 ……………………………… 312

第一节　骨科手术常规配合流程及术中管理要点 ……………………… 312

第二节　脊柱外科手术配合流程及术中管理要点 ……………………… 316

第三节　四肢创伤骨科手术配合流程及术中管理要点 ………………… 323

第四节　关节外科手术配合流程及术中管理要点 ……………………… 332

第五节　小儿骨科手术配合流程及术中管理要点 ……………………… 343

第十二章　五官科手术配合流程及术中管理 …………………………… 350

第一节　手术配合流程及术中管理要点 ………………………………… 350

第二节　经鼻内镜泪囊鼻腔吻合手术配合流程及术中管理要点 …… 356

第三节　外眼手术配合流程及术中管理要点 …………………………… 358

第四节　玻璃体切除术手术配合流程及术中管理要点 ………………… 362

第五节　乳突改良根治术手术配合流程及术中管理要点 ……………… 364

第六节　扁桃体摘除术手术配合流程及术中管理要点 ………………… 366

第七节　喉部手术配合流程及术中管理要点 …………………………… 369

第八节　鼻内镜下鼻息肉摘除＋筛窦开放术配合流程及术中管理要点 … 375

第九节　口腔科手术配合流程及术中管理要点 ………………………… 377

第十三章　泌尿外科手术配合流程及术中管理 ………………………… 384

第一节　泌尿外科手术常规配合流程及术中管理要点 ………………… 384

第二节　后腹腔镜肾癌根治手术配合流程及术中管理要点 ………… 388

第三节　腹腔镜肾上腺手术配合流程及术中管理要点 ………………… 392

　　第四节　膀胱癌根治手术配合流程及术中管理要点 ……………… 394

　　第五节　输尿管切开取石手术配合流程及术中管理要点 ………… 400

　　第六节　输尿管及肾脏钬激光碎石手术配合流程及术中管理要点 … 402

　　第七节　前列腺电切手术配合流程及术中管理要点 ……………… 406

第十四章　普通外科手术配合流程及术中管理 …………………… 409

　　第一节　普通外科手术常规配合流程及术中管理要点 …………… 409

　　第二节　胆囊及胆道探查手术配合流程及术中管理要点 ………… 414

　　第三节　右半肝手术配合流程及术中管理要点 …………………… 417

　　第四节　胰十二指肠切除术手术配合流程及术中管理要点 ……… 422

　　第五节　脾切除及门体静脉分流手术配合流程及术中管理要点 … 427

　　第六节　远端胃癌根治手术配合流程及术中管理要点 …………… 431

　　第七节　直肠癌手术配合流程及术中管理要点 …………………… 436

　　第八节　腔镜甲状腺手术配合流程及术中管理要点 ……………… 440

　　第九节　乳腺癌根治手术配合流程及术中管理要点 ……………… 443

第十五章　整形科手术配合流程及术中管理 …………………………… 446

　　第一节　整形科手术常规配合流程及术中管理要点 ……………… 446

　　第二节　整形小耳再造手术配合流程及术中管理要点 …………… 449

　　第三节　鼻畸形取肋软骨矫正手术配合流程及术中管理要点 …… 452

　　第四节　胸部整形及假体植入配合流程及术中管理要点 ………… 455

第十六章　妇产科手术配合流程及术中管理 …………………………… 457

　　第一节　妇产科手术常规配合流程及术中管理要点 ……………… 457

　　第二节　广泛子宫切除术配合流程及及术中管理要点 …………… 461

　　第三节　腹腔镜下子宫全切配合流程及术中管理要点 …………… 463

　　第四节　剖宫产术配合流程及术中管理要点 ……………………… 465

第十七章　移植手术配合流程及术中管理 …………………………… 469

　　第一节　原位心脏移植手术配合工作流程及术中管理要点 ……… 469

　　第二节　原位肝移植手术配合流程及术中管理要点 ……………… 477

　　第三节　肾脏移植手术配合流程及术中管理要点 ………………… 485

上篇
手术室必备基础

| 第一章 |

概述

第一节　手术室护理的发展及趋势

　　随着外科学的飞速发展，近代解剖学、麻醉学的进步，以及消毒灭菌技术的出现，手术室作为患者集中进行手术治疗和诊断的特殊场所，逐渐发展成为医院中的一个重要部门。手术室护理也经历了一个从无到有、从小到大、从简单到严谨的发展过程。在此过程中，其逐渐形成了独特的护理体系，旨在通过手术前、手术中、手术后各项专业及持续性的护理活动，为患者提供安全优质的护理服务。由于手术室护理在外科治疗中的独特作用，有学者称其为护理的第一专业。

一、手术室护理发展的历史背景

　　欧洲文艺复兴之前有关外科手术的记录很少，最早的有关手术助手的记录来自古希腊医生希波克拉底，其主要任务是陪同患者、观看手术、准备器械、协助医师做一些简单的操作，这是手术室护士的雏形。自 19 世纪后期到 20 世纪初，医学科学的发展使外科治疗的范围明显扩大，特别是乙醚麻醉（1846 年）、无菌技术（1886 年）和抗生素（1929年）的出现及其在手术中的广泛应用，明显减少了因术中疼痛、休克、出血和感染造成的死亡。当时在美国、英国已建有正式的医院，其中有为外科手术需要建造的房间，手术室的工作轮训已成为医院护士训练课程的常规部分，要求手术室护士有细致的工作作风，熟悉外科手术过程和手术医生操作习惯。因此，手术室护理被认为是一个责任重大的岗位，护士只有技术好、能力强，才能到手术室工作。

两次世界大战促进了外科技术、治疗设备的发展。作为外科治疗组成部分的手术护理得到快速同步发展，护理的范围扩大和作用增加，护士更多地参与外科手术，同时提供围术期的连续护理。战争后的年代，科学技术的快速进步冲击和改变了护士的工作。在20世纪五六十年代，术前准备需要消毒大量的器械、物品，促使医院逐步成立了中心消毒供应部，以提供无菌的器械和敷料，这种变化使手术室护理作用更趋向于手术配合和患者护理，而现代外科的专业化趋势和外科手术器械的精细化发展，使手术室护理更具专业性和专科性。

伴随着外科学的发展，手术室也经历了几代变革。第一代手术室又称简易型手术室，手术多在自然环境下进行，没有采用防止空气污染和接触污染的设施；第二代手术室又称分散型手术室，是专门建造、非封闭的手术室，有供暖、通风设施，使用消毒灭菌技术，手术感染率明显下降，20世纪的欧洲，医院的各个病房内，开始各自配置相应的手术室；第三代手术室又称集中型手术室，具有建筑分区保护、密闭的空调系统，手术环境改善，手术感染率在药物的控制下稳定降低；第四代手术室又称洁净手术室，有空气净化层流系统，相对集中，但功能完全独立，既具普遍性以对应各类手术，又可完成特殊手术。

二、手术室护理专业组织建立和发展

传统的手术理念以完成手术为中心，而随着手术室护理的不断发展，1975年，美国手术室护理协会（AORN）和美国护士协会（ANA）共同出版了《手术室护理实施基准》，明确了手术室护理工作已不单是患者在进行手术期间极短时间内的护理，而是伴随医学模式转变的"围手术期护理"，也就是护理人员运用所学的知识与技能，针对患者存在的健康问题和需要，为患者提供手术前、中、后期的各项专业及持续性的护理活动，使手术室护理工作趋向科学化、理论化、系统化、规律化。

我国手术室护士专业组织——中华护理学会手术室专业委员会成立于 1997 年，该委员会自成立至今，每年召开 1 次学术年会，通过每年的学术年会活动逐步向国内手术室护理专业人员介绍手术室管理经验、手术患者安全问题，新技术、新业务开展，手术室护理人员自身健康等方面的知识，为手术室专业护理人员的工作提供了有益的指导。

三、手术室护理的发展及趋势

随着外科学的发展，手术室护士的作用越来越不可忽视。1894 年，约翰·霍普金斯医院外科医生 Dr. Hunter Robb 首次提出"手术团队"的概念，指出手术医师、麻醉师和手术室护士是组成手术团队不可缺少的成员，并确认团队中资深护士担任洗手护士、年轻护士担任巡回护士。1910 年美国护士协会（ANA）提出巡回护士需由有经验的护理人员来担任，洗手护士由年轻护士来担任，而现在美国的巡回护士已由注册护士担任，洗手护士则由注册护士或外科技师担任。随着我国医疗改革与优质护理服务的推行，国家卫生健康委员会在《进一步改善医疗服务行动计划（2018—2020 年）》中指出，持续深入推进优质护理，改善护理服务，继续扩大优质护理服务覆盖面，这对推动手术室护理专科化和精细化提出了更高的要求，在管理模式上，从粗放的行政化管理转向精细的信息化管理，考验了手术室护士护理服务意识与专业水平，手术室护士要从改变护理管理模式、提高护理服务水平和专业化程度的角度入手，积极应对医疗改革，为患者提供以身心整体护理为核心内涵的优质护理服务。在推行责任制整体护理工作模式的同时，应加强专业内涵建设，发展手术室专科护理，进而实现手术室专科优质护理服务。

随着科学技术在各领域的广泛应用，人们越来越多地运用科技手段诊断、治疗乃至预防疾病，促进健康。在手术治疗领域，目前以创伤小、疼痛轻、恢复快为主要特点的微创手术得到较好发展与应用，如各种显微手术、内镜手术、机器人手术、介入治疗等；各种高风险手术得以开展，如器官移植、人工脏器的应用等。转化医学的产生和应用加速了医学影像的数字化，推动了手术设备的更新，也对手术技术产生了重大影响。在此基础上，新型手术室——复合型手术室（hybrid operating room）得以出现，整合了标准化的外科手术设备、介入及放射仪器、临床信息系统与成像系统，使外科医生在手术室内既可以进行常规外科手术，也能够有效利用各种临床信息，高效地进行介入治疗，从而极大地提高手术成功率和工作效率。手术方法、手术设备，以及手术室工作模式的改变要求手术室护士必须不断地学习、更新知识，与手术团队中的其他成员相互合作、协调，以保障手术安全、顺利、高效运行。

四、手术室护理人员在手术团队中的作用

现代手术室护理理念是以患者为中心，手术室护理人员要根据患者个体需要，提供适当护理以确保患者得到更优质的护理服务；熟练掌握手术仪器设备操作方法，严格执行无菌技术操作规范，加强专业技能培训，提供高品质的手术配合，确保手术的顺利进行；手术用物须遵循严格的管理程序，确保手术的安全性；严格执行消毒隔离技术规范，有效地控制感染；同时指导患者及家属进行术前准备，为患者及家属提供舒适支持，利用护理判断及解决问题的技巧，提供安全有效的外科手术护理。手术团队是由手术医生、麻醉医生、手术室护士和其他辅助人员共同组成，该团队充分利用各成员的知识和技能协同工作，高效完成择期手术和急症手术，与传统的以手术医生为主的工作方式相比，手术团队更能激发团队成员的凝聚力，提高工作效率，其工作关系为合作伙伴关系。其共同目标是为患者提供正确的治疗、重建或恢复身体的构造与功能、满足患者的健康需求，使患者的健康状态通过手术治疗达到最大程度的改善。手术室护士作为实施手术的参与者，在手术团队中体现的作用主要有：

1. 进行专业的手术护理配合

手术室专科护士具备的专科知识和技能体现在协助手术医生完成手术、创建和维持无菌区域的无菌状态、提供手术所需的用物与设备、手术全期监测患者的生命体征、通过护理干预措施为手术患者提供安全环境等方面。

2. 保持医护间的有效沟通

手术室护士在手术团队中是协调关系的桥梁，在实施护理服务的同时，需要与患者、手术医生、麻醉医生建立良好的专业性人际关系，进行有效沟通与协调，从而促进彼此间的合作。

3. 促进安全管理制度的落实

手术室护士细致认真的工作习惯和态度能够促进各项手术核心制度的落实，如患者安全核查、输血核查、用药核查、标本核查制度，切实保障手术患者的医疗安全。

4. 完成高精尖的手术任务

高精尖的手术具有时间长、风险高、难度大的特点，手术室护士必须具备相应的专业知识、专科手术配合技能，确保可密切配合手术医生完成手术的专科能力。

5. 掌握伦理规则

作为一名护士要维护患者的权益，保护患者隐私。护士还须对自己的行为负责任。护士的工作是根据护理学原理和患者的实际情况采取的行动，护士与其他医务人员共同参与为患者提供优质服务的同时，还将对患者的关怀照顾扩展到对合作伙伴的关怀照顾。

6. 重视自律

护士在进行手术室专业服务时，自觉遵守专科的执业标准和医院的规章制度，并以此作为专业人员的行为准则，以维持专业水准，确保患者安全。

7. 人文关怀

人文关怀是现代护理学倡导的服务模式，需要贯穿于手术室护理工作的整个过程，护士应本着"以人为本"的宗旨，将专业护理技术与人文因素相结合，在护理工作中充分体现人文精神，从多个方面让手术室工作人员、患者感受到温馨与关怀。

五、现代手术室护理的专业特性

1. 知识特性

手术室护理人员要具有丰富的专业知识，以便为临床工作提供依据和指导；要形成一套专业的教育体系，以便传授专业知识和经验；要有灵敏的思维能力，能够运用逻辑和创造性思维能力解决问题。

2. 技能特性

手术室护理人员应具有运用专业知识和技能，发现问题、解决问题的能力，以专业知识和技能为基础，改进护理工作，提高护理质量；同时还应具备良好沟通协作能力和批判、创造性思维能力。在日常及紧急情况下，有严谨的逻辑思维及判断能力。

3. 专业自主性

手术室护理人员应具有独立性、冒险精神，对自己的职责和行为负责；要有自信及自我调节能力。

4. 严谨性

手术虽分大小，但任何一台手术都要努力做到精细入微，其严谨性主要体现在适应现代化管理体制的具体规章制度、操作规程当中，要求严格遵守相关规章制度，严禁马虎从事和擅自更改；术前准备必须考虑可预见的各种突发情况，实施手术则必须认真查对、严格核实各项所涉及的内容，诸如患者的姓名、年龄、性别、手术部位以及用药、输血等，避免发生差错；严格查对器械、敷料的灭菌效果及有效期等，防止器械、敷料等遗漏于伤口中。总之，手术护理的严谨性要求护理人员必须做到一丝不苟。

5. 安全性

安全管理制度的落实，手术室护士必须保持细致认真的工作习惯和态度，促进各项手术安全核查制度的落实，如患者身份识别、三方安全核查、输血核查、用药核查、标本核查等，保障手术患者的医疗安全。

六、现代手术室护理的发展要求

1. 加强围术期的护理

1975 年，美国手术室护理协会（AORN）和美国护士协会（ANA）共同出版了《手术室护理实施基准》，明确了手术室护理工作已转向了围手术期的护理，突出了包括术前、术中、术后 3 个阶段给予患者生理、心理 2 个方面援助的护理重点。近年来，许多医院手术室试行了包括术前访视、术中配合和术后随访 3 个环节的工作模式，并根据患者生理、心理状况制订具体护理计划的围术期整体护理，取得了可喜的成果，工作模式的转变使手术室护士从单纯的传递器械配合转向以患者为中心的围手术期护理。但在实施过程中，也显露出许多矛盾和困难，如观念未转变、人力资源有限、业务能力不够强等，这些问题在以后实施围手术期整体护理的过程中还有待解决。

2. 加强团队协作

手术团队是指在手术过程中，由手术医生、麻醉师以及手术护士组成的团队，三方从手术开始前的核对到手术过程中的配合，再到术后的访视患者都要密切联系。手术室护士不再只是充当"外科医生助手"的角色，而是趋向于"合作者"的角色。手术室护士的参与意识和观念应该转变，即手术室护士不再是被动、盲目机械地传递手术器械，而是主动积极地参与手术的过程，包括参与手术前的病例讨论、制订手术方案等。由手术室管理和提供给医生使用的高新仪器越来越多，如各种内窥镜、导航仪等，这些仪器都由护士负责管理、维护和保养，供各个专科的手术医生使用，在这一方面，护士比医生更为熟悉，在某一程度上，护士甚至可起到指导的作用。

3. 提高护士专业素质

《中国护理事业发展规划纲要（2011—2015 年）》中指出，到 2015

年，建设一支数量规模适宜、素质能力优良、结构分布合理的护士队伍，由一般护理向专科护理拓展。现代外科手术的专业化和外科手术器械的精细化发展，使手术室护士专科化成为当今我国手术室护理发展的趋势。传统护理方法常根据手术数量和种类随机安排洗手护士，使得护士和医生间了解不够、配合生疏，易出现理解上的偏差。而专科化的护理，使护士能更快地熟悉高新仪器的使用和保养，更快地熟练掌握各个专科手术的配合技巧，使其与医生手术配合更默契，既提高了护理工作质量，又提高了手术医生的满意度。

4. 加快学科团队建设

手术室工作的目标是在确保患者安全的基础上，提供高品质、平等、舒适的护理服务，手术室护理人员应积极采取措施，减少不必要的手术死亡和并发症。手术室是一个复杂的工作环境，随处都可能存在不安全的隐患。因此，作为手术室工作人员，尤其是管理者必须要有风险意识，在风险来临前识别危险因素，并进行分析，以便早期预防及处理，最大程度地保证患者、环境以及物品的安全。通过实施手术室岗位管理，完成手术室护理岗位设置，明确手术室护士岗位职责及任职条件，完善与手术护理的质量、技术难度、患者满意度相挂钩的绩效考核制度，建立可行的考核指标、充分调动手术室护士积极性的激励机制，稳定护士队伍。

5. 强化护士在职培训

在职培训是手术室护士的主要培训形式，应针对不同层级的手术室护士制定相应的培训大纲、细化培训形式与内容，并强化实施效果。同时应用中华护理学会手术室专业委员会编发的《手术室护理实践指南》指导手术室护士基础操作培训，以规范手术室护士操作行为，提高手术室护士队伍整体素质，促进手术室护理专业发展。

6. 加强手术室护理创新与研究

依托护理院校、地方手术室专业委员会和手术室护士培训基地，利用学术交流、学历教育和委托培养等形式，联合开展以解决临床实际问题为导向的护理创新与科研活动，组织各类评比和创新大赛，引导临床一线手术室护士参与其中，提升临床一线护士提出问题和解决问题的能力，逐步推动手术室护理专业建设。

第二节 手术室建筑布局与洁净手术部相关知识

手术室是患者进行手术治疗的重要区域，手术室的设计既要满足外科手术的需求，又要符合医疗流程及无菌技术要求，减少创伤感染，同时还要为医务人员创造有利于工作的舒适环境，根据医院的实际情况进行手术室的合理布局与设置。

一、手术室建筑要求

（一）建筑位置

手术室不宜设在首层或高层建筑的顶层，应避免阳光直射，设在空气流通、环境安静、远离污染源、耐火等级不低于二级的建筑物内。手术室的建筑最好东西延伸，与外科病室、外科重症监护室等有密切关系的科室邻近，应与放射科、病理科、消毒供应中心、输血科有直接通道。

（二）手术间数量及面积的设定

1. 手术间数量

（1）按 20～25 张外科病床设一个手术间计算。

（2）按周转率/床位使用率计算，公式：$A = B \times 365/t \times W \times N$ 设定手术间。（A：手术间数量；B：需要手术患者的总床位数；t：平均住院时间；W：手术室全年工作日；N：平均每个手术间每天手术台数；手术其他辅助用房数则根据手术间的数量设定。）

（3）根据医院特点和远期发展方向设定手术间。

2. 手术间的面积

手术间的面积按照各专科手术的难易程度和专科仪器设备的数量

而定，心脏体外循环手术、器官移植手术的手术间约需 60m²，其他类型手术间尺寸参考表 1-1 设定规范。

表 1-1　手术间平面净尺寸

类　型	最小净面积 / m²	参考尺寸（长 × 宽）/ m	参考容纳人数 / 人
特大型手术间	40～50	7.5×5.4	12～14
大型手术间	30～35	5.4×5.4	10～12
中型手术间	25～30	5.1×4.8	8～10
小型手术间	20～25	4.8×3.6	6～8

（三）手术室功能分区

1. 手术室出入路线布局要求

手术室出入路线设置按照功能流程和洁、污分区，分为工作人员出入路线、患者出入路线、器械敷料循环供应路线。物流从污到净，再到无菌，人流从污到净，不得交叉和逆行。3 条出入路线尽量做到隔离，分区标志明确，设内走廊和外走廊以便于洁污流线分开，避免交叉。

2. 功能分区

手术室应分为非限制区、半限制区、限制区 3 个区域（分区规范见表 1-2）。

表 1-2　功能分区规范

分区类型	位　置	用房类别	进入要求
非限制区	最外侧	患者入口区、更鞋室、更衣室、办公室、休息室、值班室、会议室、图书资料室、示教室、家属等候室、餐饮室。	更换专用鞋
半限制区	中间	器械洗涤间、器械打包间、消毒间、器械储存间、实验室、标本室、污物间、手术间外走廊。	更换手术衣、鞋帽进入，佩戴口罩
限制区	最内侧	无菌手术间、普通手术间、隔离手术间、刷手间、无菌物品间、麻醉预备室、药品室、手术间内走廊。	严格佩戴口罩、帽子，确保空气洁净

（四）辅助用房的设置

辅助用房按照手术室建设规范进行设置，设置规范见表 1-3。

表1-3 辅助用房的设置标准表

类别	位置	配置要求
刷手间	限制区	2～4个手术间配置1个刷手间,内设有洗手池、非手触式开关、清洁剂、手消毒液、干手物品、洗手流程图,并放置时钟、镜子。
无菌物品间	限制区	无菌物品间内安装空气净化系统、手消毒装置,采用移动式物品架,备用的无菌物品标志醒目,及时检查补充。
药品室	限制区	设存放液体的储物架和注射药品储物柜,配备温箱和冷藏柜,用于液体加温及冷藏药品。配置存放酒精类用药的防爆柜,配置抢救车,标识明确。
仪器室	限制区	仪器室存放备用仪器和专科仪器,专科仪器室存放专科仪器,邻近专科手术间,标识明确,定位放置。
患者通道	非限制区	设置患者入口、推车交换处。
工作人员通道	非限制区	更鞋区、更衣室、淋浴室、卫生间,必须与患者入室通道分开,更鞋区设在工作人员通道入口处。
清洗消毒区	半限制区	设置独立的清洗消毒区,包括器械洗涤间、器械包装间、消毒灭菌间、器械储存间。
麻醉预备室	限制区	设药品柜、冷藏柜、喉镜导管、插管用具、呼吸囊、急救箱。
麻醉复苏室	半限制区	呼吸机、心电监护仪、主动加温设备、急救药品、抢救车。
办公用房	非限制区	护士办公室、麻醉医生办公室、值班休息室、示教室。
其他辅助用房	非限制区	库房、污物处理间、餐饮室、病人家属等候室。

二、手术间设施与配置

(一)建筑装饰

手术间建筑装饰遵循不起尘、不积尘、平整光滑、耐腐蚀、耐碰撞、防潮防霉、容易清洗、环保和符合防火要求的总原则,严禁使用可持续挥发有机化学物质的材料和涂料。

1.墙面、天花板:墙面应选用光滑、少缝、坚硬、防水、防火、防辐射、抗化学消毒剂腐蚀、隔音、易清洁、易消毒的材料。墙面下部的踢脚必须与墙面齐平或凹于墙面,与地面成一整体;与地面交界处的阴角

13

必须做成 $R \geqslant 30\text{mm}$ 的圆角，其他墙体交界处的阴角宜做成小圆角。手术间净高不宜低于 2.7m，天花板上安装无影灯、普通照明灯。

2. 地面：地面材料要求有弹性、防滑、耐磨、抗酸碱腐蚀、光滑、无裂隙、防火、抗静电、易刷洗的特点，手术间内不设地漏。

3. 门：手术间门净宽不小于 1.4m，采用电动悬挂式自动推拉门，设有自动延时关闭装置，通往外走道的门应采用弹簧门或自动启闭门。

4. 其他：电源开关应距地面 1.5m，无明露管线；设置插座、开关、器械柜、观片灯，并均应嵌入墙内，不突出墙面。

（二）手术间照明

普通手术室的手术间可采用天然光源或人工照明，洁净手术室的手术间应采取人工照明，手术室的电源应设置双相供电，保证输电故障时手术室的安全运转。

（三）手术间设施

1. 手术间的基本配备：多功能手术台、无影灯、麻醉机、监护仪、电刀主机、器械桌、器械托盘、输液架、药品柜、敷料柜、可升降圆凳、脚踏凳、温湿度计、污物桶、中心供氧、中心吸引、加温设备、控制面板、计算机系统。专科手术间配置显微镜、X 光线机、体外循环机。

2. 空调、空气净化装置：空调需具备高效率的温度、湿度调节与空气净化性能。设置空气净化装置的手术间内应保持正压，以防手术间外污浊空气逆流。手术间应保持室温在 21℃～25℃，手术间相对湿度为 30%～60%。

3. 医用供气系统：手术间内设置压缩空气、负压吸引、氮气、二氧化碳、氩气、笑气管道终端接口，废气回收接口，终端气流量必须充足、压力稳定、可调节。每个手术间设置一式两套供气系统为宜，分别安装于吊塔和手术间墙面上。不同气体终端接口须采用不同颜色醒目标记，以防误插。

4. 吊塔：手术间设置电动升降塔、麻醉科用气塔、内镜手术气塔，吊塔的安装以适用为主，内设各种气体接口、电源插座、仪器平台、通信装置、废气回收接口。

5. 药品柜、敷料柜、麻醉柜：嵌入式设计，门的材料可用玻璃，也可用柜体同类材料。敷料柜、药品柜宜嵌入手术台脚端墙内方便取用的位置，麻醉柜宜嵌入手术台患者头部墙上的合适位置。

6. 记录板：记录板为暗装翻板或插板形式，座式书写板打开板面距地高为80cm，立式书写板距地高为100cm，材料常用不锈钢板、箱体密封，内可装照明灯。

7. 控制面板：控制空调、无影灯、照明、观片灯、呼叫系统、计时器、温度显示及调节等开关。

8. 观片灯：嵌入式观片灯可依手术需要选用，小型手术间3联、中型手术间4联、大型手术间5联，安装位置以正对主刀医生为佳。

9. 计时器：手术间配置的计时器由两组不同颜色的数码显示时间，分别显示手术时间、麻醉时间。

三、洁净手术部概念与管理要求

（一）概念

1. 洁净手术部：由洁净手术室、洁净辅助用房和非洁净辅助用房等一部分或全部组成的独立的功能区域。

2. 洁净手术室：采用空气净化技术，把手术环境空气中的微生物粒子及微粒总量降到允许水平的手术室。洁净手术室也可称洁净手术间。

3. 洁净辅助用房：对空气洁净度有要求的非手术室的用房。

4. 非洁净辅助用房：对空气洁净度无要求的非手术室的用房。

5. 洁净区：凡有Ⅳ级及以上洁净度要求的区域均为洁净区。

6. 净化空调系统：指采用过滤除尘、除菌，将受控区域内悬浮尘埃与微生物浓度控制到所要求水平的空气调节系统。

7. 空气洁净度：指空气洁净的程度，以含有的微粒（无生命微粒和有生命微粒）浓度衡量，空气浓度高则洁净度低，反之则高。

8. 空气洁净度级别：指以数字表示的空气洁净度等级，数字越小，级别越高，洁净度越高；反之则洁净度越低。洁净手术室空气洁净度级别划分见表1-4。

表1-4 空气洁净度划分

洁净级别	控制粒径	空气微粒数量	控制粒径	空气微粒数量
5级 （百级）	$\geq 0.5\,\mu m$	$350 \sim 3500$ 个 $/m^3$ （$0.35 \sim 3.5$ 粒 /L）	$\geq 5\,\mu m$	0
6级 （千级）	$\geq 0.5\,\mu m$	$3500 \sim 35200$ 个 $/m^3$ （$3.5 \sim 35.2$ 粒 /L）	$\geq 5\,\mu m$	≤ 293 个 $/m^3$ （0.3 粒 /L）
7级 （万级）	$\geq 0.5\,\mu m$	$35200 \sim 352000$ 个 $/m^3$ （$35.2 \sim 352$ 粒 /L）	$\geq 5\,\mu m$	$293 \sim 2930$ 个 $/m^3$ （$0.3 \sim 3$ 粒 /L）
8级 （10万级）	$\geq 0.5\,\mu m$	$352000 \sim 3520000$ 个 $/m^3$ （$352 \sim 3520$ 粒 /L）	$\geq 5\,\mu m$	$2930 \sim 29300$ 个 $/m^3$ （$3 \sim 29$ 粒 /L）
8.5级 （30万级）	$\geq 0.5\,\mu m$	$3520000 \sim 11120000$ 个 $/m^3$ （$3520 \sim 11120$ 粒 /L）	$\geq 5\,\mu m$	$29300 \sim 92500$ 个 $/m^3$ （$29 \sim 93$ 粒 /L）

9. 浮游法细菌浓度：简称浮游菌浓度。在空气中用浮游菌采样器随机采样，经培养所得出单位空气体积中的菌落形成单位的数量，代表空气中的浮游菌数（cfu/m^2）。

10. 沉降法细菌浓度：简称沉降菌浓度，沉降法又称平板暴露法。用直径90mm培养皿在空气中暴露30min，盖好培养皿后经过培养得出的菌落形成单位数量，代表空气中可以沉降下来的细菌数（cfu/m^2）。

11. 表面染菌密度：指用特定方法擦拭表面并按要求培养后得出的菌落形成单位数量，代表该表面沾染的细菌数（cfu/m^2）。

12. 手术间自净时间：在净化空调正常运行的换气次数条件下，使手术室内术后废弃物被清除后，空气含尘浓度降低约90%，或降低到设计洁净度级别上限浓度之内所需的时间。

13. 手术区：需要特别保护的包括手术台及其四边外推一定距离的区域。I级手术室的手术区是指手术台两侧边各外推0.9m、两端各外推至少0.4m的区域；II级手术室的手术区是指手术台两边各外推至少0.6m、两端各外推至少0.4m后的区域；III级手术室的手术区是指手术台四边各外推至少0.4m后的区域；IV级手术室不分手术区和周边区。I级眼科专用手术室手术区每边不小于1.2m。

14. 周边区：指手术室内除去手术区以外的其他区域。

15. 外源性感染：患者由他人或环境等体外微生物引发的感染。

16. 内源性感染：患者由自身拥有的菌群引发的感染。

17. 多功能复合手术室：可以同时进行影像学诊断、介入治疗和外科手术的特殊手术室。

18. 非诱导型送风装置：指设置在洁净手术室内引导送风气流从集中布置在顶（天花板）上的风口向下流动，且很少诱导室内空气的气流分布装置，通常出口风速低，截面风速均匀。俗称送风顶棚或送风天花。

（二）洁净手术室建筑及环境要求

1. 洁净手术部的建筑装饰应遵循不产尘、不易积尘、耐腐蚀、耐碰撞、不开裂、防潮防霉、容易清洁、环保节能和符合防火要求的总原则。

2. 洁净手术部内地面应选用实用经济的材料，以浅色为宜。

3. 洁净手术部内Ⅰ、Ⅱ级手术室墙面、顶棚可用工厂生产的标准化、系列化的一体化装配方式；Ⅲ、Ⅳ级手术室墙面也可用瓷砖或涂料等；应根据用房需要设置射线防护。

4. 洁净手术室围护结构间的缝隙和在围护结构上固定、穿越形成的缝隙，均应密封。

5. 洁净手术部内墙面下部的踢脚不得突出墙面；踢脚与地面交界处的阴角应做成 $R \geqslant 30\mathrm{mm}$ 的圆角。其他墙体交界处的阴角宜做成小圆角。

6. 洁净手术部内墙体转角和门的竖向侧边的阳角宜为圆角。通道两侧及转角处墙上应设防撞板。

7. 洁净手术部内与室内空气直接接触的外露材料不得使用木材和石膏。

8. 新建洁净手术部如有设备层，层内设备、管道的安装与维修应有足够的操作空间，设备层梁下净高不宜低于 $2.2\mathrm{m}$，并应进行简易装修；其地面、墙面应平整耐磨，地面应做防水和排水处理；穿过楼板的预留洞口四周应有挡水防水设施；房顶、墙体应做涂刷处理；直接位于手术室上一层、用水的房间的地面应做防水处理。

9. 洁净手术部内使用的装饰材料应无味无毒，并应符合现行国家标准《民用建筑工程室内环境污染控制规范》（GB50325—2010）的有关规定。

10. 洁净手术室的净高不宜低于 2.7m。

11. 洁净手术室供手术车进出的门，净宽不宜小于 1.4m，当采用电动悬挂式自动推拉门时，应具有自动延时关闭和防撞击功能，并应有手动功能。除洁净区通向非洁净区的平开门和安全门为向外开之外，其他洁净区内的门均向静压高的方向开。

12. Ⅲ、Ⅳ级洁净辅助用房可设外窗，但必须是不能开启的双层玻璃密闭窗或两道窗。

13. 洁净手术室应采取防静电措施。洁净手术室内所有饰面材料的表面电阻值应在 $10^6 \sim 10^{10}\,\Omega$。

14. 洁净手术室和洁净辅助用房内必须设置的插座、开关、各种柜体、观片灯等，且均应嵌入墙内，不得突出墙面。

15. 洁净手术室和洁净辅助用房内不应有明露管线。

16. 洁净手术室的吊顶及吊挂件，应采取牢固的固定措施。洁净手术室吊顶上不应开设人孔。检修孔可开在洁净区走廊上，并应采取密封措施。

（三）洁净手术室给水和排水

1. 给水

（1）供给洁净手术部用水的水质应符合生活饮用水卫生标准，应有两路进口，由处于连续正压状态下的管道系统供给。

（2）洁净手术部内的盥洗设备应同时设置冷热水系统；当由贮存设备供热水时，水温不应低于 60℃；当设置循环系统时，循环水温应在 50℃ 以上。

（3）洁净手术部刷手间的刷手池应同时供应冷、热水，设置洗手、消毒、干洗设备。并应设置有可调节冷热水温的非手动开关的龙头，按每间手术室不宜多于 2 个龙头的标准配备。

（4）给水管与卫生器具及设备的连接应有空气隔断或倒流防止器，不应直接相连。

（5）给水管道应使用不锈钢管、铜管或无毒给水的塑料管。

2. 排水

（1）洁净手术部内的排水设备，应在排水口的下部设置高度大于 50mm 的水封装置。

（2）洁净手术部洁净区内不应设置地漏。洁净手术部内其他地方的地漏，应采用设有防污染设施的专用密封地漏，且不得采用钟罩式地漏。

（3）洁净手术部应采用不易积存污物又易于清扫的卫生器具、管材、管架及附件。

（4）洁净手术部的卫生器具和装置的污水透气系统应独立设置。

（5）洁净手术室的排水横管直径应比设计值大一级。

（四）电气设置

1. 供电设置规范

（1）供配电系统应根据医用电气设备工作场所的分类进行设计。

（2）洁净手术部应采用独立双路电源供电。

（3）有生命支持电气设备的洁净手术室必须设置应急电源。自动恢复供电时间应符合下列要求：生命支持电气设备应能实现在线切换；非治疗场所和设备自动恢复供电时间应 ≤ 15s；应急电源工作时间不宜小于 30min。

（4）在洁净手术室内，用于维持生命和其他位于"患者区域"内的医疗电气设备和系统的供电回路应使用医疗 IT 系统。

（5）在洁净手术部内非生命支持系统可采用 TN-S 系统回路，并宜采用最大剩余动作电流不超过 30mA 的剩余电流动作保护器（RCD）作为自动切断电源的措施。

（6）心脏外科手术室用电系统必须设置隔离变压器。

（7）洁净手术室的配电总负荷应按手术功能要求计算。一间手术室非治疗用电总负荷不应小于3kVA；治疗用电总负荷不应小于6kVA。

（8）洁净手术部进线电源的电压总谐波畸变率不应大于2.6%，电流总谐波畸变率不应大于15%。

（9）洁净手术室内的电源回路应设绝缘检测报警装置。

2. 配电设置规范

（1）洁净手术室内布线不应采用环形布置。大型洁净手术部内配电应按功能分区控制。

（2）洁净手术室内的电气线路，应只能专用于本手术室内的电气设备，无关的电气线路不应进入或通过本手术室。

（3）洁净手术部的总配电柜应设于非洁净区内。每个手术室均应设置独立的专用配电箱（柜），其箱门禁止开向手术室内。

（4）洁净手术室用电应与辅助用房用电分开。

（5）洁净手术室医疗配电系统应直接从手术部总配电柜专线供电。

（6）当非治疗用电设置独立配电箱时，可采用1个分支回路供电。每个分支回路所供配电箱不宜超过3个。

（7）洁净手术部配电管线应采用金属管敷设。穿过墙和楼板的电线管应加套管，并应用不燃材料密封。进入手术室内的电线管管口不得有毛刺，电线管在穿线后应采用无腐蚀和不燃材料密封。

（8）洁净手术部的电源线缆应采用阻燃产品，有条件的宜采用相应的低烟无卤型或矿物绝缘型。

（9）洁净手术室的净化空调设备应能在本室内实施远程控制。

（10）洁净手术室内的中央控制箱和插座箱箱体的内腔应密封。用电设施面板和显示面板应与手术室墙面齐平、严密。

（11）每间洁净手术室内应设置不少于3个治疗设备用电插座箱，并安装在侧墙上。每箱不宜少于3个插座，应设接地端子。

（12）每间洁净手术室内应设置不少于1个非治疗设备用电插座

箱，并安装在侧墙上。每箱不少于 3 个插座，其中至少有 1 个三相插座，并应在面板上有明显的"非治疗用电"标识。

（13）洁净手术室内应在地面安装插座，插座应有防水措施。辅助用房的插座应根据功能及使用者要求布置。

（14）洁净手术室应设置可靠的辅助等电位接地系统，装修钢结构体及进入手术室内的金属管等应有良好的接地。

（15）洁净手术室电源应加装电涌保护器。

3. 照明及其他规范

（1）手术室的照度均匀度不应低于 0.7（最低照度值 / 平均照度值）。

（2）手术台两头的照明灯具至少各有 3 支灯具，应有应急照明电源。

（3）有治疗功能的房间至少有 1 个灯具应由应急电源供电。

（4）洁净手术室内照明应优先选用节能灯具，应为嵌入式密封灯带，灯具必须有防眩光灯罩。灯带必须布置在送风口之外。

（5）手术室的外门上方应设手术工作指示灯。防辐射手术室的外门上方还应设置红色安全警示标志灯，与医用放射线设备连锁控制。

（6）洁净手术室内可根据需要安装固定式或移动式摄像设备，全景摄像机旁应设电源插座备用。

（7）洁净手术部应设置信息接口。

（8）应减少医疗设备运行中的电磁干扰。

（五）空调净化技术

1. 洁净手术室的净化空调系统

空气过滤是最有效、安全、经济和方便的除菌手段，采用初、中、高效多级空气过滤系统，控制浮游粒子发生量、迅速排除室内已发生的浮游粒子，有效阻止室外粒子进入室内，创造洁净环境，确保送风气流达到要求的尘埃浓度和细菌浓度。

洁净手术室的净化空调系统主要由空气处理器，初、中、高效过滤器，加压风机，空气加温、加湿器，回风口与送风口等各部分组成。初效过滤器设在新风口，是第一级过滤，其对空气中 $\geq 5\mu m$ 的微粒滤除率在 50% 以上；中效过滤器设在回风口，其对手术间回流空气中 ≥ 1 μm 的微粒滤除率在 50% 以上；高效过滤器设在送风口，其对新风、回风中 ≥ 0.5 μm 的微粒滤除率在 95% 以上。经过高效过滤器的超净空气，其洁净度可达 99.99%。

2. 空气净化技术

洁净手术室的净化技术通过净化送风气流控制洁净度达到无菌的目的。

（1）洁净手术室按气流方式分为非单向流洁净室（也称乱流洁净室）和单向流洁净室（也称层流洁净室），后者净化程度强，现多用此种手术室。

（2）洁净手术室按层流方式分为垂直层流和水平层流，垂直层流将高效过滤器安装在房顶上，整个房顶是过滤层，气流垂直向下，回风口设在除外墙及门口以外所有靠地面的墙面上，现多用此法；水平层流将高效过滤器安装在患者脚端一侧的墙面上，水平吹送气流，回风口设在对侧近墙面的房顶上。

3. 洁净手术间的负荷设计

洁净手术间应规定和控制室内医务人员数量，I 级 12 ～ 14 人，II 级 10 ～ 12 人，III 级、IV 级 6 ～ 10 人。

（六）洁净手术室用房的净化标准

1. 洁净手术室的净化标准及用途

空气洁净的程度，是以空气中含尘浓度来衡量，并按手术间净化级别的不同，其用途各有不同。空气中含尘浓度的监测方法采用细菌沉降法和浮游法，浮游法的细菌最大平均浓度采用括号内数值，沉降法和浮游法的细菌浓度为直接所测结果。洁净手术室的净化标准及用途见表 1–5。

表 1-5 洁净手术室用房分级标准

洁净用房等级	沉降法（浮游法）细菌最大平均浓度		空气洁净度级别		参考手术
	手术区	周边区	手术区	周边区	
I	0.2cfu/30min·Φ/90皿（5cfu/m³）	0.4cfu/30min·Φ/90皿（10cfu/m³）	5	6	假体植入、某些大型器官移植、手术部位感染可直接危及生命及生活质量等手术
II	0.75cfu/30min·Φ/90皿（25cfu/m³）	1.5cfu/30min·Φ/90皿（50cfu/m³）	6	7	涉及深部组织及生命主要器官的大型手术
III	2cfu/30min·Φ/90皿（75cfu/m³）	4cfu/30min·Φ/90皿（150cfu/m³）	7	8	其他外科手术
IV	6cfu/30min·Φ/90皿		8.5		感染或重度污染手术

2.洁净辅助用房的净化标准

洁净辅助没有固定集中的工作区，所以其净化标准不再分工作区和周边区。洁净辅助用房的分级标准见表1-6。

表 1-6 洁净辅助用房的分级标准（空态或静态）

洁净用房等级	沉降法（浮游法）细菌最大平均浓度	空气洁净度级别
I	局部集中送风区域：0.2cfu/30min·Φ90皿，其他区域：0.4cfu/30min·Φ90皿	局部5级，其他区域6级
II	1.5cfu/30min·Φ/90皿	7级
III	4cfu/30min·Φ/90皿	8级
IV	6cfu/30min·Φ/90皿	8.5级

（七）洁净手术室的平面要求

1.平面布置原则

洁净手术室的平面布置应符合卫生学、医学流程的管理要求；全方位、全过程地控制污染因素（包括手术部空气净化、无菌物品发送及储存、无菌技术操作及使用手术物品的处理）；洁净手术室的平面布置应遵循流程简明、快捷、高效的原则（所有人流、物流工作轨迹、环节都能体现及时、周到、方便的特征）。

2. 平面布置基本类型

洁净手术室内部平面布置形式多样，但应符合卫生学要求和洁污分明原则。目前国内外洁净手术室建筑布局的基本类型主要有以下5种形式：

（1）单通道形式：整个手术部仅设置单一通道，即手术室病人进入通道，手术后的污物就地打包处理后，可进入此通道。

（2）双通道形式：即手术室前后均设通道，将医务人员、术前患者、洁净物品供应的洁净路线与术后的患者、器械、敷料、污物等污染路线分开。

（3）多通道形式：即手术部内有纵横多条通道，设置原则与双通道形式相同。此种布局形式适应于较大面积的大型手术部，使同一楼层内可容纳多排手术室。

（4）集中供应无菌物品的中心无菌走廊：手术室围绕着无菌走廊布置，无菌物品供应路径最短。

（5）手术室带前室：使用起来方便，减少了交叉感染，但需要较大面积。

3. 洁净手术室内平面要求

（1）洁净手术部平面布局应有利于提高医疗效率，应按用房功能划分洁净区与非洁净区。

（2）更衣室应分换鞋区和更衣区；卫生间、淋浴间应设于更衣区前半部分。

（3）医护人员更衣区合计面积按实际使用人数每人不宜小于 $1m^2$ 计算，更衣室面积不应小于 $6m^2$。

（4）车辆卫生通过区域或换车间应设在手术部主入口，其面积应满足车辆回旋尺度和停放转运的要求。

（5）病理速检室紧邻洁净手术部时，宜设与洁净区走廊相通的传递窗。

（6）脱包间应位于紧邻洁净区的非洁净区，脱包后物品应立即传至脱包内间或洁净区。

（7）护士站宜设于手术部主入口处。

（8）手术台中心线应与手术室长轴重合，手术台安装基座中心点应为手术室长轴与短轴的十字交点，头侧手术床床边距墙不应小于1.8m。主要术野应位于送风面中心区域。

4. 洁净手术部的洁净流线

（1）医护人员应严格执行无菌技术操作规程。医护人员应在非洁净区换鞋、更衣后，进入洁净区；医护人员应在手卫生后进入手术室，术前穿手术衣和戴手套，术毕应原路退出手术部。

（2）病人从非洁净区进入后，应在洁净区换清洁车辆。并应在洁净区进行麻醉、手术和恢复，术后退出手术部至病房或ICU。

（3）无菌物品在供应中心消毒后，通过密闭转运或专用洁净通道进入洁净区，并应在洁净区无菌储存，按要求送入手术室。

（4）手术使用后物品流程宜符合下列规定：可复用器械应在消毒供应中心密闭式回收；并应在去污区进行清点、分类清洗、消毒、干燥、检查和包装；灭菌后的复用器械应送入无菌储存间，并按要求送入手术部。

（5）可复用的布类手术用物应在洗衣房密闭式回收，并应清洗、消毒、集中送回消毒供应中心进行检查、包装和做灭菌处理，灭菌后应送入无菌储存间，并按要求送入手术部。

5. 洁净手术部分区

（1）洁净区：凡有Ⅳ级及以上洁净度要求的区域为洁净区。包括不同洁净度级别的手术间和直接为手术间服务的洁净辅助用房，即无菌物品存放间、手术准备间、刷手间、预麻室、护士站、洁净走廊（内走廊）和清洁走廊（外走廊）、麻醉复苏室、仪器设备存放间、器械存放间、药品存放间、麻醉器材存放间、库房等。洁净区内手术室宜相对集中布置。Ⅰ、Ⅱ级洁净手术室应处于干扰最小的区域。在不同洁净度级别的区域之间应设明显标识和屏障。

（2）缓冲区:洁净区与非洁净区之间的联络必须设缓冲区或传递窗。缓冲区应有空气洁净度级别，并与高级别一侧同级，最高达到6级。

（3）非洁净区：包括间接为手术间服务的辅助用房，即麻醉医生办公室、监控室、餐厅、工作人员休息室、卫生间、值班室，以上各室均应设在靠洁净区的一端，污物间、料理间、污物通道应设在非洁净区的另一端。工作人员通道应设在非洁净区和非洁净区与洁净区交界处，患者入室通道应设在洁净区入口处。

（4）负压手术室应有独立出入口。

（5）如手术部设供应室，则应设在非洁净区，且独立成区。

（6）教学观摩室、家属等候处应设在手术部外且邻近手术部区域。有条件的医院可设摄像设备。

（八）洁净手术室的管理要求

1. 整体要求

洁净手术室建筑布局、基本装备、净化空调系统和用房分级等应符合《医院洁净手术部建筑技术规范》标准，辅助用房应按规定分洁净和非洁净辅助用房，并设置在洁净和非洁净手术室的不同区域内。

2. 基本要求

（1）进入洁净手术室的洁净区人员应当更换手术专用的材质优良的洁净工作服。

（2）洁净手术室各区域的缓冲区，应当设有明显标识和屏障，各区域的门应当保持关闭状态，不可同时打开出、入门。

（3）医务人员应当在气流的上风侧进行无菌技术操作，有对空气产生污染的操作选择在回风口侧进行。

（4）洁净手术间温度应在21℃～25℃，相对湿度在50%～60%，噪声为40～50dB，洁净手术间在手术中应保持正压状态，负压手术间应保持负压状态，洁净区与相邻洁净区及洁净区对非洁净区的静压差符合标准要求。

（5）洁净手术室的净化空调系统应在手术前30min开启。

（6）洁净手术室的净化空调系统应当连续运行，直至清洁、消毒工作完成。

（7）负压手术间每次手术结束后应当进行负压持续运转15min后再进行清洁擦拭，达到自净要求方可进行下一个手术。

（8）洁净手术室每周定期对设备层的新风机组设备进行彻底清洁，每2周对净化机组设备进行彻底清洁，并进行记录。

（9）消毒气体、麻醉废气的排放，应当使用单独系统或与送风系统连锁的装置，不可回风进入循环。

3.手术间自净要求

不同级别手术间空调净化时间见表1-7。

表1-7　不同级别手术间自净时间

等　级	手术室名称	最少术间自净时间／min
Ⅰ	特别洁净手术室	10
Ⅱ	标准洁净手术室	20
Ⅲ	一般洁净手术室	20
Ⅳ	准洁净手术室	30

4.空气净化设备的日常管理

（1）对洁净区内的非阻漏式孔板、格栅、丝网等送风口，应每周进行清洁，若有污染及时清洁。

（2）对洁净区域内回风口格栅应当使用竖向栅条，每天擦洗清洁1次，每周彻底清洁，若有污染应及时清洁。

（3）过滤器更换周期要求见表1-8。

表1-8　过滤器更换周期

类　别	检查内容	更换周期
新风入口过滤器	网眼是否一半以上已堵	1周清扫一次，多风沙地区周期更短
粗低效过滤器	阻力已超过额定初阻力60Pa或等于2×设计或运行初阻力	3～6个月，超过标准随时更换
中效过滤器	阻力已超过额定初阻力80Pa或等于2×设计或运行初阻力	6～12个月，超过标准随时更换

（续表）

类　别	检查内容	更换周期
亚高效过滤器	阻力已超过额定初阻力 100Pa 或等于 2× 设计或运行初阻力（低阻亚更换高效为 3 倍）	1 年以上，超过标准随时更换
高效过滤器	阻力已超过额定初阻力 160Pa 或等于 2× 设计或运行初阻力	3 年以上，超过标准随时更换

5. 洁净手术室细菌浓度监测方法及控制指标

（1）静态检测

①监测布置：当送风口集中布置时，应对手术区和周边区分别检测，测点数和位置应符合规定，洁净手术室沉降法测定细菌浓度布点规范见表 1-9。当送风口分散布置时，按全室统一布点检测，测点可均布，但不应布置在送风口正下方。测点布置应在距离地面 0.8m 高的平面上，在手术区检测时应无手术台。当手术台已固定时，测点高度在台面之上 0.25m 处。在 5 级区域检测时，采样口应对着气流方向；在其他级别区域检测时，采样口均向上。

表 1-9　洁净手术室沉降菌最小培养皿数

等　级	每区最小培养皿（Φ90，以沉降 30min 计数）
5 级	13
6 级	4
7 级	3
8 级	2
8.5 级	2

②采样方法：在全室表面进行常规清洁消毒并开启净化空调系统，直至清洁消毒工作完成后再采样检测。当采用浮游法测定浮游菌浓度时，用裂隙采样器在空气中随机采样 30min，每次采样的最小采样量的要求见表 1-10，每次采样时间不应超过 30min。当用沉降法测定沉降菌浓度时，应满足规定的最少培养皿数的要求（不含对照皿）。不论用何种方法检测细菌浓度，都必须有 2 次空白对照，2 次对照结果都必须为阴性。

表 1-10 浮游菌最小采样量

被测区域洁净度级别	最少采样量 / m³（L）
5 级	1（1000）
6 级	0.3（300）
7 级	0.2（200）
8 级	0.1（100）
8.5 级	0.1（100）

③检测方法：按《医院消毒卫生标准》（GB15982-1995）（详见附录 A）采样及检查方法的要求执行。

④监测结果判定：根据《医院洁净手术室建筑技术规范》（GB50333-2013），我国洁净手术间等级标准以及主要洁净辅助用房等级标准分别符合附表 2、附表 3 的规定。

（2）动态监测

①平板采样法：检测空气沉降菌浓度，手术间空气沉降菌浓度应在手术开始、手术 2h 和结束前抽检 3～4 次。在每个回风口中部摆放 3 个倾斜 30° Φ90 培养皿，沉降 0.5h 后，在 37℃下培养 24h，菌落计数的每皿平均值应符合动静比等于 7.5 的动态要求，单皿最大值不应超过平均值 3 倍。其他洁净用房在当天上午 10 时和下午 4 时各测 1 次，在每个回风口中部摆放 3 个倾斜 30° Φ90 培养皿，沉降 0.5h 后在 37℃下培养 24h，菌落计数的每皿平均值应符合动静比等于 7.5 的动态要求，单皿最大值不应超过平均值 3 倍。

②动态采样器法：检测空气浮游菌浓度。应在手术间回风口采样，于手术进行如切皮、缝合、连台手术之间、手术进行 4h 等时间点，选择不少于 3 个程序，测定浮游菌浓度。标准 I 级＜30cfu/m³；II 级＜150cfu/m³；III 级＜450cfu/m³；IV 级＜500cfu/m³。

（3）表面染菌浓度检测

①采样时间：消毒后 10min 之内（各类洁净用房，作为静态实测数据）、手术间手术结束后和各类洁净用房的上午 10 时。

②采样地点：每个房间每种表面（如手术台、桌、灯等）不少于2点。

③采样及检测方法：按照《医院消毒卫生标准》（GB15982—1995）附录A要求执行。

④采样结果：应 ≤ 5cfu/m³。

（4）医护人员手采样及检测方法

①每次抽检人数不少于3人。

②采样面积及方法按照《医院消毒卫生标准》（GB15982—1995）附录A要求执行。

③结果应符合《医院消毒卫生标准》（GB15982—1995）的要求。

6. 静压差检验方法及要求

（1）在洁净区所有门都关闭的条件下，应从平面上最里面的房间依次向外，或从空气洁净度级别最高的房间依次向低级别的房间进行检验，测出静压差合格后还应检测其相邻两间洁净用房的静压差，结果应符合《医院洁净手术部建筑技术规范》（GB50333—2013）的要求，对I级洁净用房静压差检测合格后还应检测其开门后门内0.6m处洁净度，并应达标。

（2）有不可关闭的开口与邻室相通的洁净室的静压差检测应符合现行国家标准《洁净室施工及验收规范》（GB50591—2010）的有关规定。

（3）测定高度应距地面0.8m，测孔截面应平行于气流方向，测点应选在无涡流、无回风口的位置。检测仪器应为读值分辨率可达1Pa的微压计。

（4）无压差具体数值要求或有气流流向要求的相邻洁净用房之间，应仅用丝线（或发烟）观察流向。

（5）相互连通的不同洁净度级别的洁净用房之间，洁净度高的用房应对洁净度低的用法保持相对正压。最小静压差应 ≥ 5Pa，最大静压差 < 20Pa，不应因压差而产生哨音或影响开门。

（6）相互连通的相同洁净度级别的洁净用房之间，宜有适当压差，保持要求的气流方向。

（7）严重污染的房间对相通的相邻房间应保持负压，最小静压差应大于等于5Pa。

（8）用于控制空气感染的手术室应是负压手术室，负压手术室对其吊顶上技术夹层应保持略低于"0"的负压差。

（9）洁净区对与其相通的非洁净区应保持正压，最小静压差应大于等于5Pa。

7. 相对湿度监测方法及控制指标

（1）测定方法：室内仪表读出并记录。

（2）测定次数：随时检测并留有记录。

（3）标准：温湿度不达标的天数不应超过5天/年，连续2天不达标次数的不应超过2次/年。

第三节　手术室感染预防与控制

手术室是医院手术抢救、治疗的主要场所，由于手术、创伤应激、自身条件差等因素，患者易发生手术相关感染，进而降低手术效果，加重病情、延长患者住院时间、增加治疗成本，感染严重者极易出现器官衰竭，最终引发死亡。因此，手术室相关感染是医院感染管理中的重点，手术团队人员必须正确掌握医院感染预防知识，认真执行手术室感染预防技术规范，从人员、物品、环境等手术室感染的危险因素着手，贯穿于围手术期护理的全过程。

一、手术室感染的危险因素

1. 人员因素：手术团队人员，保洁人员、手术患者。

2. 物品因素：手术器械及物品、设备、仪器。

3. 环境因素：空气、手术间布局、温度、湿度。

二、手术室感染预防管理措施

（一）严格遵守无菌原则

1. 手术人员经外科洗手消毒后，手臂不接触未经消毒的物品。

2. 穿无菌手术衣及戴好无菌手套后，腋前线以后、腰部以下、肩以上均应视为有菌区，不能触摸，双手应在胸前区域活动。

3. 术中手套破损或接触到有菌物品，应立即更换无菌手套，前臂或肘部若受污染应立即更换手术衣或加套无菌袖套，口罩若潮湿，应更换。

4. 手术人员不能触及手术床及无菌器械台边缘以下的布单，凡下垂超过手术床、器械台边缘以下的器械、敷料等无菌物品不得再使用。

5. 手术器械台高度为 90 cm，无菌区域的无菌布单为 4～6 层，无菌台边缘下垂 30 cm 以上，锐利器械应保持尖端朝上。

6. 无菌区内所有物品都必须是灭菌状态，若无菌物品包装破损、潮湿或出现可疑污染时均应视为有菌。

7. 保持手术区及器械台面的整洁、干燥、无菌，无菌区的布单若被水或血浸湿，应及时更换或加盖无菌巾，尽量缩短暴露时间。

8. 取用无菌物品时须用无菌持物钳夹取，并与无菌区域保持一定距离，任何无菌台面及容器的边缘均视为有菌，取用无菌物品时不可触及。

9. 按《医疗机构消毒技术规范》（WS367—2012）要求做好手术切口部位的皮肤消毒，切开皮肤前粘上无菌的手术切口膜，经薄膜切开皮肤，保护切口不被污染，切开皮肤后，应用无菌巾或切口保护圈将切口周围皮肤遮盖保护。

10. 凡与皮肤接触的刀片和器械不应重复使用，延长切口或缝合皮肤前再次消毒皮肤 1 次。

11. 手术中途因故暂停或遇造影、检查等情况时，应用无菌巾将切口及手术区遮盖，防止长时间暴露切口。

12. 手术中传递器械及手术用物应从手术人员胸前通过，不得在手术人员背后、腰以下或锁骨以上传递。

13.手术过程中，手术人员须面向无菌区，并在规定区域内活动。同侧手术人员如需调换位置时，换位人员须将双手置于胸前，先退后一步，与相邻人员背对背地转至既定位置，以防触及对方背部不洁区。

（二）人员管理

1.手术团队人员管理

（1）严格执行工作人员出入流程，手术人员入室前应修剪指甲，不可涂指甲油；手术人员入室前必须更换衣裤、鞋帽，有严重呼吸道感染的工作人员不宜上手术台；工作人员外出必须更换衣服、外出鞋，必须从工作人员通道进出手术室。

（2）严格执行手卫生制度，配置有效、便捷的手卫生设备和设施，提高洗手的依从性。手术人员按规定进行外科手消毒、穿无菌手术衣、戴无菌手套，手术间其他工作人员按照手卫生方法及时洗手。

（3）控制人员流动，监督手术团队人员遵守行为规范，严格执行手术室外来人员管理制度，详见第三章第二十三节。

（4）术前备齐所需物品，术中减少人员出入，手术期间避免频繁开门。

（5）手术结束后，工作人员脱下的手术衣、手套等物品应当放入手术间指定位置，按手卫生方法洗手后方可离开手术室。

2.手术患者管理

（1）术前准备

①缩短患者术前住院时间，控制感染危险因素，择期手术患者尽可能待手术部位以外感染治愈后再行手术；鼓励其戒烟；给予患者心理护理，缓解其恐惧、焦虑和紧张的心理。

②提高患者的抵抗力，有效控制糖尿病患者的血糖水平，围手术期控制血糖低于8mmol，纠正低蛋白血症、低氧血症。

③传染患者与感染性疾病患者的术前准备严格执行消毒隔离制度，具体内容见第三章第十一节。

④术前晚患者在病情许可的条件下用清水或肥皂洗头、洗澡（保

持皮肤清洁）、保持手术区域皮肤完整，器官移植手术和处于重度免疫抑制状态的患者，可用除菌皂液擦拭洗净全身皮肤。需做肠道准备者口服抗菌药。

⑤正确准备手术部位皮肤，彻底清除手术切口部位和周围皮肤的污染；更换手术衣服；术前剪除或用脱毛剂脱除手术部位可能影响手术操作的毛发，保护手术区域皮肤的完整性。

⑥患者不能带任何首饰、金属等贵重物品，禁止化妆进入手术间。

⑦按患者出入手术部流程接患者进入手术间。

⑧正确使用术前抗生素，严格参照抗生素使用指南，遵循《抗菌药物临床应用指导原则》规定使用抗菌药物。

⑨正确掌握术前抗生素使用时间，术前 0.5 ～ 1h 给药或麻醉开始时给药，手术时间大于 3h 或失血量大于 1500 mL 的患者术中遵医嘱给予第二剂抗生素。

⑩急诊感染手术或有开放性损伤的手术，提醒医生准备抗生素，及时控制感染中毒症状，总的预防用药时间不超过 24h，个别情况可延长至 48h，手术时间较短（小于 2h）的 I 类切口，术前用药 1 次即可。

⑪需要预防用药的手术类型主要包括手术范围大、污染机会大、手术时间长、有植入物、高龄或有免疫缺陷高危人群、手术涉及重要脏器，一旦感染可能造成严重后果者。

（2）术中管理

①手术安排遵循感染性和非感染性分开的原则，如果选择同一手术室应该先进行非感染性手术，后进行感染性手术。

②特殊感染手术须安置在"特殊感染手术间"进行，医务人员严格控制操作人数，并执行隔离预防技术的规定，手术结束后对手术间进行终末消毒。

③术中减少手术室内空气中尘埃粒子和细菌浓度，如控制手术室内人员数量、保持手术室出入门的关闭状态、减少人员出入次数、避免频繁走动和交谈。

④根据手术需要留置导尿管，宜选择在麻醉后手术前进行。

⑤消毒前应彻底清除手术切口和周围皮肤的污染，皮肤消毒范围应当符合手术要求，如需延长切口、做新切口或放置引流管，应再次消毒，扩大消毒范围。

⑥保护手术切口，使用一次性手术切口膜及一次性手术切口保护圈。

⑦预防低体温，术前实施预保温，体温监测、记录，主动加温，非手术区域被动保暖，对输液、输血、冲洗液进行加温，确保患者围术期温暖舒适，防止因围术期低体温引发感染及其他并发症。

⑧保护性隔离措施，同期手术避免交叉感染，Ⅰ类切口手术在前，非Ⅰ类切口手术在后，特殊手术需先做非Ⅰ类切口手术再做Ⅰ类切口手术时需重新开台；切开消化道、呼吸道及宫颈等空腔脏器前，需先用纱布垫保护好周围组织；开放性创伤手术需先清洗，再进行伤口清理探查，需备两份器械分别使用，疑似污染的器械敷料禁止使用；传染患者与感染性疾病患者按消毒隔离制度规范执行。

⑨手术人员尽量轻柔地接触组织，保持有效的止血，最大限度地减少组织损伤，彻底去除手术部位的坏死组织，避免形成死腔。

⑩对需要引流的手术切口，术中应当首选密闭负压引流，并尽量选择远离手术切口部位。

⑪糖尿病和血糖不稳定者应在术中监测并采取措施保持血糖稳定。

（3）术后管理

①术后定时观察患者手术部位切口情况，出现分泌物时进行微生物培养，病情许可的情况下尽早拔除尿管及其他引流管。

②为患者更换切口敷料换药时，要严格遵守无菌技术操作原则及换药流程。

③定期通报手术部位感染率。

（三）手术物品的管理

1.正确执行无菌器械包、一次性物品、药品的出入流程。

2. 手术器械、敷料、器具及麻醉器材等用物应按照卫生部制定的《医疗卫生机构消毒技术规范》进行使用、消毒、灭菌。内镜的处理应符合《内镜清洗消毒技术操作规范》的要求。

3. 新设备需经过医院设备管理部门采购并对其进行检查、审核、准入，设备需经过撤除外包装、清洁处理后方可使用。

4. 外来医疗器械的管理详见第三章第二十四节。

5. 手术中保证手术器械、器具及物品达到灭菌水平。无菌物品的管理，根据物品污染后导致感染风险的高低、物品上污染微生物的种类和数量，消毒物品的性质选择正确消毒或灭菌方法；灭菌物品外包装应清洁、完整、干燥；化学指示卡（管）、胶带的性状或颜色均变至规定的颜色，生物学监测灭菌合格；一次性包装的无菌物品必须由医院统一采购，包装符合要求，有灭菌方法、批号、有效期标识，撤除外包装后放置于无菌区内，不得与有菌物品混放；灭菌物品必须在有效期范围内，虽在有效期内但可能污染的物品必须重新灭菌。

6. 医疗废物的管理，严格按照《医疗废物管理条例》进行处置，详见第三章第二十五节。

（四）手术室环境管理

1. 手术间的建筑与布局严格按照手术室用房分级标准设置，详见第一章第二节。

2. 根据手术洁净度要求、手术切口类别合理安排手术间，防止交叉感染。特殊感染手术安排负压手术间。无菌手术与非无菌手术分室进行，如条件有限，接台手术应先做无菌手术。

3. 室温保持在21℃～25℃，湿度控制在30%～60%，保持手术室相对恒温恒湿的状态。

4. 医院感染管理部门应参与手术室环境表面清洁与消毒的质量监督，并定期对环境卫生服务机构人员进行业务指导。

5. 手术室应将手术室环境表面清洁与消毒的管理纳入手术室质量管理体系中。设立专人负责管理，定期进行检查与监测，及时总结分析与反馈，发现问题应及时纠正。

6.医护人员应熟悉手术室环境表面清洁与消毒的原理和方法，有责任参与、维护和监督管理；负责使用中设备与仪器的日常清洁与消毒工作；对手术过程中发生的小面积患者体液、血液等污染，应随时清洁与消毒；负责监督、指导保洁员对仪器设备等进行清洁与消毒。

7.日常清洁与消毒原则：按照不同等级的环境污染风险区域，选择清洁卫生的方式、强度、频率和制剂。

（1）低度环境污染区域，如无菌物品储存间、药品间、库房、仪器设备间、办公室、生活区采取湿式卫生的方式，频率为1～2次/日。

（2）中度环境污染区域，如患者出入口、等候室、走廊、术前准备间、麻醉复苏室、病理间采取湿式卫生的方式，可使用清洁剂辅助清洁，物品表面1～2次/日，地面不少于2～3次/日。

（3）高度环境污染区域，如手术间、污物间采取湿式卫生的方式，可使用清洁剂辅助清洁，清洁时间点为接台手术后和当天手术全部结束后。

（4）各类风险区域的环境表面一旦发生患者体液、血液、排泄物、分泌物等污染时应立即实施污点清洁与消毒。

（5）湿式清洁方法，遵循先清洁、再消毒的原则。

（6）清洁时应有序进行，遵循由上而下、由周围区到中心区、由清洁区到污染区的原则。

（7）对于少量（小于10mL）的溅污，先清洁再消毒或使用消毒湿巾直接擦拭，实现清洁—消毒一步法完成。对于大量（大于10mL）的溅污，先采用吸附材料覆盖、消毒清除后，再实施清洁消毒措施。

（8）注意保护地面，避免塑胶地面破损而形成生物膜。碘作为一种经典的消毒成分广泛用于皮肤消毒，但碘具有强氧化性，易造成塑胶地板黄染、腐蚀、缺损，推荐使用可擦型碘制剂。

（9）对难清洁或不宜频繁擦拭的表面（如电脑键盘等），采用屏障保护，推荐使用铝箔、塑料薄膜等覆盖物，一用一更换，或一用一清洁 / 消毒。

（10）对精密仪器设备表面进行清洁与消毒时，应参考仪器设备说明书，关注清洁剂与消毒剂的兼容性，选择适合的清洁与消毒产品。

（11）使用的消毒剂应现用现配。高度环境污染风险区域地面消毒采用 500 ～ 1000mg/L 有效氯的消毒液擦拭，作用 10min，物体表面消毒方法同地面消毒方法或采用 1000 ～ 2000mg/L 季铵盐类消毒液擦拭。

（12）使用后或被污染的擦拭布巾、地巾等不应重复受泡于使用中的清水、清洁剂和消毒剂溶液中。

8. 手术间日常清洁与消毒

（1）每日启用前：宜用清水进行物表清洁。

（2）术中：发生血液、体液污染手术台周边物体表面、地面及设备或疑似污染时应立即对实施污点进行清洁与消毒。

（3）术后：接台手术之间，应对手术台及周边至少 1 ～ 1.5m 范围的高频接触物表进行清洁与消毒。全天手术结束，应对所有物体表面进行终末清洁 / 消毒，对墙体表面 2 ～ 2.5m 高度范围进行终末卫生处置。

（4）每周：应对手术间所有物面（包括高空处表面）、回风口、送风口进行清洁 / 消毒。

9. 辅助间、走廊、生活区日常清洁与消毒

（1）物体表面每天清洁 2 次；地面视污染程度制定拖擦频率，有污染及时清洁、消毒。

（2）手术患者出入口地面应随时保持清洁，进入手术室的推车、医疗用品、设备等每天进行清洁，被服有污染应及时更换。

（3）洗手池：设有防溅设施，管道不应裸露，池壁光滑无死角，应每日清洁和消毒。

10. 朊病毒、气性坏疽、呼吸道传染病及突发原因不明的传染性疾病患者手术结束后，应按《医疗机构消毒技术规范》（WS/T367—2012）要求进行终末清洁消毒。开放性肺结核患者建议在专科医院集中收治，

如需手术应安排在负压手术间进行，包括术后复苏。

11. 清洁工具的管理

（1）不同区域的清洁工具应有明确标识，区分使用。

（2）清洁工具的配置数量、复用处置设施应与手术室规模相匹配。

（3）擦拭布巾和地巾应选择不易掉纤维的织物，宜使用细纤维材布和脱卸式地巾。

（4）复用处置方式：包括手工和机械清洗与消毒两种方法。

①擦拭布巾手工清洗与消毒：擦拭布巾清洗干净后，在 250mg/L 有效氯消毒剂（或其他有效消毒剂）中浸泡 30min，冲净消毒液，干燥备用。

②地巾手工清洗与消毒：地巾清洗干净后，在 500mg/L 有效氯消毒剂中浸泡 30min，冲净消毒液，干燥备用。有条件的医疗机构宜采用热力型清洗—消毒机，将使用后的布巾、地巾等物品放入清洗机内，按照使用说明实施机械清洗、热力消毒、机械干燥、装箱备用。

三、特殊感染手术的感染预防

（一）特殊感染手术的感染预防措施

1. 特殊感染手术安排在负压手术室进行，提前 30min 开启净化空调。

2. 患者从专用通道进出。

3. 特殊感染手术禁止参观。

4. 安排两名巡回护士，一名负责手术间内传递，另一名负责手术间外传递。

5. 术中需要的各种仪器设备、物品以及消毒液等应准备齐全，暂不用的仪器设备、物品移到室外。

6. 工作人员有伤口者禁止参与手术。手术间内工作人员应穿戴双层手术衣、手套、口罩、帽子进行操作，必要时戴防护眼镜或面罩。参与手术的人员在离开手术间前要将帽子、口罩、鞋套、手套及一次性手术衣等脱在手术间内（与手术敷料等一起打包）。

7. 使用一次性布类、敷料，尽可能使用一次性诊疗器械、器具和物品。

8. 不能一次性使用的手术器械术后用密封容器盛装，并标有特殊感染疾病名称，送消毒供应中心按特殊感染手术器械处理操作流程处理。

9. 术毕使用的清洁剂、消毒剂应及时更换。处理工作结束后，工作人员立即消毒清洁器具，更换个人防护用品，进行手的清洁与消毒。拖鞋在室内消毒处理。患者伤口应包扎好后才可出手术室。

10. 接触患者创口分泌物的纱布、一次性医疗用品、切除的组织等双层封装，按感染性医疗废物处理。

11. 手术间按特殊感染处理要求清洁后继续开启净化空调至少30min。

12. 发现特殊感染（破伤风、气性坏疽、炭疽、SARS 等）手术患者，及时上报护士长，护士长根据情况上报护理部、院感办。

（二）朊毒体感染预防

1. 感染或疑似感染朊病毒患者宜选用一次性诊疗器械、器具和物品，使用后应进行双层密闭封装焚烧处理。

2. 被感染或疑似感染朊病毒患者污染的可重复使用的高度危险性物品，严格按《医院消毒供应中心》（WS310.2—2016）中的方法进行清洗、消毒与灭菌。

3. 物体表面应用清洁剂清洗，根据待消毒物品的材质采用10000mg/L 的含氯消毒剂或 1mol/L 氢氧化钠溶液擦拭或浸泡消毒，至少作用 15min，并确保所有污染表面均接触到消毒剂。

4. 被感染或疑似感染朊病毒患者高度危险组织污染的环境表面应用清洁剂清洗，采用 10000mg/L 的含氯消毒剂消毒，至少作用 15min。为防止环境和一般物体表面污染，宜采用一次性塑料薄膜覆盖操作台，操作完成后按特殊医疗废物焚烧处理。

5. 被感染或疑似感染朊病毒患者低度危险组织（脑脊液、肾、肝、脾、肺、淋巴结、胎盘等组织）污染的中度和高度危险物品，传播朊病毒的风险还不清楚，可参照上述措施处理。

6. 被感染或疑似感染朊病毒患者低度危险组织污染的低度危险物品、一般物体表面和环境表面可只采取相应常规消毒方法处理。

7. 被感染或疑似感染朊病毒患者其他无危险组织污染的中度和高度危险物品，采取以下措施处理：

（1）清洗并按常规高水平消毒和灭菌程序处理。

（2）除接触中枢神经系统的神经外科内镜外，其他内镜按照国家有关内镜清洗消毒技术规范处理。

（3）采用标准消毒方法处理低度危险性物品和环境表面，可采用 500～1000mg/L 的含氯消毒剂或相当剂量的其他消毒剂处理。

8. 注意事项

（1）当确诊患者感染朊病毒时，应告知医院感染管理及诊疗涉及的相关临床科室。培训相关人员朊病毒相关医院感染、消毒处理等知识。

（2）感染或疑似感染朊病毒患者高度危险组织污染的中度和高度危险物品，使用后应立即处理，防止干燥；不应使用快速灭菌程序；没有按正确方法消毒灭菌处理的物品应召回重新按规定处理。

（3）感染或疑似感染朊病毒患者高度危险组织污染的中度和高度危险物品，不能清洗和只能低温灭菌的，宜按特殊医疗废物处理。

（4）使用的清洁剂、消毒剂应每次更换。

（5）每次处理工作结束后，工作人员应立即消毒清洗器具、更换个人防护用品、进行手的清洁与消毒。

（三）气性坏疽病原体感染预防

1. 伤口的消毒：采用3%过氧化氢溶液冲洗，伤口周围皮肤可选择碘伏原液擦拭消毒。

2. 诊疗器械的消毒：应先消毒，后清洗，再灭菌。消毒可采用含氯消毒剂 1000～2000mg/L 浸泡消毒 30～45min，有明显污染物时应采用含氯 5000～10000mg/L 浸泡消毒 ≥60min。然后按规定清洗、灭菌。

3. 物体表面的消毒：手术部（室）或换药室，每例感染患者之间应及时进行物体表面消毒，采用0.5%过氧乙酸或500mg/L含氯消毒剂擦拭。

4. 环境表面的消毒：手术部（室）、换药室、病房环境表面有明显污染时，及时消毒，采用0.5%过氧乙酸或1000mg/L含氯消毒剂擦拭。

5. 终末消毒：手术结束、患者出院、转院或死亡后应进行终末消毒。终末消毒可采用3%过氧化氢或过氧乙酸熏蒸，3%过氧化氢按照20mL/m³气溶胶喷雾，过氧乙酸按照1g/m³加热熏蒸，湿度为70%～90%，密闭24h；5%过氧乙酸溶液按照2.5mL/m³气溶胶喷雾，湿度为20%～40%。

6. 织物消毒：患者用过的床单、被罩、衣物等单独收集，重复使用时应专包密封、标识清晰，压力蒸汽灭菌后再清洗。

7. 注意事项：患者宜使用一次性诊疗器械、器具和物品。医务人员应做好职业防护，防护和隔离应遵循《医院隔离技术规范》（WS/T311—2009）的要求；接触患者时应戴一次性手套，手卫生应遵循《医务人员手卫生规范》（WS/T313—2009）的要求。接触患者创口分泌物的纱布、纱垫等敷料，一次性医疗用品、切除的组织（如坏死肢体），用双层医疗垃圾袋封装，按医疗废物处理。医疗废物应遵循《医疗废物管理条例》的要求进行处置。

（四）突发不明原因传染病病原体感染预防

突发不明原因的传染病病原体污染的诊疗器械、器具与物品的处理应符合国家届时发布的规定要求。没有要求时，其消毒的原则：在传播途径不明时，应按照多种传播途径，确定消毒的范围和物品；按病原体所属微生物类别中抵抗力最强的微生物，确定消毒的剂量（可按杀芽胞的剂量确定）；医务人员应做好职业防护。

第四节 手术室职业安全与防护

手术室是职业暴露和病原体繁殖最集中的场所，各种化学药物扩散，高浓度有毒有害气体污染，血液、分泌物、排泄物等体液接触，放射线暴露，锐器刺伤，使手术室工作人员成为职业损害的高危人群。因此，提高手术室工作人员自我防护意识、强化职业防护行为迫在眉睫。

一、手术室常见职业危险因素

1.生物因素：细菌、病毒、真菌或寄生虫等微生物存在于患者的血液、体液、分泌物、排泄物中。

2.化学因素：各种消毒剂、固定剂、麻醉药、化疗药以及各种废气、污染气体、乳胶。

3.物理因素：噪声、高温、光、电离性辐射（X线）、非电离性辐射（电磁场、微波、超声波、激光、紫外线）及意外损伤。

4.心理社会因素：工作压力大、薪酬低、工作场所暴力、轮班压力大。

5.其他因素：体力操作、地板湿滑等。

二、手术室安全防护措施

（一）标准预防

医务人员的职业防护措施应当遵照标准预防原则，对所有病人的血液、体液及被血液、体液污染的物品均视为具有传染性的病源物质，医务人员接触这些物质时，必须采取防护措施。医务人员接触病源物质时，应当采取以下防护措施：

1.医务人员进行有可能接触病人血液、体液的诊疗和护理操作时必须戴手套，操作完毕，脱去手套后立即洗手，必要时进行手消毒。

2.在诊疗、护理操作过程中，有可能发生血液、体液飞溅到医务人员的面部的情况时，医务人员应当戴手套、具有防渗透功能的口罩、防护眼镜；有可能发生血液、体液大面积飞溅或者有可能污染医务人员的身体时，还应当穿戴具有防渗透功能的隔离衣或者围裙。

3.医务人员手部皮肤发生破损，在进行有可能接触病人血液、体液的诊疗和护理操作时必须戴双层手套。

4.医务人员在进行侵袭性诊疗、护理操作过程中，要保证充足的光线，并特别注意防止被针头、缝合针、刀片等锐器刺伤或者划伤。

5.使用后的锐器应当直接放入耐刺、防渗漏的利器盒，或者利用针头处理设备进行安全处置，也可以使用具有安全性能的注射器、输液器等医用锐器，以防刺伤。禁止将使用后的一次性针头重新套上针头套。禁止用手直接接触使用后的针头、刀片等锐器。

（二）锐器损伤的预防与处理

1.预防措施

（1）建立职业防护制度和职业安全技术培训制度，加强职业防护意识。

（2）所有一次性锐器使用后丢弃到锐器盒内，严禁与普通垃圾混放，锐器盒应为一次性的硬质材料，注明"损伤性废物"标识，固定放置，装到3/4满时需封口处置。

（3）针头或锐器使用后放入锐器盒时，医务人员禁止用手直接接触锐器。应使用工具将锐器放入锐器盒内，当需要去除注射器上的针头时，可直接使用锐器盒上的针头去除装置或使用钳子，禁止直接用手去除针头。

（4）避免回套针帽，如必须套回针帽时，使用单手操作技巧或使用专用工具。

（5）用正确的方法装卸刀片，禁止徒手装卸手术刀片，应使用持针器夹持刀片操作，避免刀片朝向自己或他人。

（6）禁止用手直接拾取缝针。医务人员使用缝针时，应当使用持针器正确夹持缝针，避免针尖朝向自己或他人。

（7）采用弯盘无触式传递手术刀，单次传递一种锐器；传递缝针时洗手护士右手捏住持针器的中部，针尖端向手心，针弧朝背，将柄环部传递至医生手心。

（8）术中洗手护士妥善保管锐器，分区放置，避免锐器直接暴露，避免意外伤害。

（9）电刀线和抽吸头放在主刀医生对面，确保外科助手不用伸手穿过医生和护士之间。

2. 处理流程

（1）锐器损伤：戴手套者立即脱去手套→立即用健侧手从伤口旁近心端向远心端挤压，挤出血液→用肥皂水清洗伤口，在流动水下反复冲洗→用碘酊、乙醇消毒后包扎→报告护士长→通报医院感染管理监控人员→填写刺伤登记表→进一步救治（必要时预防服药或预防接种）→做相关检查和追踪。

（2）患者体液溅出污染：立即用自来水和消毒肥皂液清洗污染处，污染伤口处用碘酒和皮肤消毒液清理伤口处并包扎。

（3）伤后48h内报告上级部门，根据医院规章和程序填写报表和意外损伤报告。

（4）72h内抽取伤者血液做输血前四项的基础水平检查，确定感染源患者，看其是否感染HIV、乙肝、丙肝等病毒，并记录在案。

（三）乙型肝炎病毒（HBV）的应急处理

1. 可疑暴露于HBV感染血液、体液时，应急注射乙型肝炎免疫球蛋白（HBIG），首次注射应该在暴露后48h内完成。

2. 对既往接种过疫苗而无血清学应答者，宜接种HBIG两次（相距3～6个月）。暴露后1个月，如未发生乙肝，宜重复应用HBIG 1次。应急接种乙肝疫苗暴露后6个月内应予血清学随访，并注意有无相关的临床表现与肝功能变化。

3. 血清学抗体HBs ≤ 10μL/mL的医务人员需接种乙肝疫苗1次，并接种HBIG 1次。上述措施应尽早（48h内）完成。

（四）丙型肝炎病毒（HCV）的应急处理

1. 可疑暴露于HCV感染血液、体液时，尽快于暴露后做HCV抗体检查，分别于暴露后 24 ～ 48h、6 个月、12 个月检查 3 次抗 HCV。

2. 一旦血清抗 HCV 由阴转阳，应立即启动抗病毒治疗，不必等待肝功能出现异常。

（五）艾滋病病毒（HIV）职业暴露后的处理

1. 局部处理措施

（1）用肥皂液和流动水清洗污染的皮肤，用生理盐水冲洗黏膜。

（2）如有伤口，应当在伤口旁端轻轻挤压，尽可能挤出损伤处的血液，再用肥皂液和流动水进行冲洗；禁止进行伤口的局部挤压。

（3）受伤部位的冲洗伤口后，应当用消毒液，如 75% 酒精或者 0.5% 碘伏进行消毒，并包扎伤口；被暴露的黏膜，应当反复用生理盐水冲洗干净。

2. 预防性用药

（1）可疑暴露于 HIV 感染血液、体液时，基本用药程序为两种逆转录酶制剂，使用常规治疗剂量，连续使用 28 天。短时间内口服大剂量 AZT（叠氮脱氧核苷），尽快于暴露后检测 HIV 抗体。强化用药程序是在基本用药程序的基础上，同时增加 1 种蛋白酶抑制剂，使用常规治疗剂量，连续使用 28 天。

（2）预防性用药应当在发生艾滋病病毒职业暴露后尽早开始，最好在 4h 内实施，最迟不得超过 24h；即使超过 24h，也应当实施预防性用药。

（3）发生一级暴露且暴露源的病毒载量水平为轻度时，可以不使用预防性用药；发生一级暴露且暴露源的病毒载量水平为重度，或者发生二级暴露且暴露源的病毒载量水平为轻度时使用基本用药程序。

（4）发生二级暴露且暴露源的病毒载量水平为重度，或者发生三级暴露且暴露源的病毒载量水平为轻度或者重度时，使用强化用药程序。

（5）暴露源的病毒载量水平不明时，可以使用基本用药程序。

（6）职业暴露 HIV 的处置一级与二级暴露者，使用基本用药方案；三级暴露者，应采用强化用药方案。

（7）跟踪期间，特别是在最初的6～12周，禁止献血、捐赠器官及母乳喂养，性生活要用避孕套等。

3. 随访

医务人员发生艾滋病病毒职业暴露后，医疗卫生机构应当给予随访和咨询。随访和咨询的内容包括在暴露后的第4周、第8周、第12周及6个月时对艾滋病病毒抗体进行检测，对服用药物的毒性进行监控和处理，观察和记录艾滋病病毒感染的早期症状等。

4. 登记和报告

医疗卫生机构应当对艾滋病病毒职业暴露情况进行登记，登记的内容包括：艾滋病病毒职业暴露发生的时间、地点及经过；暴露方式；暴露的具体部位及损伤程度；暴露源种类和含有艾滋病病毒的情况；处理方法及处理经过，是否实施预防性用药、首次用药时间、药物毒副作用及用药的依从性情况；定期检测及记录随访情况，及时向当地疾病防控中心报告。

（六）手术室辐射防护

1. 预防措施

（1）操作者应熟练掌握并严格执行安全操作规程，每次操作应做好使用登记。建立职业安全技术培训制度，对每个相关人员进行持续培训，加强职业防护意识。

（2）操作者应配带个人剂量计和个人剂量报警仪。治疗过程中，操作者应始终监视控制台和患者，并及时排除意外情况。医务人员需要定期检查身体，检查辐射剂量，确保没有受到超过允许范围的辐射。

（3）手术室准备足够、合格、各种款式的个人防护设备。操作前穿戴个人防护设备，如铅围裙、裙子、背心和甲状腺防护铅手套、眼镜和面罩，以及可移动的铅板。确保X光射线附近的所有医务人员穿戴个人保护设备，放射前口头提示所有医务人员，并且没有怀孕人员在附近区域工作，尽可能地远离X光射线管2m远。

（4）如有任何可疑的过量辐射暴露，必须进行调查，并向医院领导报告，更须在 7 天内通知辐射管理委员会。

（5）每年进行 X 光设备的辐射检查，确保 X 光射线管及元件头部的辐射泄漏在法规限定的范围之内。每周应对治疗机组合照射条件和紧急中断照射装置进行查验，确保其功能正常。

（6）X 光设备在指定的手术间使用，此类手术间建有建筑防护遮罩（含有铅层的门和墙），为手术间外的医务人员提供足够的保护。

（7）张贴辐射警告标志。手术间门上有"放射线"标志，放射前确保关闭所有的门以及不必要的人员离开放射区域。

（8）操作者不得擅自拆除辐射安全与联锁设施。进行维修时应事先经设备负责人员同意，贴醒目标志告示治疗机正在维修。维修后应及时恢复安全与联锁设施，查验其控制功能，并经设备负责人员确认后方可继续进行放射治疗照射。

2. 可疑过量辐射暴露的处理

（1）为 1 年内可能吸收辐射量超过 6mSv 的医务人员建立一份工作记录。

（2）调配工作岗位，确保工作人员未超过允许范围内的剂量。

（3）有可疑过量辐射时进行调查，上报护士长后，提交医院管理部门。

（七）静脉曲张的防护措施

1. 避免长期站立，避免长时间保持同一姿势，适当活动促进血液循环，减轻下肢静脉瓣膜承受的压力。

2. 防止腹腔压力长期升高，做好自我保健工作，积极预防能够导致腹腔内压增高的慢性疾病，如慢性咳嗽、便秘的发生；注意腹部及腰部的锻炼，适当变换身体姿势，降低腹腔内压力。

3. 在休息时应尽量抬高下肢，并配合自我按摩，促进下肢静脉血液回流。

4. 穿弹力袜或捆绑弹力绷带，促进下肢血液回流，减轻或消除肢体沉重、疲劳感，在上班前穿上，睡觉前脱下。

5.预防外伤，注意保护下肢皮肤。长久站立工作使下肢负重增加，局部血液循环不畅，使下肢血管、肌肉及皮肤营养不良；若皮肤破损，极易感染皮下组织及血管，破坏血管正常结构，增加了下肢静脉曲张的危险性。

6.注意锻炼身体。护理人员应经常参加体育锻炼，提高身体素质。

（八）颈椎病和腰背疼痛的防护措施

1.转运患者时，采用患者转运板。

2.传递器械用物时，身与颈同时转动。

3.加强腰背肌及颈部运动，术中配合手术长时间低头操作，建议在操作不太紧张的情况下，使颈部肌肉得到放松。

4.器械护士在手术台上拿取和传递器械时，尽量做到身体与颈部同时转动。

5.手术结束或下班后，进行 15 ～ 20min 的颈、肩、背部按摩，促进局部组织血液循环等。

（九）提取、移动重物时的安全防护措施

1.评估物品重量。

2.尽可能利用平车推或拉，而不应提取。

3.提取重物时，屈髋下蹲，躯干自然伸直，上半身的大部分重量和负荷，通过脊柱向下。

4.搬运东西时，双脚适当分开，以保持稳定的支撑面。

5.搬运东西时腹肌收紧。

6.重物靠近身体位置，最好在两脚之间。

7.面向物品移动方向。

8.捡拾地上物品时屈膝下蹲，抬举重物时主要是双脚用力而不是背部。

9.搬运的物品处于与腰同一高度。

10.使用梯子取高处物品。

（十）激光设备使用的安全防护措施

1. 培训过的员工才能操作激光器，只有具备激光安全知识和激光器使用知识的经授权的员工才能接触钥匙，钥匙保管和激光器使用的登记簿要妥善保存。

2. 由有资格的人员定期检查激光器和设备、人员的保护装备，确保患者和医务人员安全。

3. 建立激光设备使用的培训制度，加强安全操作，培训新员工。

4. 术前将激光警示牌悬挂于激光室入口，建立激光安全控制，准备足够数量的激光防护镜，测试激光仪的正常功能。

5. 员工与患者在使用激光设备的过程中应使用专用的护目镜，以防意外损害眼睛。

6. 显微镜和内镜上应配备滤镜，保护激光操作人员的眼睛。

7. 操作者不能直接将皮肤暴露在紫外线激光中，为防止手术中激光手柄末端造成的热灼伤，使用完后的激光手柄末端应该放置在湿的布巾上。

8. 操作者戴上过滤性强（过滤颗粒小到 0.1 μm）的激光呼吸面具，减少吸入激光过程放出可能含有病毒、细菌、毒性物质和致癌物质的烟雾。

9. 激光器在使用时，开关位置应在"准备"（Ready）；不使用时，开关位置应在"待机"（Standby）。

10. 激光器的激发踏板应放好，防止意外触发；有意外情况时，立即按下"紧急"（Emergency）按钮关闭机器。

第五节　手术及切口分类

随着医学科学的发展，新的手术方式、手术种类不断出现，为适应医学发展的新形势，参照卫生部《医疗技术临床应用管理办法》《医疗机构手术分级管理办法》将手术分类进行整理,在临床上有重要意义。手术室护理人员根据手术无菌程度来安排手术间及手术顺序、根据手术急缓安排手术日期及决定术前准备的方法,从而提高医疗质量,保障医疗安全。

一、手术分类

(一)根据手术的缓急程度分类

1.急救手术,指病情迅速变化,直接威胁患者生命而需立即施行的手术,如急性窒息时所做的气管切开术、大血管损伤时的止血手术等。

2.急症手术,指病情发展危及患者生命,在最短时间内进行必要的准备后需立即进行的手术,如外伤性肠破裂、脾破裂的脾切除术等手术。

3.限期手术,指手术时间虽然也可以选择,但不宜延迟过久,准备时间有一定限制,应在这段时间内尽可能做好准备施行的手术,例如各种恶性肿瘤(早期)的根治术。

4.择期手术,又称非紧急手术,指病情发展缓慢,可在充分的术前准备后选择合适时机进行的手术,如腹股沟斜疝修补术、良性肿瘤切除术等。

(二)根据手术的无菌程度分类

1.无菌手术,指手术的全过程均在无菌条件下进行,手术部位的病变组织没有感染或污染,伤口可得到一期愈合,如甲状腺次全切除术等。

2.污染手术,指手术过程的某一阶段手术区有被污染的可能,如胃肠道、胆道等空腔脏器的手术。

3.感染手术,指手术部位已有感染或化脓,如脓肿切开引流术等。

(三)根据手术的性质和远期疗效分类

1.根治性手术,指用手术方法完全切除病变组织或器官而使疾病根治,如阑尾切除术、良性肿瘤切除术等。对恶性肿瘤所施的根治手术,只是相对而言，常常难以达到根治目的，如乳癌根治切除术等。

2.姑息性手术，指不能完全或直接切除病变组织，只能减轻症状或延长患者生命的手术，如为解决晚期食管癌患者的进食而做的胃造瘘术、直肠癌患者晚期所做的结肠造口术等。

（四）根据手术是否分期完成分类

1.一期手术，指经过一次即可完成全部治疗目的的手术，大部分手术属于这一类，如包皮环切术。

2.二期手术，手术不能一次完成，需分两次进行。

3.多期手术，手术不能一次完成，需分三次或多次进行。当病情复杂、患者耐受性差或在某些特殊情况下，手术难以一次完成，需分多次进行的手术，称多期手术。例如，某些左侧结肠癌并发急性肠梗阻时，通常在梗阻部位的近侧作横结肠造口术（第一期手术）；在肠道充分准备的条件下，再行根治切除术（第二期手术）；最后作横结肠关闭术（第三期手术）。一些严重而复杂的创伤或烧伤的修复经常多期手术才能完成。

（五）根据手术风险和难易程度分级

1.一级手术是指风险较低、过程简单、技术难度低的手术。

2.二级手术是指有一定风险、过程复杂程度一般、有一定技术难度的手术。

3.三级手术是指风险较高、过程较复杂、难度较大的手术。

4.四级手术是指风险高、过程复杂、难度大的手术。

二、外科手术切口分类

1.Ⅰ类（清洁）切口，手术未进入炎症区，未进入呼吸道、消化道、泌尿生殖道及口咽部位，以及闭合性创伤手术等。

2.Ⅱ类（清洁—污染）切口，手术进入呼吸道、消化道、泌尿生殖道及口咽部位，但不伴有明显污染，例如无感染且顺利完成的胆道、胃肠道手术。

3. Ⅲ类（污染）切口，新鲜开放性创伤手术；手术进入急性炎症但未化脓区域；空腔脏器内容物及体液有大量溢出污染；术中有明显污染（如开胸心脏按压）。

4. Ⅳ类（感染）切口，有失活组织的陈旧创伤手术，已有临床感染或脏器穿孔的手术。

三、外科手术切口愈合分级

1. 甲级愈合，指愈合良好，无不良反应。

2. 乙级愈合，指愈合处有炎症反应，如红肿、硬结、血肿、积液等，但未化脓。

3. 丙级愈合，指切口化脓，需要做切开引流等处理。

第二章

手术室工作职责

第一节 护士长工作职责

1. 手术室护士长在护理部主任领导下开展工作。

2. 负责手术室护理管理、患者安全、教学、科研、手术安排等工作，制订工作计划并组织实施。

3. 检查各项工作标准落实及质量安全，做好质量分析、整改、评价，其工作职责还体现在持续质量改进过程中。

4. 督促手术室护理人员执行手术室各项规章制度、技术操作规程，重点监督手术室核心制度的落实，严防差错事故，确保病人安全。

5. 指导手术室感染防控措施的落实；监督院感质控员工落实工作职责；督促特殊感染及传染病手术后的消毒隔离、术后废弃物的处理工作；做好资料统计汇总。

6. 安排药品管理组长、教学组长、实习带教组长、仪器设备管理组长及各手术专科组长等，明确各组长工作职责，并监督各组长落实相关工作。

7. 负责手术室护理人员工作安排，明确各岗位职责，确定值班人员资质和人数。

8.负责手术室与各外科病房的沟通联系，确保手术室与各外科的有效协作。

9.重大意外事件由护士长指导安排人力、物力及制定应急方案；对不良事件严格按照医院管理制度进行上报与质量改进。

10.结合临床实际开展科研工作，同时指导临床护士进行临床问题的研究，对新技术、新手术、新业务组织专题讲座，不断提高科室人员的科研能力。

11.培养护理人员主动配合意识及良好的沟通能力；掌握所有人员的思想、生活、工作和学习情况，做好绩效分配及年度考核。

12.加强信息化建设，实现科学系统的护理管理。

13.检查日常事务完成情况

（1）晚夜班交接：检查晚夜班护理工作质量、交接班报告、洁净空调系统开启、温度、湿度、手术病人到位情况，工作人员着装、室内卫生。

（2）手术开始前：手术病人的核查、洗手及巡回工作准备、手术人员的外科手消毒。

（3）手术中：医护配合、无菌技术操作、手术间的整洁、医用垃圾分类、连台手术的衔接。

（4）手术结束：术后手术器械的处理、垃圾处理、卫生工作、手术间的整理。

（5）下班前：劳动纪律、室内整洁、水电门等安全。

第二节　巡回护士职责

一、手术前

1.巡回护士在手术前查看手术通知单，了解拟实施手术名称、麻醉方式及患者相关信息（过敏史、生化检查等），必要时参加病例讨论、访视患者，做好术前宣教。

2.术日晨完成手术间平面卫生，检查手术间环境，包括温度、湿度、照明、清洁状况等，符合国家规范要求，发现异常及时报修；清空上一台手术患者所有的物品、垃圾。

3.准备手术所需物品、仪器、设备、手术体位支持用物等，并确认其处于功能状态。

4.遵循一间、一人、一病历原则，每个手术间只能安置一位患者，并只能存放该患者的病历、资料。

5.执行手术患者交接制度，做好与病房护士的交接，检查所带药物、影像学检查结果，确认患者有无义齿、饰品、植入物，并在交接单上签字。

6.核对手术患者身份，采用两种以上核对方法。

7.患者转移至手术床时，先确认手术床和手术平车已固定，再转移患者，告知患者不得随意移动，防止坠床情况的发生。

8.做好患者的心理护理，减轻患者焦虑。

二、手术中

1.根据手术及麻醉需要，选择静脉穿刺部位，按《静脉治疗护理技术操作规范》建立静脉通路，妥善固定。按相关要求给予术前抗菌药物。

2.执行《手术安全核查制度》，在麻醉前、手术开始前、患者离室前，与麻醉医生、手术医生共同核对患者相关信息，确保正确的患者、正确的手术部位、正确的手术方式。

3.协助实施麻醉。

4.协助洗手护士铺置无菌台，检查无菌物品的有效期、包装等，确保物品合格后，打开无菌物品。

5.执行手术物品清点制度，清点、核对手术中所需物品，并签字记录。

6. 检查评估患者皮肤，遵循手术体位安置原则，与手术医生、麻醉医生共同安置手术体位；实施必要的保护和约束措施，避免受压、暴露等造成的损伤；防止患者坠床。

7. 减少不必要的暴露，保护患者隐私，做好保暖，保证舒适。

8. 随时提供手术所需仪器、设备、手术器械、耗材等。正确连接、调试手术设备。

9. 严格执行查对制度，在进行给药、输血等操作时须与麻醉医生双人核对；抢救时协助麻醉医生给药；在执行口头医嘱时必须复述确认，并保留空安瓿至手术结束。

10. 及时供应术中所需物品，添加物品双人清点后及时记录，掉落的物品应集中放于固定位置，以便清点。

11. 做好护理观察，包括生命体征、出血、用药、输液、输血、尿量、手术体位等；发生异常情况，积极配合抢救。

12. 严格执行并监督手术间所有人员的无菌操作技术、消毒隔离技术、垃圾分类等各项规定的落实；控制参观人数，保持手术间门处于关闭状态、环境整洁。

13. 严格执行交接班制度，实行现场交接，内容包括手术物品、患者体位及皮肤、管路等信息，并做好交接记录。

14. 遵循手术标本管理制度，协助洗手护士或手术医生核对病理组织及病理单的各项内容，确认标本来源的名称和数量，妥善管理手术标本，督促及时送检，并签字记录。

15. 执行护理文件书写规定，准确填写各种护理文件，并签字确认。如有特殊情况在护理记录单上详细描述，必要时请主刀医生签字确认。

16. 巡视仪器和设备的运转情况，发现异常及时检查，必要时报修。

三、手术后

1. 协助手术医生包扎伤口，保持患者皮肤清洁、衣物整齐，保护患者隐私，注意保暖。

2.检查患者皮肤，如有损伤等异常情况，与手术医生共同确认，如发生异常情况，须在护理记录单上记录，并与手术医生、病房护士交接，上报护士长。

3.整理管路，保持其通畅，标识清楚，固定稳妥。

4.整理患者所带物品及护理文件,将患者安全送离手术室,执行《手术部患者交接制度》与病房护士交接。

5.整理手术间，完成仪器设备的终末处置。物归原处，并补充所需物品。

6.执行不良事件上报制度，及时上报与患者安全相关的事件。

第三节　洗手护士职责

一、手术前

1.查看手术通知单，了解拟实施的手术名称、麻醉方式及患者相关信息（过敏史、生化检查等）、手术特殊用物，必要时参加病例讨论、访视患者。

2.备齐手术所需物品，包括无菌物品、外科洗手用品、脚蹬等。必要时请术者确认关键的器械和物品，如有疑问及时补充、更换。

3.检查手术所需无菌物品及器械的灭菌标识和有效期。

4.协助巡回护士安置患者、准备手术仪器设备等。

二、手术中

1.铺置无菌台前，确认周边环境是否符合无菌技术操作要求；再次检查手术所需无菌物品及器械的灭菌标识、有效期、包装等是否符合要求。

2.提前30min进行外科手消毒，铺置无菌器械台，检查手术器械性能、完整性。

3. 执行手术物品清点制度，与巡回护士共同清点台上物品。

4. 遵循无菌技术操作原则，协助手术医生进行手术区域皮肤消毒、铺置无菌单、戴无菌手套。

5. 与巡回护士连接好各种手术仪器，如电刀、吸引器、超声刀主机、冷光源等。

6. 关注手术进程，掌握手术步骤及主刀医生习惯。提前准备并正确传递手术器械，及时擦拭器械上的血渍，传递前及使用后均需检查器械完整性。

7. 对正在使用的器械、纱布、纱垫、缝针等做到心中有数，用后及时收回。

8. 监督手术医生对特殊器械及电外科的安全使用。

9. 负责手术台上标本的管理，严格执行手术标本管理制度。

10. 监督手术台上人员的无菌技术操作，严格执行手术隔离技术。保持无菌区域干燥整洁、不被污染，如被污染或可疑污染，立即更换。

11. 做好标准预防，正确传递锐器，防止发生锐器伤。如为特殊感染手术，按感染类别执行《医疗机构消毒技术规范》（WS367—2012）相关规定，做好各项处理。

12. 术中原则上不更换洗手护士，特殊情况必须更换时，严格执行交接班制度，现场交接。

13. 完成第四次手术物品清点后，告知手术医生手术物品数目是否正确、完整。

三、手术后

1. 协助手术医生包扎伤口，清洁患者手术区域皮肤；正确连接各种引流袋；清空集尿袋。

2. 术后再次检查核对标本的登记与浸泡情况。

3. 遵循垃圾分类原则，锐器应放置于锐器盒内。

4. 做好器械整理及预处理，及时与消毒供应人员交接。

第四节 专科组长工作职责

一、规范手术专科管理

1. 每年制订本年度重点工作、专科业务提升计划并组织落实；工作中对专科年度计划进行修订。

2. 专科小组每年进行工作总结，统计专科手术数据，并进行分析整理。

3. 专科组长针对临床情况制定改进措施，每年完成 1～2 项临床问题的质量改进。

二、提升自身综合素质

（1）专科组长不断提高自身专科业务能力、沟通技巧、创新思维及发现问题的能力。

（2）专科组长为兼职组长，加强专科手术配合能力。

（3）实行护士长—专科组长—组员的三级管理，协助护士长管理手术专科。

（4）专科组长及时收集专科发展问题、安全隐患等信息反馈至护士长，可以解决的问题及时采取有效措施，不能解决的问题在护士长的指导下寻找解决方法。

（5）掌握本专科疑难重症手术、新开展手术、新技术开展情况，掌握新仪器设备的使用方法，并进行重点指导与管理。

三、负责专科小组人员管理

1. 在护士长的指导下进行专科护理组员的管理。

2. 引导手术专科小组成员相互合作，发挥协同作用，为专科护理发展出谋划策，促进手术专科快速发展。

3. 对工作质量欠佳的个别组员采取"搭档"工作方法，即一段时期内由组长与其搭档进行手术配合,及时发现问题并采取有效的措施。

4.协调组员轮转亚专科、其他手术专科的手术配合,培养通晓全科、精于专科的专家型手术护理人才。

5.全面深入掌握组员的身心及工作动态,开展健康的、形式多样的户外活动,增进组员间的友谊,促进专科小组人员积极健康成长。

四、严格培训与带教

1.制定标准化专科配合操作流程,规范理论学习、操作技术培训、责任心教育。

2.将各专科常见手术配合编写成册,以提高配合专科手术的护理质量,并每年进行更新完善。

3.每年制订专科业务培训与考核计划,培训计划应结合专科特点、各组员情况、不同工作年限护士的特殊性进行制订,该计划与全科培训计划相结合,进行各层次护士的业务培训,人人必须考核合格。

4.专科组长担任主要授课老师,并对组员授课内容进行审核、修改。

5.带教新入科护士、进修生,指导专科护士的业务精进。

6.每季度开展专科小组问题讨论会,针对专科手术配合问题进行小组讨论,商议解决方法。

7.各专科组长带领专科小组之间要比学、赶、帮、超,互助督促,使专科小组人员成为具有专科技能、专科业务能力、专科理论知识的手术室护士。

8.征求各组员学习需求,结合科室、组内计划,安排组员短期轮转其他专科组。

9.完善专科手术医生手术喜好卡内容。

五、推动医护一体化模式发展

1.协调医护关系,主动征求专科主任、医生的意见与建议,汇总后上报护士长；在组内召开小组会议，针对性地提出改进措施并反馈给手术医生，促进医护关系的和谐发展。

2. 专科组长听取外科医生有利于工作的合理化建议，对于少数现阶段无法执行的建议，做好解释与协调工作。尽量化解工作中的矛盾，营造轻松愉悦的手术氛围。

六、提升科研能力

1. 组长积极发现临床问题，培养组员将临床问题转化为科研问题的能力与意识，开展专利发明、科研论文撰写、新技术申报等形式多样的科研活动。

2. 指导小组成员开展护理研究，总结专科手术配合经验，撰写特殊手术案例报告和科研论文等。

3. 定期组织小组成员学习新理论、新知识，开展新技术、发明临床专利、开发研究成果。

七、负责仪器设备的管理

1. 优化仪器设备管理，专科组长的管理理念应从管理设备、材料、仪器、物品的观念，发展到对设备的开发利用，使现有的设备仪器最大限度地发挥作用。

2. 专科组长制定专科仪器操作流程，按照使用说明定期进行维修，协助医院设备科仪器工程师或仪器组长进行检修。

3. 专科组长检查仪器的还原、整理、使用、登记情况。

4. 专科组长掌握专科高精仪器设备使用操作。

第五节　周末与夜班值班护士工作职责

1. 随身携带值班手机，并保持通畅，由有责任心、业务能力强的护士担任值班组长。

2. 值班护士需严格遵守规章制度，熟悉手术室的工作环境、工作流程，各类物品放置位置。

3. 值班期间急诊手术较多，要求值班护士需具备良好的心理素质、专业的手术配合与急救能力，能及时评估患者病情，合理安排抢救程序，熟练掌握抢救仪器的使用流程、观察各类检测数据的技能等。

4. 接班即检查各通道门及设备安全；检查急救车、急救药品、急救设备，手术间物品的数量、性能，确保上述物品处于备用状态；确保急诊手术绿色通道畅通无阻。

5. 与上一班护士严格按照交接班制度进行手术情况、科室财产、特殊用物的交接并签名；查看交接班记录本，了解上一班手术和工作安排情况，手术患者床旁交接。

6. 负责监督出入手术室人员。

7. 负责值班期间手术器械、无菌物品的管理，急诊手术立即准备术中器械、特殊用物。

8. 掌握手术进展，统筹安排本班手术及抢救工作，接到急诊电话及时做好急诊手术术前准备，必要时安排副班到岗，特殊情况（如危重症患者抢救、停电、停气、停水等）应及时报告护士长。值班护士执行洗手护士与巡回护士工作职责，严守规章制度，保证患者安全。

9. 负责科室所有临时性工作的管理与处理，如手术安排有变动，需及时上报护士长并通知到当日负责手术的医务人员，保证下一班工作有序进行。

10. 术后将手术患者送回病室或 ICU，严格执行交接班制度，按照要求料理手术间。

11. 术后做好手术室环境管理工作，按照医院感染管理要求督促保洁人员做好术后卫生处置。

12. 当班手术结束后负责巡查每个手术间，关闭中心供气系统、设备等电源及开关，有故障及异常情况及时汇报相关人员进行维修。

13. 做好各区域环境清洁、安全管理工作，指导、督查保洁人员做好环境清洁卫生工作，进行6S管理（整理、整顿、清洁、规范、素养、安全），保持卫生干净、台面整洁。

14. 交接班内容应当专册记录，并由交班人员和接班人员共同签字确认。

第六节　等候室护士工作职责

1. 协助接待当日第一台手术病人，与病房护士交接当日接台手术患者，将患者安置于手术等候区进行休息。

2. 严格执行手术患者交接制度，全面核查手术病人身份信息、切口标识、过敏史、既往史、禁食禁饮、术前检查、交叉配血、术前准备、相关医疗文书患者及家属签字情况、术前用药等信息，确保正确的病人、正确的手术部位；密切观察患者病情。

3. 危重患者交接时准确、迅速了解患者病情完成交接，明确病情观察及护理重点，病情危急患者可通过急诊手术绿色通道，快速进入手术抢救流程。

4. 核对病人信息后，将病人转送到手术等候室，并在该病人所在转运车上挂上手术间号牌。

5. 通知相应手术间护士，并记录需手术的病人进入手术室的时间。

6. 根据手术类别、手术部位选择合适型号留置针与穿刺部位，为患者建立静脉输液通路。

7. 了解患者所在手术间前一台手术进展情况；在规定的时间内输入抗生素。

8. 患者在手术等候室进行休息期间，等候室护士要对患者做好心理疏导，缓解其紧张、焦虑的情绪；主动解答患者的疑问，介绍手术治疗流程，有针对性地做好健康宣传工作。

9. 手术等候室内护士与手术间护士仔细交接病人，并协助其将患者转移至手术间。

10. 术前使用主动加温设备实施预保温，将等候区的温度调节至21℃～25℃，做好术前保暖，减少术中低体温发生率。

11. 患者在术前等候区休息期间，协助采取不同于手术体位的卧位，减少术中受压部位的压迫时间，减少压疮发生率。

12. 合理安排患儿或神志不清的手术病人及病人家属，使其保持安静。

13. 接收病理科传真的快速病理切片回报单，并将其送入相应手术间，由巡回护士接收签名。

第七节 执勤护士工作职责

1. 负责手术部物品的管理和供应，负责手供一体化的工作联系。

2. 规范管理无菌器械包、布类包，包内物品调整和增补后及时修改器械卡，根据手术需要及时向护士长提出需领用的器械及物品。

3. 负责库房物资的领用、签收、整理，去掉外包装后分类摆放，检查质量、有效期及包装的完整性。

4. 负责电脑扫描接收供应室灭菌后的无菌包；负责各手术间无菌包的供给；坚持无菌包"左放右拿、下放上拿、后放前拿"的取放原则；每日负责清理过期包。

5. 负责督促次日厂家器械及特殊器械的灭菌，必须落实周末特殊手术、新开展手术、多学科联合开展手术的特殊器械及厂家器械的准备情况。

6. 负责每日标本的核对，并按照标本管理制度进行标本转运与送检。

7. 负责每日检查温箱、冷藏柜的温度，及时补充温箱、冷藏柜内物品。

8. 每周检查清理一次性无菌物品的有效期，每日补充无菌物品存放间、无菌耗材存放间、外科洗手间的相关物品，满足每日手术所需；

每日下班前负责各手术间无菌包的准备，并向晚班详细交接班。

9. 督促指导物业工人做好无菌耗材间、无菌间、库房等的卫生工作，做到无污渍、无灰尘、洁净整齐。

10. 按照医疗废物管理制度进行垃圾的分装、转运、检查等工作并签字。

第八节　教学组长工作职责

一、负责各层级护理人员培训

1. 在护理部和手术室护士长指导下，负责规范专科护理发展、强化在职培训、提高科研创新能力等。

2. 制订每年度手术室在职护理人员培训计划及目标；定期开展科室理论学习及操作技能培训，组织专科理论及操作考核，分析培训及考核结果，评估教学中存在的问题，并制定改进措施。

3. 制订每年度新入职护士教学计划，定期开展基础理论学习及操作技能培训，并组织理论及实践考核；检查手术配合、理论授课笔记书写情况；掌握新入职护士工作完成质量和存在的问题，提出改进意见，及时修订完善教学计划。

4. 负责带教老师的规范化培训，检查、监督带教老师的教学质量，确保带教效果。

5. 与专科组长共同制订各个手术专科规范化配合改进计划，对专科理论、专科配合技能、医护团队协作等方面进行课程培训。

6. 负责收集教学资料，整理各类考试的成绩及排序，总结考试情况，分析问题并予以改进。

7. 了解手术室教学的新观念、新方法、新知识，提高科研意识，组织开展科研活动。

二、负责进修、实习人员培训

（一）进修人员培训

1. 制订培训计划，并组织实施培训与考核。

2. 负责安排一对一带教老师。

3. 分析评估进修人员教学工作中存在的问题，并进行持续教学质量改进。

4. 进修实习人员在进修结束时，教学组长对其进行考评。

（二）实习人员培训

1. 制订实习教学计划，对实习人员完成入科集中培训，安排实习带教，召开实习同学座谈会。

2. 教学组长对入科实习人员介绍手术室环境、规章制度及教学目标等。

3. 手术间在带教老师的指导下严格执行无菌操作原则和手术室核心制度。

4. 明确实习期间患者安全问题，实习护士行为由带教老师负责，实习护士的所有操作在带教老师的指导监督下完成，严禁私自浸泡手术标本；禁止携带手机进入手术间，禁止在手术间谈论与工作不相关的话题。

5. 教学组长了解实习护士的思想状态、工作表现、学习态度、组织纪律及日常生活情况，并听取其他老师及患者的反映，发现问题及时对实习护士进行帮助教育，严格组织纪律，使实习护士能圆满地完成实习任务。

6. 实施理论授课，及时反馈效果并记录，理论授课每月 1 ～ 2 次。

7. 批改日常学习笔记及书面作业。

8. 负责学生综合理论、专科操作技能考核，考试合格者批准出科。

9. 学生如有违纪或差错发生，需及时报告护士长和护理部。

10. 完成实习带教老师及学生满意度的双向调查，随时调整教学计划及方法。

第九节　院感质控员工作职责

1. 负责落实手术室医院感染 / 传染病管理的各项工作，结合手术室医院感染 / 传染病管理工作的特点，制定相应的管理制度，并组织实施。

2. 配合感控办 / 传染病管理办进行手术室医院感染监测，及时报告医院感染病例 / 传染病病例，并对手术室医院感染 / 传染病管理的监测、防控工作进行自查分析，至少每月一次，发现问题，采取改进措施并评价效果。

3. 接受医院对本科室医院感染 / 传染病管理工作的监督、检查与指导，落实医院感染 / 传染病管理改进措施，评价改进效果，做好相应记录。

4. 组织科室院感监控小组进行医院感染管理自查工作，并完善自查记录，完善医院感染管理登记。

5. 发现有医院感染 / 传染病流行或暴发预警时，立即报告护士长和感控办，积极采取有效措施，控制医院感染 / 传染病的发展和蔓延，并协助感控办进行流行病学调查。

6. 在护士长的指导下监督和检查手术室医务人员手卫生规范、医院感染防控制度、无菌技术操作规范、消毒隔离技术操作、医疗废物管理、抗菌药物使用等落实情况，接受手术室工作人员对院感 / 传染病相关知识的咨询与指导。督促护理人员认真执行职业安全防范和处理规定，如发生职业性伤害，指导其及时采取相应措施并向主管部门报告。

7. 检查手术间、诊疗用物、仪器设备等的日常消毒、终末消毒落实情况，并有记录备查。检查手术室一次性医疗用物保存、使用及用后处理情况，并对一次性用物进行采样监测，记录相关监测结果。

8. 每季度对本科室的空气（有监测要求的工作间）、物表、消毒物品、使用中的消毒液、医护人员的手进行采样监测（灭菌物品及灭菌液每月监测一次）。

9. 每月检查灭菌物品、环境卫生学监测、物表监测、消毒后病人皮肤及工作人员手的细菌培养结果，对不能达到要求的结果监测，及时跟踪调查并进行原因分析，采取有效措施予以整改直到达标，资料至少保存三年备查。定期将检测结果报告给护士长及院感部门。

10. 定期检查空气消毒，器械及手术用物的清洗、消毒、灭菌的实施及记录是否规范。

11. 负责组织手术室医院感染与传染病管理知识和技能的培训，至少每季度一次；并组织科内护理人员参加医院组织的有关培训与宣传活动。

|第三章|

手术部相关制度

第一节　手术患者身份识别制度

1.手术患者由病房护士对患者进行腕带标识，必须实行双向核对，由 2 名护理人员进行核对无误后再与患者和家属确认。

2.严格执行查对制度，确保手术患者及手术部位正确。

3.至少同时采用两种方法核对患者:①腕带法;②反问式核对法（患者或家属参与：自己说出姓名、手术部位等信息）。

4.至少同时使用两种方法识别患者:如姓名、病案号、出生日期等，不得将条码扫描等信息识别技术作为唯一识别方法。

5.确保手术通知单信息、手术病历信息与患者本人腕带信息完全一致。

6.对精神病、意识障碍、语言障碍、婴幼儿等特殊手术患者，应有身份识别标识（如腕带、指纹识别等），同时由患者家属或陪同人员参与身份确认。

7.无名氏患者通过与病房护士共同核对病历、床头卡、腕带信息与手术通知单信息；最好取得患者配合，询问相关信息进行核对。

8.在进行输血、标本送检、植入物使用等操作时采用双人核对来识别患者身份。

第二节　手术部患者交接制度

1. 交接过程中明确交接内容及职责，并按《手术患者交接单》记录。

2. 至少同时采用两种及以上的方法确认患者身份，确保患者正确。

3. 手术室护士根据手术排程表及手术通知单，与病房护士及患者本人或家属核对患者信息，交接需带入手术室的物品，并按《手术患者交接单》逐项评估后签字，将患者接入手术室。

4. 手术护士将患者从等候室接入手术间时，手术护士与等候室护士再次确认手术患者信息及携带物品，并记录。

5. 手术结束后，必须由术者、麻醉医生、手术护士一起护送患者回病区，根据《手术患者交接单》与病房护士做好手术情况、病情、药品、物品、皮肤、管道交接，并签名确认。

6. 急危重症患者转运至重症监护室，手术护士或麻醉医生电话通知重症监护室做好接收准备，麻醉医生、手术医生及手术护士共同护送，与重症监护室护士明确交接重点，确保患者安全。

第三节　手术患者安全转运制度

1. 转运人员必须为有资质的医院工作人员。

2. 转运交接过程中应确保患者身份正确，确认手术患者的术前准备已完成，交接需带入手术室的物品。

3. 转运前应确认患者的病情适合且能耐受转运，根据病情，确定转运人员、时间、目的地、医疗设备、药物及物品。

4. 转运前应确认转运需要携带的医疗设备及物品，并确认功能完好。

5. 转运前确保输注液体的剩余量可维持至目的地。

6. 转运患者务必使用推车或轮椅，转运中遵守使用规范，确保患者安全、固定稳妥。转运人员应在患者头侧，如有坡道应保持患者头部处于高位；注意患者的身体不可伸出推车或轮椅外，避免推车速度过快、转弯过急，以防意外伤害；注意对患者的保暖和对其隐私的保护。

7.转运中做好突发应急预案的相应措施，备好相应的急救用物和紧急呼叫措施。

8.手术患者离开手术室前，护士应确认管路通畅、妥善固定及携带物品齐全；准确填写《手术患者交接单》；根据患者去向准备转运用物；通知接收科室及患者家属。

9.转运设备应保持清洁，定期维护使其处于备用状态，被单应一人一换。

10.特殊感染手术患者转运应遵循《医疗机构毒技术规范》（WS/T367—2012），做好各项防护。

第四节　手术部位切口标识制度

1.术前在病房由实施手术的医生标记手术部位，标记时应在患者清醒和知晓（或患者家属知晓）的情况下进行。

2.要求术者用不褪色的（蓝色或黑色）记号笔对患者手术部位进行手术切口标识或病变部位的体表标识，确保标识在皮肤消毒、铺单后仍然清晰可见。

3.手术医生用标识笔在切口部位画"切口线"，穿刺点画"○"，眼科手术画"·"标识。手术部位有纱布、石膏等包扎物时，标示在包扎物上方，并在标记旁标注医生名字的拼音首字母。

4.病区护士与手术室护士交接手术患者时，双方依据病历资料共同核查手术部位标识，并要求患者或家属共同参与。

5.凡未按规范进行手术部位标识的手术患者，禁止手术室护士将患者接入手术间。

6.麻醉前、手术前，手术医生、麻醉医生、手术护士共同确认手术部位标识的准确性。

第五节 手术安全核查制度

1. 手术安全核查是由具有执业资质的手术医师、麻醉医师和手术室护士三方（以下简称三方），分别在麻醉实施前、手术开始前和患者离开手术室前，共同对患者身份和手术部位等内容进行核查的工作。

2. 手术患者均应配戴标示有患者身份识别信息的标识以便核查。

3. 手术安全核查由手术医师或麻醉医师主持，三方共同执行并逐项填写《手术安全核查表》。

4. 实施手术安全核查的内容及流程：

（1）麻醉实施前：三方按《手术安全核查表》依次核对患者身份（姓名、性别、年龄、病案号）、手术方式、知情同意情况、手术部位与标识、麻醉安全检查、皮肤是否完整、术野皮肤准备、静脉通道建立情况、患者过敏史、抗菌药物皮试结果、术前备血情况、假体、体内植入物、影像学资料等内容。

（2）手术开始前：三方共同核查患者身份（姓名、性别、年龄）、手术方式、手术部位与标识，并确认风险预警等内容。手术物品准备情况的核查由手术室护士执行并向手术医师和麻醉医师报告。

（3）患者离开手术室前：三方共同核查患者身份（姓名、性别、年龄）、实际手术方式，术中用药、输血的核查，清点手术用物，确认手术标本，检查皮肤完整性、动静脉通路、引流管，确认患者去向等内容。

（4）三方确认后分别在《手术安全核查表》上签名。

5. 手术安全核查必须按照上述步骤依次进行，每一步核查无误后方可进行下一步操作，不得提前填写表格。

6. 术中用药、输血的核查：由麻醉医师或手术医师根据情况需要下达医嘱并做好相应记录，由手术室护士与麻醉医师共同核查。

7. 住院患者《手术安全核查表》应归入病历中保管，非住院患者《手术安全核查表》由手术室负责保存一年。

8.手术科室、麻醉科与手术室的负责人是本科室实施手术安全核查制度的第一责任人。

第六节　手术室交接班制度

1.手术室护士实行 24h 持续的轮班制，严格遵守医院规定的工作制度，明确交接班内容，规范书写交接记录。

2.交接内容：

（1）患者：交接病历信息、手术情况、病情、药品、物品、皮肤、管道、输血情况。

（2）手术排程：交接本手术间的接台手术安排。

（3）手术间用物：交接仪器、设备、器械使用状况。

（4）手术标本：交接手术中的标本数量及名称。

（5）手术物品清点：交接时严格执行手术物品清点制度。

3.提前 10～15min 交接班，交班者填写交班记录，进行口头交班，接班者确认无误后各自签名，交班前发生的问题由交班者负责，交班后发生的问题由接班者负责。交接班后记录并签字。

4.术中原则上洗手护士不得中途更换，特殊情况必须调换时，现场交接。术中执行三不交接：洗手护士台上不交接；巡回、洗手护士清点器械、缝针、敷料等用品数目不清不交接；危重病人抢救时不交接。

第七节　手术室物品清点制度

1.严格执行"双人逐项"清点原则：洗手护士与巡回护士应遵循规律，共同按顺序逐项清点。没有洗手护士时由巡回护士与手术医生负责清点。

2.严格"四次"清点原则：四次指手术开始前、关闭体腔前、关闭体腔后、缝皮后。需增加清点时机的情况：如术中交接班、手术切口涉及两个及以上部位或腔隙，关闭每个部位或腔隙时均应清点；如关闭膈肌、子宫、心包、后腹膜等。

3.不同类型手术需清点的物品：

（1）体腔或深部组织手术：应包括手术台上所有物品，如手术器械、缝针、手术敷料及杂项物品等。

（2）浅表组织手术：应包括但不仅限于手术敷料、缝针、刀片、针头等杂项物品。

（3）经尿道、阴道、鼻腔等内镜手术：应包括但不仅限于敷料、缝针，并检查器械的完整性。

4.严格执行"同步唱点"原则，洗手护士与巡回护士应同时清晰说出清点物品的名称、数目及完整性。

5.严格执行原位清点原则，第一次清点及术中追加需清点的无菌物品时，洗手护士应与巡回护士即刻原位清点，无误后方可使用。

6.严格遵循逐项即刻记录原则，每清点一项物品，巡回护士应即刻将物品的名称和数目准确记录于物品清点记录单上。

7.术前巡回护士需检查手术环境，不得遗留上一台手术患者的任何物品。

8.洗手护士提前 15～30min 洗手，保证有充足的时间进行物品的检查和清点。术中应始终知晓各项物品的数目、位置及使用情况。

9.术中应使用带显影标记的敷料。清点纱布、纱条、纱垫时展开，检查其完整性及显影标记。术中使用敷料应保留原始规格，不得切割改型，特殊情况必须剪开时应及时准确记录。有尾线的敷料，手术前后应检查其牢固性、完整性，防止手术过程中的断裂和脱落，尾线应暴露在切口外。当切口内需要填充治疗性敷料并带离手术室时，主刀医生、洗手护士、巡回护士应共同确认置入敷料的名称及数目，详细记录在手术护理记录单的备注栏内。

10.术前怀疑或术中发现患者体内有手术遗留异物，取出的物品应由主刀医生、洗手护士、巡回护士共同清点，详细记录，按医院规定上报。

11. 医生不应自行拿取台上用物，暂时不用的物品应及时交还洗手护士，不得乱丢或堆在手术区。洗手护士应及时收回暂时不用的器械，监督术者及时将钢丝、克氏针残端、剪出的引流管碎片等物品归还，丢弃时与巡回护士确认。

12. 手术台上医务人员发现物品从手术区域掉落或被污染，立刻告知巡回护士妥善处理。手术物品未经巡回护士许可，任何人不得拿出手术间。

13. 严禁器械、敷料等物品作他用，术中如送冰冻、病理切片检查时，严禁用纱布等手术台上的用物包裹标本。

14. 术中缺失物品按照手术室缺失物品查找规范进行查找，具体流程见第六章第九节《手术中缺失物品查找流程及应急预案》。

第八节　手术标本管理制度

1. 手术中取下的标本（不论组织大小）禁止随意丢弃。

2. 必须遵循即刻核对（标本产生后立即与主刀医生核对标本的来源）、即刻记录（核对无误后立即记录标本的来源、名称、数量）、及时处理（尽快固定或送病理科）原则。

3. 手术台上暂存标本时，洗手护士妥善保管，根据标本的大小、数量选择合适的容器盛装，防止标本干燥、丢失、污染无菌台。任何人不得将手术标本随意取走，如有特殊原因，需经主管医生和洗手护士同意，并做好记录。

4. 主管医生填写《病理组织送检单》上各项内容与病历一致，与洗手护士核对标本来源后签名确认。

5. 标本处理者负责核对病理单上各项内容与病历是否一致，并遵循及时处理原则。

6. 若需固定标本，应使用 10% 中性甲醛缓冲液，固定液的量不少于病理标本体积的 3～5 倍，并确保标本全部置于固定液之中。特殊情况（如标本巨大）时，建议及时送新鲜标本，以防止标本自溶、腐败、干涸。

7. 设置标本登记交接本，记录内容包括患者的姓名、病案号、手术日期、送检日期及送检标本的名称、数量、交接双方人员签字。

8. 标本送检时，将标本放在密闭、不渗透的容器内，与病检单一同送检。

9. 标本送检人员应经过专门的培训，与病理科接收人员进行核对，双方签字确认。

10. 术中快速冰冻切片标本送检（快速病理标本）要求：

（1）术前预计送冰冻标本时，主管医生应在术前填好病理单，注明冰冻。

（2）标本切除后应即刻送检，不应用固定液固定。

（3）送冰冻标本前，洗手护士、巡回护士应与主刀医生核对送检标本的来源、数量，无误后方可送检。

（4）术中冰冻标本病理诊断报告必须采用书面形式（可传真或网络传输），以避免误听或误传，严禁仅采用口头或电话报告的方式。

第九节　手术室安全用药制度

1. 遵医嘱给药，遵循"双人核对，三查八对"原则。

2. 执行口头医嘱时应复述，医生确认应答后执行。

3. 规范药品管理程序，对高浓度电解质、易混淆（听似、看似）药品有严格的贮存、识别与使用的相关管理制度。

4. 严格执行麻醉药品、精神药品、放射性药品、化疗药品、医疗用毒性药品、药品类易制毒化学品等特殊药品的使用与管理规范。

5. 规范手术台上药品管理，严格双人核对，标识清楚。消毒液（特别是无色消毒液）现用现倒，不得存留在手术台上，避免与药液混淆。

6. 严格参照抗生素使用指南，遵循《抗菌药物临床应用指导原则》规定使用抗菌药物。

7. 多种药物同时使用时，需查对药物有无配伍禁忌，给药前询问患者有无过敏史，使用毒、麻药物时要反复查对，并保留安瓿。

8. 体腔内用药需要稀释浓度的，需遵循正确的配制方式、比例、给药方法进行操作。

第十节　术中输血制度

1. 取血

（1）医护人员凭取血单，携带取血专用箱到输血科（血库）取血。

（2）取血与发血的双方必须共同查对患者姓名、性别、住院号、门急诊/病室、床号、血型、有效期及配血试验结果，以及保存血的外观（血袋有无破损，血液颜色、形态是否正常），准确无误时，双方共同签字后方可发出。

2. 输血

（1）输血前，手术护士与麻醉医生（必须有护士执照与医生执照）严格核对相关信息：核对受血者的病历、麻醉记录单、交叉配血报告单、血型单信息是否一致（姓名、病室、床号、年龄、诊断、病案号、血型）；核对交叉配血报告单与血制品的信息是否一致（血型、血液成分、规格、血袋号及效期）；核对血液制品的质量，包括有效期、血袋有无破损、渗漏、溶血、凝血，核对无误两人签字后开始进行输血。

（2）输血时，再次由手术护士与麻醉医生核对上述内容无误后，用符合标准的输血器进行输血。

（3）输血前后用静脉注射生理盐水冲洗输血管道。

（4）输血速度应先慢后快，根据病情和年龄遵医嘱调节输血速度，婴幼儿患者输血宜采用注射泵输注。

（5）静脉通道及穿刺部位观察：保持血液输注通畅，防止穿刺部位渗漏、输血管道扭曲受压；当出现针头脱落、移位或阻塞时应及时处理。

（6）严密观察受血者有无输血不良反应，如出现异常情况应及时处理。

①发生输血反应时，立即告知医生，停止输血，更换输血器，用静脉注射生理盐水维持静脉通路。②准备好检查、治疗和抢救的物品，做好相应记录。③遵医嘱给予药物治疗及配合抢救。④加强体温管理，采取适当的保温措施。⑤低温保存余血及输血器，并上报输血科及相关部门。

（7）输血完毕后，医护人员应对血液输注进行记录和签字，并将输血记录单（交叉配血报告单）存入病历，将空血袋低温保存24h。

（8）术中大量输血时，建议使用输血输液加温仪，确保输血安全。

（9）术中加压输血时，确保输血通道通畅，避免压力过大破坏血液的有形成分。

（10）血液制品不应加热，不应随意加入其他药物。血小板输注前应保持振荡，取出即用；全血、成分血和其他血液制剂应从血库取出后30min内输注，4h内输完。用于输注全血、成分血或生物制剂的输血器宜4h更换一次。手术中输入不同组交叉配血的血制品时，应更换输血器。

（11）输血完毕后，医护人员应对血液输注进行记录和签字，并将输血记录单（交叉配血报告单）存入病历，将空血袋低温保存24h。

第十一节　手术室感染预防与控制管理制度

1. 布局合理，符合功能流程和洁污分开的要求;分污染区、清洁区、无菌区，区域间标志明确。

2. 加强医院感染管理，建立并落实医院感染预防与控制相关规章制度和工作规范，并按照医院感染控制原则设置工作流程，降低发生医院感染的风险。

3. 通过有效的医院感染监测、空气质量控制、环境清洁管理、医疗设备和手术器械的清洗、消毒、灭菌等措施，降低发生感染的危险。

4. 严格限制非手术人员的进入。

5. 严格按照《医院感染管理办法》及有关文件的要求，使用手术器械、器具及物品，保证医疗安全。

6. 手术室工作区域，应当每24h清洁消毒一次，连台手术之间、当天手术全部完毕后，应当对手术间及时进行清洁消毒处理，实施感染手术的手术间应当严格按照医院感染控制的要求进行清洁消毒处理。

7. 术前与临床科室有关部门共同实施患者手术部位感染的预防措施，包括正确准备皮肤、有效控制血糖、合理使用抗菌药物以及预防患者在手术过程中发生低体温等。

8. 医务人员在实施手术过程中，必须遵守无菌技术原则，严格执行手卫生规范，实施标准预防。

9. 加强医务人员的职业卫生安全防护工作，制定具体措施，提供必要的防护用品，保障医务人员的职业安全。

10. 医疗废物管理严格按照《医疗废物管理条例》及有关规定进行分类、处理。

第十二节　手卫生制度

1. 落实手卫生管理制度，配备有效、便捷的手卫生设施，必须用流动水，提倡用洗手液洗手，手术室安装非手触式水龙头开关。

2. 定期开展手卫生的全员培训，医务人员应掌握手卫生知识和正确的手卫生方法，保障洗手与手消毒的效果。

3. 加强对医务人员工作的指导与监督，提高医务人员手卫生的依从性。

4. 卫生手消毒，监测的细菌菌落总数应 ≤ 10cfu/cm^2；外科手消毒，监测的细菌菌落总数应 ≤ 5cfu/cm^2。

5. 医务人员手无可见污染物时，可用速干手消毒剂消毒双手代替洗手。

6. 医务人员正确掌握手消毒指征。

7. 严格按照《医务人员手卫生消毒规范》进行洗手、手卫生消毒、外科手术消毒操作。

8. 每月进行手卫生消毒效果的监测，当怀疑流行爆发与医务人员手有关时，及时进行监测，监测方法参照《医务人员手卫生规范》（WS/T313—2009）。

9. 每月进行手卫生产品使用情况监测。

10. 每月进行一次手卫生依从率、正确率调查。

第十三节　手术室压疮预防管理制度

1. 建立压疮管理小组，定期进行科内培训，规范难免压疮和压疮上报流程。

2. 严格执行交接班制度，发现皮肤问题，与病房交接，弥补环节缺陷。

3. 术前应用压疮危险评分标准进行危险因素评估，制订以风险为基准的预防计划。

4. 规范实施术前压疮预防措施。

5. 合理选择减压贴、皮肤保护剂、减压垫等用物，保护受压部位的皮肤，以降低皮肤损伤风险。

6. 严格遵守手术体位安置原则摆放手术患者体位。

7. 术中加强对患者皮肤情况、受压部位的观察，在不影响手术操作的情况下，每 2h 抬高患者受压部位 1 次，不可按摩或用力擦洗有压疮风险的皮肤。

8. 积极做好术中患者体温管理，预防低体温情况的发生。

9. 术后与相应科室详细交接，发现皮肤问题，及时上报压疮管理小组。

第十四节　手术中防止电刀灼伤管理工作制度

1. 新购高频电刀由医疗器械管理部门进行验收；检查高频电刀的出厂检测报告、合格证、使用说明书、维护保养手册、验收检测记录。

2. 手术室应建立高频电刀使用登记本、应急预案流程、不良事件报告规范，定期检查维修。

3. 落实高频电刀安全管理制度与安全操作规范，组织操作人员进行高频电刀使用培训，考核合格后方能单独操作。

4. 使用高频电刀前评估环境，避免潜在的富氧环境，避免可燃、易燃消毒液在术野聚集或浸湿布类敷料；评估患者年龄、体重、皮肤、金属饰品佩戴、植入物情况；评估电刀主机功能；评估电刀笔、腔镜电凝器械、手柄、连接导线绝缘层的完整性，确保回路负极板的质量、效期、完整性。

5. 依据体型、重量选择大小合适的回路负极板，禁止裁剪负极板，儿童、婴儿、新生儿选用专用回路负极板，烧伤、新生儿等无法粘贴回路负极板及有金属植入物等患者宜选择双极电凝、电容式回路板垫、超声刀，选择合适的粘贴部位，宜靠近手术部位，距手术切口＞15cm，距离心电监护电极＞15cm；术中避免浸湿负极板处皮肤。

6. 电刀连线固定时不能与其他导线盘绕，防止发生耦合效应；电刀笔不使用时将其置于绝缘的保护套内；为避免设备漏电或短路，勿将电线缠绕在金属物品上；有地线装置者应妥善连接。

7. 使用前测试电刀笔输出功率，根据手术类型选择合适的输出模式及最低有效输出功率。

8. 使用单极电刀时，避免长时间连续操作，使回路负极板不能及时分散电流，致皮肤灼伤。

9. 及时清除电刀头上的焦痂，不及时清除会使切割效果变差而加大电流造成切割部位组织烫伤。

10. 手术结束后将负极板整片水平从病人身体上揭除，整理好各组件后，做好整理、清洁、消毒、归位工作。

第十五节　手术部药品管理制度

1. 严格执行麻醉药品、精神药品、放射性药品、医疗用毒性药品、药品类易制毒化学品等特殊药品的使用与管理规范。

2. 手术室应设立药品存放间、备用药品柜及急救药车，按需要固定药品品种及基数，并指定专人负责药品管理。

3. 规范药品管理程序，对高浓度电解质、易混淆（听似、看似）药品有严格的贮存、识别与使用的相关管理制度。

4. 易燃易爆药品，应用防爆柜妥善保管，远离火源及人群，并有醒目标识。

5. 严格执行药品"三查七对"查对制度。

6. 规范麻醉药管理：

（1）必须做到"五专"：专人管理、专柜（屉）放置、专锁保存（麻醉药以双锁保存）、专用处方、专册登记。麻醉药品和第一类精神药品的使用单位应当设立有防盗设施、报警装置的储存专库或专柜，且实行双人双锁管理；专用账册的保存期限应当自药品有效期期满之日起不少于 5 年。

（2）必须做到每班交接清楚，并记录于交接班本上，每班检查药品数量，定期检查质量和有效期。

（3）按需要固定基数，使用后登记并保留其空安瓿备查，凭空安瓿和专用处方到药房领回，如有剩余药液，必须经第二人核实后由药剂科处理。

（4）使用麻醉药品的医生必须具有医生以上专业技术职称，开具麻醉药品处方时，应有患者病历记录。

（5）禁止非法使用、储存、转让或借用麻醉药品，麻醉药品处方至少保存 3 年。

7. 急救药品管理：

（1）急救药品、器材及物品必须做到"五定"：定品种数量、定位放置、定专人管理、定期检查维修、定期消毒灭菌。

（2）抢救药品根据需要确定基数，统一编号放于抢救车内，每次用后及时补足基数贴好封条，签上封存日期及姓名。

（3）口头医嘱经复述核实后执行，所有急救药品的空安瓿须经二人核实无误后方可丢弃。

8. 严格参照抗生素使用指南，遵循《抗菌药物临床应用指导原则》规定使用抗菌药物。

9. 消毒剂使用管理：

（1）消毒剂领取时仔细核对，放置于阴凉通风处避光、密封、防潮保存；易燃易爆消毒剂如乙醇、过氧乙酸、过氧化物类等，应妥善保管，远离火源，应符合《常用化学危险品贮存通则》（GB15603—1995）中的有关规定储存，不得与易燃或可燃物混放。

（2）使用前应认真阅读包装上的产品说明书，严格遵照说明书规定执行。

（3）按产品说明根据有效成分按稀释定律配制所需浓度，在有效期内使用，避免与拮抗药物同用，过敏者慎用。

（4）连续使用的消毒剂每次使用前监测其浓度。

（5）使用过的医疗器材和物品彻底清洗干净再消毒。

（6）用于浸泡消毒时容器应加盖，并存放于通风良好的环境中。

（7）易挥发的消毒剂均有一定的腐蚀性，不宜长时间浸泡物品或残留在物体表面，浸泡作用时间到达后应取出或采取有效措施去除残留消毒剂。

（8）消毒剂使用时应做好个人防护。

（9）废弃消毒剂应由院感办派专人进行监督处理，避免造成下水管道的腐蚀和对环境的污染；强酸强碱类过期消毒剂应交相关单位进行专项回收和处理，避免造成污染。

第十六节　手术部仪器设备管理制度

1. 手术室使用仪器设备应当严格遵照产品使用说明书、操作规范，严格遵守产品禁忌证及注意事项，需向患者说明的事项应当如实告知。

2. 根据需要、实用、经济、择优原则申购计划，建立明细账目确保账物相符。

3. 建立仪器设备档案（包括使用说明、操作手册、维修手册、电路图），并以书面或二维码形式固定在仪器上。

4. 设备科及手术室分别配备专人进行手术室设备管理，定期向相关职能部门反馈信息；管理人员应熟练掌握各种仪器设备的操作流程、维护及保养方法；仪器设备每班交接。

5. 建立《仪器设备使用登记本》记录仪器设备每次运行、维修、保养情况及患者的信息等，登记本随仪器设备保存。

6. 生命支持设备和重要的相关设备，建立应急备用方案。

7. 组织操作人员进行手术部仪器设备使用培训，考核合格后方能单独操作。

8. 仪器设备的维护保养实行日常维护与计划检修、专业管理与使用者管理相结合的形式，定期对仪器设备运行安全进行评估、测试、维护，形成记录并存档。仪器设备拆机保养由设备维修人员按计划定期进行，做好每次的维修保养记录。

9. 仪器应配备专用仪器车，保养仪器做到四防（防潮、防热、防尘、防腐蚀），并定期对仪器设备进行充电、测试等。

10. 发生仪器设备故障时立即停止使用，使用者首先排除可解决的故障及问题，无法排除故障时通知设备科按规定进行检修；经检修未达到临床使用安全标准的仪器设备，不得再用于临床。

11. 仪器设备使用后要立即清洁、消毒、检查，物归原处。

12. 加强停用、闲置仪器设备管理，不得随意拆卸；确保账、卡、物相符，建立资产库集中管理；根据仪器设备技术状况和报废条件，对需报废的设备按有关审批程序进行报废，严禁擅自处理报废设备。

第十七节　急诊手术绿色通道管理制度

1. 手术室必须保留一个手术间为急诊手术专用，同时有两台及以上急诊手术时，优先安排危及生命的手术，立即调整手术间安排其他急诊手术。

2. 建立急诊手术应急预案及流程，组织手术室人员进行培训与考核，确保手术室人员能迅速准确应对各类急诊手术。

3. 确保急救设备及物品处于备用状态。

4.医生评估病情后开具急诊手术医嘱，发送电子手术通知单，电话通知手术室，并迅速完善术前准备。无家属陪伴者，应报医务部或总值班，按医院规定实施手术抢救。

5.当班人员应当确保通讯畅通。手术室接到急诊手术通知后立即开放急诊手术绿色通道，及时合理安排人员到位，手术室护士及麻醉医生迅速完成术前准备。

6.手术医师、急诊科/病房护士共同护送患者进手术室，与手术室护士、麻醉医生核对患者信息，判断意识，准确、迅速完成交接，明确急救重点，患者在危急情况下，就地抢救。

7.正确搬运患者，避免患者二次损伤。

8.迅速建立两条及以上有效的静脉通道。

9.规范执行口头医嘱及查对制度。

10.根据手术体位安置原则，正确约束患者，维持体位稳定。在减少对患者生理功能影响的前提下，充分显露手术野，保护患者隐私。

11.手术室护士严格履行洗手、巡回护士工作职责，迅速完成手术开台，密切配合手术抢救。

12.做好清醒患者及家属的心理护理,给予足够的支持、鼓励和安慰。

第十八节 护理不良事件主动报告制度

1.建立手术室安全事件报告制度与流程：提供有效、便捷的报告途径,鼓励全员参与,自愿、主动报告安全隐患、近似错误和不良事件等。

2.鼓励医务人员通过"护理不良事件报告系统"开展网上报告工作。

3.建立手术室护理风险评估体系，针对手术室存在的薄弱环节,采用系统脆弱性分析工具，制定风险防范措施，达到持续改进目的。

4.加强医务人员安全教育与培训，倡导从错误中学习，构建手术室患者安全文化。

5.加强对医务人员暴力伤害的防范。

6.护理不良事件发生后，首先要积极采取措施降低对患者的损害。

7.根据不良事件产生结果的严重程度在限定时段内上报。

8.不良事件发生后，护士长组织全科人员进行分析讨论，制定整改措施，通过护理管理系统将分析讨论结果上报科护士长及护理部，并进行针对性的持续质量改进。

9.对发生严重护理不良事件的各种记录、检验报告及造成事故的药物、血袋、输液瓶、器具等相关物证均要妥善保管，医患双方封存并签字保存，不得用擅自涂改、销毁、藏匿、转移等方式来改变其原貌，有意违反规定则应追究行政责任。

10.凡实习护士发生的护理不良事件，由带教老师承担责任；护理员、卫生员、陪人进行其职责范围以外的技术操作而发生的护理不良事件，由被协助的护士承担责任。

第十九节　手术患者体位安全管理制度

1.建立各种手术体位摆放规范化操作流程，加强医务人员培训与考核，考试合格后方可单独进行体位摆放操作。

2.根据手术类型、手术需求、产品更新的情况，选择适宜的手术床、体位设备、用物，床垫宜具有防压疮功能。

3.体位用品材料宜耐用、防潮燃、透气性好，便于清洁、消毒；定期对体位设备和用品进行检查、维修、保养、清洁和消毒，使其保持在正常功能状态。

4.术前应用压疮危险评分标准进行危险因素评估，采取有效措施预防压疮。

5.安置体位前手术团队成员相互沟通，必须认真执行安全核查制度，查对患者腕带、影像资料、手术部位标识，确保体位安置正确。

6. 摆放体位时保持人体正常的生理弯曲及生理轴线，维持各肢体、关节的生理功能体位，防止过度牵拉、扭曲及血管神经损伤，保持患者呼吸通畅、循环稳定，充分显露手术野，保护患者隐私，做好保暖，妥善固定各类管路，约束患者，松紧度适宜（以能容纳一指为宜），维持体位稳定，防止术中患者移位、坠床的发生。

7. 在转运、移动、升降或安置患者体位时，宜借助工具，确保患者和工作人员的安全。

8. 避免患者身体任何部位直接接触手术床金属部分，避免裸露的不同部位皮肤之间直接接触，以免发生电灼伤。

9. 患者全麻后应对眼睛实施保护措施，避免患者在术中出现角膜干燥及损伤状况。

10. 安置体位后或变换体位后，应对患者身体姿势、静脉通路、组织灌注情况、皮肤完整性和安全带固定位置、衬垫支撑物的放置情况进行重新评估，并观察原受压部位的情况。

11. 注意分散压力，防止患者局部皮肤长时间受压，保护患者皮肤完整性。避免手术设备、器械和手术人员对患者造成外部压力，压疮高风险的患者，对非手术部位，在不影响手术的情况下，至少应当每隔 2h 调整受压部位一次。

12. 对于高凝状态患者，遵医嘱使用防血栓设备（如弹力袜、弹力绷带或间歇充气设备等）。

13. 使用结束后的体位垫要清洁、消毒，避免交叉感染，并物归原处。

第二十节　手术患者安全管理制度

1. 明确手术患者安全管理内容和职责，制（修）定患者安全管理制度、规范、应急预案标准并适时更新；制定落实手术患者年度安全目标。

2. 手术部与临床科室等有关部门加强联系，密切合作，以患者为中心，保证患者围手术期各项工作的顺利进行。

3. 建立手术安全核查、切口标识、患者身份识别、患者交接制度，与临床科室等有关部门共同实施，确保手术患者、部位、术式和用物的正确。

4. 加强手术患者体位安全管理，安置合适体位，防止因体位不当造成手术患者损伤。

5. 建立并实施手术中安全用药制度，落实《临床输血技术规范》，加强特殊药品的管理，指定专人负责，防止用药、输血出现差错。

6. 建立并实施手术物品清点制度，防止异物遗留于病人体腔，保证患者安全。

7. 加强手术室感染管理，落实医院感染预防与控制相关规章制度和工作规范，并按照医院感染控制原则设置工作流程，降低发生手术室感染的风险。

8. 手术室使用仪器设备应当严格遵照产品使用说明书、操作规范，防止意外造成患者损伤。

9. 做好手术、麻醉意外抢救应急预案，确保抢救设备、药品处于完好备用状态。

10. 注意环境安全，妥善保管和安全使用易燃易爆设备、设施及气体等，做好火灾防范与应急预案，定期组织学习消防安全知识，确保人人能正确使用消防器材，掌握消防安全知识。

11. 监督手术团队人员严格按照手术分级管理制度实施手术。

12. 严格按照病历书写规范书写医疗、护理文书。

13. 建立手术标本管理制度，规范标本保存、登记、送检流程，有效防止标本差错。

14. 营造积极的医疗安全文化，将构建手术患者安全文化纳入科室发展建设总体目标，统筹规划，营造积极的患者安全文化氛围。

15. 应用新技术、新方法提高患者安全管理水平，为患者安全管理提供科学依据。

16. 鼓励患者参与自身的安全活动，加强医患合作，引导患者及家属主动咨询和报告自身情况。

第二十一节 手术室抢救制度

1. 明确急危重患者的范围，包括但不限于出现以下情形的患者：病情危重，不立即处置可能危及生命或出现重要脏器功能严重损害；生命体征不稳定并有恶化倾向。

2. 建立抢救资源配置与紧急调配的机制，确保各抢救设备和药品可用；建立绿色通道机制，确保急危重患者优先救治。

3. 手术室必须建立危重患者抢救流程，加强医务人员培训与考核，手术室护士必须熟练掌握抢救器材、仪器、药品的作用功能和使用方法；参加抢救的医务人员必须明确分工、密切配合、听从指挥、坚守岗位、严格执行有关规章制度。

4. 各类抢救仪器功能良好，器材完好适用，各种抢救用物配套完整，且随时处于备用状态；抢救物品做到四定（定品种数量、定位放置、定人管理、定期维修）、三及时（及时检查、及时消毒灭菌、及时补充）。

5. 抢救车上物品放置有序，药品编号清楚，数目相符。

6. 急危重患者的抢救，由现场级别和年资最高的医师主持。紧急情况下医务人员参与或主持急危重患者的抢救，不受其执业范围限制。

7. 患者在危急情况下，应就地抢救，待病情稳定后方可移动。

8. 严密观察病情，认真执行医嘱查对制度，口头医嘱经复述、双人核实后才能执行，所有药品的空安瓶须经 2 个人核对后方可丢弃。

9. 抢救期间，应有专人守护，详细做好抢救记录。抢救完成后 6h 内应当将抢救记录记入病历，记录时间应具体到分钟，主持抢救的人员应当审核并签字。

10. 及时与患者家属取得联系。

11. 抢救结束后做好抢救现场及仪器设备的终末处理与消毒，补充抢救车内物品及药品，确保仪器物品处于备用状态，详细登记抢救过程与患者转归情况。

第二十二节　手术部消防安全管理制度

1. 手术室常用消防器材和设备应标注存放位置、数量和种类，在明显位置张贴安全疏散图。

2. 指定手术部消防安全管理员，定期检查消防设施，保持设施整洁、完好，发现设备故障时应及时报告，并通知有关部门及时修复。

3. 定期组织员工学习消防法规和各项规章制度，学习火灾逃生知识，制定火灾应急预案。对消防设施使用进行实地演示和培训，人人知晓火灾逃生路线、安全出口、灭火器、防毒面具、防火帘的位置，熟练应用消防设施、设备。

4. 定期检查火灾隐患，检查人员应填写防火检查记录，按照规定，要求有关人员在记录上签名，发现隐患及时整改。

5. 严禁占用疏散通道，严禁将安全出口上锁，随时保持疏散通道、安全出口畅通。

6. 严禁在手术室各区域内吸烟。易燃易爆危险物品应分类、分项储存，氧气筒应悬挂"四防"（防火、防热、防油、防震）标识，禁止使用电炉、酒精灯、禁止点燃明火，以防失火。

7. 手术室大型电器设备必须使用原设备配置的电源插头，严禁随意更换插头；电子压力消毒设备等功率较大的设备，要根据设备的功率配置独立的电源插座。

8. 规范使用电气设备，并定期检修，防止设备故障引发火灾。

9. 发现火灾时迅速按火灾应急预案紧急处理，拨打火警 119 电话，报告主管部门。

第二十三节 手术室外来人员管理制度

1.手术部严格限制非手术人员进入。

2.凡院外参观者，需由被参观科室外科医生向医务科提交申请，经医务科批准并办理出入证明后，手术室门岗凭医务科办理的出入证准入放行，参观者需遵守手术室的各项规章制度，术毕立即离开手术间。

3.外来设备维修人员需经设备科同意并在设备科技术人员的陪同下进入手术部维修设备。由手术部设备管理人员进行引领，并介绍设备故障情况，维修人员只能在特定地点进行维修，维修后立即退出。

4.医生进修、实习、规培人员由外科医生在手术申请时标注手术参与人员名字，手术室护士长审核通过后，手术室门岗根据手术通知单上的进修医生名字放行进入手术间。

5.护士进修、实习人员则按照《医院实习生管理制度》《无菌技术原则》等规范要求每日进行合理安排，必须由带教老师带领，不得单独进入手术室。

6.凡进入手术室的人员必须按规定穿戴手术室专用的衣、裤、鞋、帽，进入限制区需戴好口鼻罩，使用后放置指定的位置。

7.护士长派指定老师对外来人员进行手术室相关知识培训；入手术间后巡回护士对外来人员做好管理，严格执行无菌技术原则，抢救危重病人时一律谢绝参观。

8.参观者进入手术室后，到指定手术间参观手术，不得任意走动和随意更换手术间。

9.参观者应严格遵守无菌技术原则，参观者与术者/手术台保持距离30cm以上，参观手术脚凳高度不应超过50cm，避免污染手术区。

10.手术室严格限制参观人数，每间手术间设定人数参考标准：Ⅰ级12～14人，Ⅱ级10～12人，Ⅲ级6～10人。

11.手术病人的亲属一律谢绝参观，夜间急症手术不接待参观。

第二十四节　外来医疗器械管理制度

1.医院对外来医疗器械供应商实行准入和备案制。外来医疗器械供应商进入医院使用器械需由使用科室向医学设备部（采购办）提出申请，医学设备部定期组织医务部（院感办）、使用科室、CSSD（消毒供应中心）、财务部审核确认。外来医疗器械供应商必须证件齐全，资质合格，一经确认相对固定。外来医疗器械的所有证件交医学设备部（采购办）备案，医务部（院感办）定期督查。

2.医院与外来医疗器械供应商签订协议，内容要求供应商提供植入物与外来医疗器械的说明书（内容应包括清洗、消毒、包装、灭菌方法与参数）及每次手术使用器械的具体清单；协议上应签订保证有足够的处置时间，择期手术最晚应于术前日 15：00 前将器械送达 CSSD，急诊手术应及时送达。协议书一式四份，一份交医务部（院感办），一份交医学设备部（采购办），一份交使用科室，一份交 CSSD。

3.外来医疗器械供应商必须提供合格、无锈、无蚀、性能正常的器械，对需要特殊清洗及灭菌的器械必须在清洗前与 CSSD 专岗工作人员予以详细交接，否则引起的一切后果由器械供应商自行负责。

4.外来医疗器械送达 CSSD 去污区后，由 CSSD 专岗工作人员负责清点，双方根据手术需要及器械清单共同清点核对器械相关信息无误后，共同在"外来医疗器械及植入物交接登记清单表"上签名。核对信息包括：手术名称；手术患者姓名、性别、年龄、住院号；手术医生姓名；器械供应商名称、器械的名称和数量、特殊交接器械;植入物名称、规格、数量；动力工具；分包信息；灭菌方式；清洗灭菌信息、锅次、放行信息等。清单一式五份，一份 CSSD 留存，其余四份随包内器械灭菌供手术时核对。

5.外来医疗器械供应商必须遵守本院 CSSD 和手术部的相关管理规定，不得擅自进入 CSSD 和手术部的核心地带及跟台手术，有违反者取消供货资格。

6. CSSD 应建立植入物与外来医疗器械专岗负责制，人员应相对固定，应加强对本科人员关于植入物与外来医疗器械处置的培训。

7. 外来医疗器械供应商提供的器械说明书必须交一份给 CSSD，CSSD 应遵循器械供应商提供的外来医疗器械及植入物的清洗、消毒、包装、灭菌方法和参数。CSSD 严格按照说明书处置的器械如果因说明书不规范出现处理不合格、器械功能损坏、病人使用后出现因器械不合格导致的意外情况，都由器械供应商负责。

8. 要求供应商送到 CSSD 的外来医疗器械、植入物及盛装容器清洁。CSSD 接收人员有权拒绝接收不合格的外来医疗器械和植入物，以及不规范的包装容器。

9. 使用科室手术医生若有需要使用外来医疗器械，进行手术前应向医学设备部（采购办）提交所需要设备申请，医学设备部采购办按规定审批后落实相应外来医疗器械供应商，并通知供应商和科室手术医师；使用科室手术医生应在向手术部提交的手术通知书上（手麻系统或消毒供应质量追溯系统）的"手术安排"栏中标明是否需要使用外来医疗器械及植入物，以及外来医疗器械供应商名称和具体外来医疗器械名称（原则上一台手术只安排一个供应商提供的相关外来医疗器械），便于 CSSD 查询核对后接收外来医疗器械清洗、消毒和灭菌。急诊手术应在上述基础上由手术医生追加电话通知 CSSD。

10. 手术部接受使用科室标有使用外来医疗器械的手术通知书后，根据手术中器械要求对供应商及外来医疗器械名称审核后确认，并在手术后外来医疗器械使用情况处予以记录，并通知 CSSD 对外来医疗器械进行接收和清洗等管理。

11. 医学设备部（采购办）、医务部（院感办）和护理部等职能部门不定期对于外来医疗器械使用中的各环节进行检查。

12. 外来医疗器械的清洗和消毒：

（1）CSSD 专职人员应根据供应商提供的清洗消毒流程和注意事项对所有外来医疗器械进行清洗和消毒。

（2）清洗和消毒流程应严格遵循 CSSD 国家行业标准《医院消毒供应中心》（WS310.2—2016）相关规范要求。

①应分类清洗和消毒。②可拆卸的器械必须拆卸。③裸露的植入物必须装于专用清洗筐（架）内。④耐水洗的器械可采用机械清洗；不耐水洗的动力工具可采用手工清洗。⑤器械盒应清洗和消毒。

（3）外来医疗器械的检查和包装：

①按照"外来医疗器械及植入物交接登记表"整理器械。②检查外来医疗器械的清洗效果和器械功能。③根据器械的材质和灭菌方式选择合适的包装材料。④灭菌包的体积和质量应严格遵循 CSSD 国家行业标准《医院消毒供应中心》（WS310.2—2016）相关规范要求。⑤在灭菌包内最难灭菌处放置包内化学指示卡，硬质器械盒应将包内化学指示卡放在两对角处；包外粘贴化学指示胶带。⑥包装标识应注明使用该器械的手术患者床号、手术名称、器械品牌及名称、包装者信息等内容。灭菌前注明灭菌器编号、灭菌批次、灭菌日期及失效日期。标识应有可追溯性。

（4）外来医疗器械的灭菌及监测：

①外来医疗器械及植入物的灭菌及监测要严格遵循 CSSD 国家行业标准《医院消毒供应中心》（WS310.3—2016）的相关规范要求。② CSSD 应根据供应商提供的器械灭菌方式和灭菌循环参数以及器械材质进行分类灭菌，耐高温的器械应采用压力蒸汽灭菌。③对于硬质容器和超大超重包应遵循供应商提供的灭菌参数。④对外来医疗器械及植入物首次灭菌时，CSSD 应对灭菌参数和有效性进行测试，并进行湿包检查。对植入物的灭菌时，应每批次进行生物监测。⑤转运时应有专门工具，避免搬运者身体损伤。

（5）外来医疗器械的发放：

①发放前应确认无菌包灭菌合格，并无潮湿、无污染、无松散、包装密封或闭合完好。②植入物应在生物监测合格后发放，并对相应的信息进行记录、存档。急诊手术可在生物 PCD（process challenge device）中加用第 5 类化学指示物，第 5 类化学指示物合格可作为提前发放的标志，但生物监测结果出来后应及时通报使用部门。

（6）外来医疗器械的回收：

①手术结束后，手术室应及时将外来医疗器械的已用数量、未用数量填在 CSSD 随包转来核对的"外来医疗器械及植入物交接登记清单表"上，及时将未用器械返还至 CSSD 去污区。手术室与 CSSD 对未用器械要做好交接手续，并在原四联"外来医疗器械及植入物交接登记清单表"上签字认可。清单一式四份，一份交手术室，二份交供应商（其中一份连同计划采购单交回医学设备部采购办），一份交供应室。②清点核对后，按规范对其进行清洗、消毒和整理。③通知供应商，双方共同清点、核对，确认无误后在"外来医疗器械及植入物交接登记表"上签名，供应商即可取回器械。

（7）外来医疗器械的质量追溯：

所有外来医疗器械及植入物均应采用跟踪追溯管理系统，记录每套外来医疗器械及植入物的清洗、消毒、灭菌、监测及应用等相关信息，以便随时跟踪和查询。

第二十五节　手术部医疗废物管理制度

1. 依据《医疗废物分类目录》制定具体的分类收集清单，实施相应的分类管理流程，重点加强感染性、损伤性、病理性医疗废物分类管理，做好医疗废物源头分类。

2. 制定并落实管理制度，由专人负责培训，督促相关制度落实。制定医疗废物分类、收集、转运、暂存、交接、登记规定。制定医疗废物流失、泄漏、扩散和意外事故的应急方案。

3. 医疗废物包装袋或者容器应符合《医疗废物专用包装袋、容器和警示标识标准》，医疗废物与生活垃圾要分类收集、储存、密闭运送。

4. 手术间应放置无盖垃圾桶（袋）、锐器盒等用于医疗废物和生活垃圾的收集。

5. 医疗废物需分类收集处理，白色垃圾袋放置未被血液、体液污染的输液瓶（袋）、消毒液外包装；黄色医疗垃圾袋放置被血液、体液污染的一次性医疗用品、器械、敷料、缝线等杂项物品以及废弃的医学标本等感染性废物，感染性废物需用双层黄色垃圾袋收集；锐器盒内放置针头、穿刺针、缝针、刀片等锐器物品。

6. 盛装的医疗废物达到包装物或者容器的 3/4 时，使用有效的封口方式，及时更换，放入包装袋或容器内的医疗废物不得再次取出。

7. 每台手术结束后及时清空手术间内所有垃圾，并注明手术间号和台次。

8. 手术及诊疗过程中产生的死胎、残肢等病理性废物用双层黄色医疗垃圾袋装袋密封，装入转运纸箱内，外贴标签注明产生日期、产生科室、名称，规范填写《病理性废物处置登记本》，联系回收人员及时回收。

9. 从患者体内取出的内植物应按感染性废物处理。

10. 手术中的引流液、排泄物、废化学试剂以及废弃的消毒剂等液体应排入污水处理系统。

11. 感染性医疗废物分类完成后，将垃圾袋封口、称重，外贴标明医疗废物种类、重量、产生科室及日期时间等信息的标签，填写《医疗废物交接登记本》，送往手术室医疗废物暂存地点，暂存时间不得超过 2 天。

12. 严格规范医疗废物暂存场所（设施）管理，不得露天存放，防止二次污染。手术室内医疗废物暂存地应远离手术区域、无菌物品储存区域及生活区。应设醒目标识，有医疗废物分类收集方法的示意图或者文字说明且定期清洁消毒。

13. 建立医疗废物交接登记制度，按照医疗废物的种类、数量做好交接登记，严格执行危险废物转移联单管理制度，认真填写《危险废物转移联单》(医疗废物专用),记录医疗废物的种类、数量、交接时间、处置方法等情况,资料保存不少于 3 年。

14. 运送医疗废物的人员须有防护措施,若发生意外应及时处理并报告职工预防保健办。

15. 感染性废物、病理性废物、损伤性废物、药物性废物及化学性废物不能混合收集,禁止任何个人转让、买卖。

16. 包装物或者容器的外表面被感染性废物污染时,应当在外表面增加一层包装,或对被污染处进行消毒处理。

17. 在进行医疗废物的收集、运送、贮存、处置等工作中,出现渗漏、遗撒等情况,应立即对被污染范围进行清洁、消毒。污染范围大或无法控制时,除做好清洁、消毒工作外,需立即通知上级有关部门进行评估,并给予有效的处理,避免污染周围环境。

18. 发生医疗废物导致传染病传播,或有证据证明传染病传播的事故有可能发生时,应当按照《传染病防治法》及有关规定报告,并采取相应措施。

| 第四章 |

手术室基本操作技术

第一节　手术人员着装规范

一、手术室着装方法

1. 工作人员由专用通道进入手术室，在指定区域内更换消毒的手术服装及拖鞋，帽子应当完全遮盖头发，口罩遮盖口鼻面部。特殊手术，如关节置换等手术建议使用全围手术帽。

2. 刷手服清洁干燥，一旦污染及时更换。

3. 刷手服上衣应系入裤子内。

4. 内穿衣物不能外露于刷手服或参观衣外，如衣领、衣袖、裤腿等位置。

5. 不应佩戴不能被刷手服遮盖的首饰（戒指、手表、手镯、耳环、珠状项链），不应化妆、美甲。

6. 进入手术室洁净区的非手术人员（检查人员、家属、医学工程师）可穿着隔离衣，完全遮盖个人着装，更换手术室拖鞋并规范佩戴口罩、帽子。

7. 手术室内应穿防护拖鞋，防止足部被患者体液血液污染，或被锐器损伤。拖鞋应具备低跟、防滑、易清洗消毒等特点。

8.穿戴口罩前、取下口罩后务必洗手，勿接触口罩内部，深颜色的一面向外。找出口罩上金属条部分，金属条的一方向上将口罩放在鼻子上，将金属条捏成鼻形弧度。双手将口罩上端的系带系在头后或耳后，将口罩往下拉开，遮住口和下颌，将下端系带系于颈后。双手调节金属条，让其紧贴鼻梁及脸部，口罩的边缘与面部紧贴密封，然后调整到舒适的位置，可以防止空气进入，也可防止眼镜起雾。

9.口罩如有破损、弄湿、疑似污染，则需立即更换。摘下口罩时，避免接触口罩朝外部分，取下的口罩应向外对折，即口罩朝外部分折在里面，然后丢入感染性垃圾桶。

10.无菌手术衣应完好无破损且系带完整，术中穿着应将后背完全遮盖并系好系带。

11.手术过程如果可能产生血液、体液或其他感染物飞溅、雾化、喷出等情况，应正确佩戴防护用品，如防护眼镜、防护面罩等。

12.工作人员出手术室时（送患者回病房等），应穿外出衣和外出鞋。

13.刷手服在每天使用后或被污染时，应统一回收并送医院认证洗涤机构进行洗涤。

14.洗涤后的刷手服应使用定期清洁、消毒的密闭车或容器进行存放、转运。

二、注意事项

1.刷手服及外科口罩一旦被污染物污染或可疑污染时，须立即更换。

2.外科口罩摘下后应及时丢弃，摘除口罩后应洗手。如需再次使用，应将口罩内面对折后放在相对清洁的刷手服口袋内。

3.工作人员穿着保暖夹克为患者进行手术时，应避免保暖夹克污染手术部位。

4.如工作人员身体被血液、体液大范围污染时，应在淋浴或洗澡后更换清洁刷手服。

5.使用后的刷手服及保暖夹克应每天更换，并统一回收进行清洗、消毒，不应存放在个人物品柜中继续使用。

6.手术帽应每天更换，污染时应立即更换。

7.防护拖鞋应遵循"一人一用一消毒"原则。

8.外出衣应保持清洁，定期更换、清洗消毒。

第二节 手卫生及外科手消毒

一、概念

1.手卫生：医务人员洗手、卫生手消毒和外科手消毒的总称。

2.洗手：医务人员用肥皂（皂液）和流动水洗手，去除手部皮肤污垢、碎屑和部分致病菌的过程。

3.卫生手消毒：医务人员用速干手消毒剂揉搓双手，以减少手部暂居菌的过程。

4.外科手消毒：外科手术前医务人员用肥皂（皂液）和流动水洗手，再用手消毒剂清除或者杀灭手部暂居菌和减少常居菌的过程。

二、手卫生设施

（一）洗手与卫生手消毒设施

洗手与卫生手消毒设施应配备非手触式水龙头、清洁剂；干手物品或者设施，应避免二次污染；配备合格的速干手消毒剂，设置应方便医务人员使用。卫生手消毒剂应符合国家有关规定，宜使用一次性包装，医务人员对选用的手消毒剂应有良好的接受性，手消毒剂无异味、无刺激性等。

（二）外科手消毒设施

1.设置流动水洗手设施，配置洗手池。洗手池应设在手术间附近，2～4个手术间宜配置1个洗手池。水龙头的数量应根据手术间的数量设置，水龙头数量应不少于手术间的数量，水龙头开关应为非手触式。

2.洗手用水质量应符合《生活饮用水卫生标准》（GB5749），水温控制在32℃～38℃，不宜使用储箱水。

3.清洁剂：外科洗手可用肥皂。盛装肥皂的容器为一次性，重复使用的容器应每周清洁消毒，皂液有浑浊或变色时及时更换，并清洁、消毒容器。

4.应配备清洁指甲用品，可配备手卫生的揉搓用品。

5.手消毒剂应取得卫生部卫生许可批件，在有效期内使用。

6.手消毒剂的出液器应采用非手触式，消毒剂宜采用一次性包装，重复使用的消毒剂容器应每周清洁与消毒。

7.应配备干手物品。干手巾应每人一用，用后及时清洁、灭菌；盛装消毒巾的容器应每次清洗、灭菌。

8.应配备计时装置、洗手流程及说明图。

三、洗手与卫生手消毒方法

（一）洗手与卫生手消毒原则

1.当手部有血液或其他体液等肉眼可见的污染时，应用洗手液（皂液）和流动水洗手。

2.手部没有肉眼可见的污染时，宜使用速干手消毒剂消毒双手代替洗手。

（二）洗手与卫生手消毒

1.医务人员在以下情况下，可选择洗手或使用速干手消毒剂：

（1）直接接触每个患者前后，从同一患者身体的污染部位移动到清洁部位时。

（2）接触患者黏膜、破损皮肤或伤口前后，接触患者的血液、体液、分泌物、排泄物、伤口敷料等之后。

（3）穿脱隔离衣前后，摘手套后。

（4）进行无菌操作，接触清洁无菌物品之前。

（5）接触患者周围环境及物品后。

（6）处理药物或配餐前。

2.医务人员在以下情况下应先洗手，然后进行卫生手消毒：

（1）接触患者血液、体液、分泌物及被传染性致病微生物污染的物品后。

（2）直接为传染病病人进行检查、治疗、护理或处理传染病病人污染物之后。

（三）医务人员洗手方法

1.在流动水下，使双手充分淋湿。

2.取适量肥皂（皂液），均匀涂抹至整个手掌、手背、手指和指缝。

3.认真揉搓双手至少15m，应注意清洗双手所有皮肤，包括指背、指尖和指缝，具体揉搓步骤为：

①掌心相对，手指并拢，相互揉搓。②手心对手背沿指缝相互揉搓，交换进行。③掌心相对，双手交叉指缝相互揉搓。④弯曲手指使关节在另一手掌心旋转揉搓，交换进行。⑤右手握住左手大拇指旋转揉搓，交换进行。⑥将五个手指尖并拢放在另一手掌心旋转揉搓，交换进行。

4.在流动水下彻底冲净双手，擦干，取适量护手液护肤。

（四）医务人员卫生手消毒方法

1.取适量的手消毒剂于掌心。

2.严格按照医务人员洗手方法揉搓的步骤进行揉搓。

3.揉搓时保证手消毒剂完全覆盖手部皮肤，直至手部干燥。

4.手消毒剂的取液量、揉搓时间及使用方法应遵循产品的使用说明。

四、外科手消毒

（一）外科手消毒的原则

1.先洗手，后消毒。

2.不同患者手术之间、手套破损或手被污染时，应重新进行外科手消毒。

（二）洗手方法与要求

1.洗手之前应先摘除手部饰物，并修剪指甲，指甲长度应不超过指尖。

2.取适量的清洁剂清洗双手、前臂和上臂下 1/3 处，并认真揉搓。清洁双手时，应注意清洁指甲下的污垢和手部皮肤的皱褶处。

3.流动水冲洗双手、前臂和上下臂下 1/3 处。

4.使用干手物品擦干双手、前臂和上臂下 1/3 处。

（三）外科手消毒方法

1.冲洗手消毒方法：取适量的手消毒剂涂抹至双手的每个部位、前臂和上臂下 1/3 处，并认真揉搓 2～6min，用流动水冲净双手、前臂和上臂下 1/3 处，用无菌巾彻底擦干。流动水应达到《生活饮用水》（GB5749—2006）的规定。特殊情况水质达不到要求时，手术医师在戴手套前，应用醇类手消毒剂消毒双手后再戴手套。手消毒剂的取液量、揉搓时间及使用方法遵循产品的使用说明。

2.免冲洗手消毒方法：取适量的免冲洗手消毒剂涂抹至双手的每个部位、前臂和上臂下 1/3 处，并认真揉搓直至消毒剂干燥。手消毒剂的取液量、揉搓时间及使用方法遵循产品的使用说明。

（四）注意事项

1.不应戴假指甲，保持指甲和指甲周围组织的清洁，手部皮肤应无破损。

2.在整个手消毒过程中应保持双手位于胸前并高于肘部，使水由手部流向肘部。

3.洗手与消毒可使用海绵、其他揉搓用品或双手相互揉搓。

4.用干手物品擦干手及臂时，应沿手指向肘部的方向擦干，不可逆擦。擦干手及臂时，两只手臂各使用擦手巾的一面或两只手及臂各使用 1 条擦手巾，依次拭干手及臂。

5.戴无菌手套前，避免污染双手，术后摘除外科手套后，应用肥皂（皂液）清洁双手。

6.用完后的清洁指甲用具、揉搓用品如海绵、手刷等，应放到指定的容器中；揉搓用品应在每人使用完后消毒或者一次性使用；清洁指甲用品应每日清洁与消毒。

7.外科手消毒剂开启后应标明日期、时间，易挥发的醇类产品开瓶后的使用期不得超过 30 天，不易挥发的产品开瓶后使用期不得超过 60 天。

五、连台手术洗手法

1.先洗去手套上的血迹。

2.由他人解开衣带，将手术衣向前翻转脱下，脱衣袖时，将手套上部翻转于手上。

3.右手伸入左手手套反折部，脱下该手套，左手拿住右手套内面脱去该手套（先脱右手套亦可）。

4.若手未沾染血迹，取消毒液用六步洗手法充分搓擦直至干燥后再穿手术衣，戴手套；如果手已沾染血迹，应重新进行外科洗手。注意在施行污染手术后，接连下一台手术时，须重新进行外科洗手。

六、手卫生监测

1.每月对手术室、产房等重点部门进行手卫生消毒效果的监测，当怀疑流行爆发与医务人员手有关时，及时进行监测，监测方法参照《医务人员手卫生规范》（WS/T313—2009）。

2.每月进行手卫生产品使用情况监测。

3.每月进行一次手卫生依从率、正确率调查。

第三节　穿脱无菌手术衣

一、操作流程及要求

（一）穿无菌手术衣

1.检查包名，无菌包包布是否完整、潮湿、松开，灭菌日期和有效期是否合格，检查灭菌指示条是否变色合格。

2.拿取无菌手术衣，选择较宽敞处站立，面向无菌台，手提衣领，抖开，使无菌手术衣的另一端下垂。

3.两手提住衣领两角，衣袖向前将手术衣展开，举至与肩同齐水平，使手术衣的内侧面面对自己，并顺势将双手和前臂伸入衣袖内，并向前平行伸展。

4.巡回护士在穿衣者背后抓住衣领内面，协助穿衣者将袖口后拉，并系好领口的一对系带及左叶背部与右侧腋下的一对系带。

5.无接触式戴无菌手套。

6.穿衣者解开腰间活结，将手术衣右叶腰带交给已穿戴好无菌手术衣及手套的手术人员，或交由巡回护士用无菌持物钳夹持腰带尾端，旋转后与左手腰带系于胸前，使手术衣右叶遮盖左叶。

（二）协助穿无菌手术衣

1.洗手护士持无菌手术衣，选择无菌区域较宽敞的地方协助医生穿衣。

2.洗手护士双手持号码适中的手术衣衣领，内面朝向医生打开，护士的双手套入手术衣肩部的外面并举至与肩同齐水平。

3.医生面对护士跨前一步，将双手同时伸入袖管至上臂中部，巡回护士协助其系衣领及腰带。

4.洗手护士协助医生戴手套并协助将腰带打开拽住，医生自转后自行系带。

（三）脱无菌手术衣

脱无菌手术衣的原则是由巡回护士协助解开衣领系带，先脱手术衣，再脱手套确保不污染刷手衣裤。

1.脱衣者左手抓住右肩手术衣外面，自上向下拉，使衣袖外翻。同法拉下对侧后脱下手术衣，并使衣里外翻，保护手臂及洗手衣裤不被手术衣外面所污染，将手术衣扔于污衣袋内。

2.他人协助时自己双手向前微屈肘，巡回护士面对脱衣者，握住衣领将手术衣向肘部、手的方向顺势翻转、扯脱。此时手套的腕部正好翻于手上。

二、注意事项

1.穿无菌手术衣必须在相应手术间进行。

2.无菌手术衣不可触及非无菌区域，如疑似污染立即更换。

3.无菌衣潮湿或污染、破损、可疑污染时立即更换。

4.巡回护士向后拉衣领时，不可触及手术衣外面。

5.穿无菌手术衣人员必须戴好手套，方可解开腰间活结或接取腰带，未戴手套的手不可拉衣袖或触及其他部位。

6.无菌手术衣的无菌区范围为肩以下、腰以上及两侧腋前线之间。

7.无菌衣的长短合适，必须全部遮盖工作服。脱下后清洁面向外，投入污物袋中送洗。

第四节　无接触式戴无菌手套

一、操作方法

（一）无接触式戴无菌手套

1.穿无菌手术衣时，双手不露出袖口。

2.打开手套包装，将手套倒置摆放，指端朝向自己。

3.隔衣袖取手套，使手套指端朝向前臂，与拇指相对，反折边与袖口平齐。

4.隔衣袖抓住手套边缘并将之翻转包裹手及袖口，向上轻拉衣袖，使手套贴合归位。

5.同法戴另一只手套，双手相互调整手套手指。

（二）协助戴无菌手套

洗手护士双手手指（拇指除外）插入手套反折口内，四指用力稍向外拉开，手套拇指朝向术者，其余四指朝下呈"八"字型。被戴者对应手的五指向下，拇指朝向自己，插入手套，护士顺势向上提手套，同法戴另一只手套，双手相互调整手套手指。

（三）脱手套

1.用戴手套的手抓取另一手套外面翻转摘除。

2.用已摘除手套的手伸入另一手套内侧面翻转摘除，注意清洁手勿被手套外侧面所污染。

3.连台手术脱手套法：在他人协助下脱去手术衣，此时手套的腕部正好翻于手上，将一手四指插入另一手套的反折口内（实际为手套的外面），脱去手套，注意手套外面不可触及手部皮肤，然后脱去手套手的拇指伸入另一手鱼际肌之间，向下脱去手套。此时注意手不可触及手套外侧面，以确保手不被手套外侧面污染。脱去手套后，双手需重新消毒或洗手消毒后方可参加下一台手术。

二、注意事项

1.向近心端拉衣袖时用力不可过猛，袖口拉到拇指关节处即可。

2.双手始终不能露出衣袖外，所有操作双手均在衣袖内，不可裸露腕部。

3.戴手套时，将反折边的手套口翻转过来包裹住袖口，不可将腕部裸露。

4.进行感染、骨科等手术时手术人员应戴双层手套（穿孔指示系统），条件允许的情况下内层宜采用彩色手套。

第五节　手术区皮肤消毒

一、术野皮肤消毒方法及流程

（一）消毒原则

1. 消毒范围：由清洁区向相对不清洁区稍用力消毒。如清洁手术，一般以拟定的切口区为中心向周围涂擦。消毒范围应超过手术切口周围15cm的区域。关节手术消毒范围，超过上或下一个关节。如为污染手术或肛门、会阴处手术，则涂擦顺序相反，由手术区周围向切口中心涂擦，接触过外周的纱布不可再回到中心或起点。

2. 消毒顺序：遵循消毒顺序由中心向四周或由四周向中心，已接触污染部位的消毒纱球，不得再返擦清洁处。如切口有延长的可能，应事先相应扩大皮肤消毒范围。每一次的消毒均不超过前一遍的范围，至少使用两把消毒钳。

（二）常见皮肤、黏膜消毒剂

1. 碘类消毒剂：0.5% ～ 1% 碘伏，2% ～ 3% 碘酊。

2. 醇类消毒剂：75% 医用酒精。

3. 胍类：0.1% ～ 0.5% 洗必泰（氯己定）。

4. 过氧化氢类：3% 过氧化氢溶液。

（三）术野皮肤消毒方法

1. 环形或螺旋形消毒：用于小手术野的消毒。

2. 平行形或叠瓦形消毒：用于大手术野的消毒。

3. 离心形消毒：清洁切口皮肤消毒应从手术野中心部开始向周围涂擦。

4. 向心形消毒：污染手术、感染伤口或肛门、会阴部消毒，应从手术区外周清洁部向感染伤口或肛门、会阴部涂擦。以原切口为中心，自上而下、自外而内进行消毒。

（四）常见手术野皮肤消毒范围

1. 头部手术：头部及前额。

2. 颈部手术

（1）颈前部手术：上至下唇、下至乳头，两侧至斜方肌前缘。

（2）颈椎手术：上至颅顶、下至两腋窝连线。

（3）锁骨手术：上至颈部上缘，下至上臂 1/3 处和乳头上缘、两侧过腋中线。

3. 胸部手术：食管、肺、心脏、乳腺。

（1）侧卧位：食管、肺手术，前后过正中线，上肩及上臂上 1/3，下过肋缘；包括同侧腋窝。

（2）仰卧位：前后过腋中线，上至锁骨及上臂，下过脐平行线。

（3）乳房手术：前至对侧锁骨中线，后至腋后线，上过锁骨及上臂，下过脐平行线。

4. 腹部手术：胃肠、腹股沟和阴囊手术。

（1）上腹部：自乳头至耻骨联合平面，两侧到腋后线。

（2）腹股沟和阴囊手术：上到脐平行线、下至大腿上 1/3，两侧至腋中线。

（3）肾部手术：前后过正中线、上至腋窝、下至腹股沟。

5. 背部手术

（1）胸椎手术：上至肩，下至髂嵴连线，两侧至腋中线。

（2）腰椎手术：上至两腋窝连线，下过臀部，两侧至腋中线。

6. 四肢手术：手术区周围消毒、上下各超过 1 个关节。

（1）肘关节手术：上至肩关节上到达锁骨中点处，下至手指末端。

（2）前臂手术：上至肘关节上 1/3 处，下至手指末端。

（3）手部手术：上至肘关节，下至手指末端。

（4）大腿部和髋部手术：上至肋缘水平与腹部正中线水平的范围内，下至脚踝。

（5）膝关节手术：上至髋关节，下过踝关节。

（6）小腿手术：超过膝关节上大腿 1/3 处，下至脚趾末端。

（7）足部手术：过膝关节上 1/3 处。

7. 会阴手术：子宫、肛肠、耻骨联合、肛门周围及臀部，大腿上 1/3 内侧。

二、注意事项

1. 消毒剂的选择，需根据手术部位、患者年龄、医生需求，参照使用说明书选择、使用。专人负责、定基数、专柜存放（手术量大的单位可采用专用库房存放）。

2. 易燃消毒剂属于危化品类，需按照国家危化品管理规范使用。

3. 检查消毒剂：名称、有效期、浓度、质量、开启时间。

4. 消毒前充分暴露消毒区域，必要时脱去衣物，检查患者皮肤的完好情况及清洁情况，调高室温，做好患者保暖措施。

5. 消毒前检查消毒区皮肤是否清洁，有破口或疖肿者应立即告知手术医生。

6. 洗手护士主动将蘸有消毒剂的纱布和消毒钳递给消毒者，避免消毒者到无菌台上自行拿取而污染无菌台面。

7. 防止损伤皮肤：消毒剂使用量适度，不滴为宜，避免蘸碘酒过多流散它处，造成皮肤烧伤，应注意相关部位用垫巾保护。

8. 消毒时机：应在麻醉完成（除局部麻醉）、体位安置妥当后进行。

9. 消毒者双手不能触碰其他物品，消毒钳用后不可放回器械桌，以免污染其他器械。

10. 确认消毒质量：消毒范围符合手术部位要求、涂擦均匀无遗漏，皮肤皱褶、脐、腋下处的消毒规范、消毒液未渗漏床面。

11. 实施头面部、颈后入路、腰椎后路手术时，应在皮肤消毒前用防水眼贴保护双眼，用棉球塞住双耳，会阴部贴防水保护膜，防止消毒液流入眼内、内耳及会阴部，从而损伤患者身体。

12. 结肠造瘘口患者：皮肤消毒前应先将造瘘部位用无菌纱布覆盖，

使之与手术切口及周围区域相隔离，再进行常规皮肤消毒，最后再消毒造口处。

13. 烧伤、腐蚀或皮肤受创伤患者：应先用生理盐水进行皮肤冲洗准备。

14. 注意观察消毒后患者的皮肤有无不良反应。

第六节　铺置无菌手术单

一、操作方法（以腹部开腹手术为例）

1. 打开无菌铺单包前检查包装是否有松散、潮湿、破损情况，检查灭菌标识、灭菌日期和失效日期。

2. 洗手护士穿无菌手术衣、戴无菌手套后按铺单顺序递无菌巾，前3块无菌巾反折边朝外朝向铺巾者，第4块无菌巾反折边朝内朝向自己，传递无菌巾时，手不可触及手术医生未戴无菌手套的手。

3. 手术医生外科洗手，给患者手术区域消毒后未穿手术衣，未戴手套，直接铺第一层无菌巾后，双手臂重新消毒，穿戴好手术衣及手套，方可铺其他层无菌单。

4. 铺中单两块：分别于切口上铺一中单覆盖上身及头架，切口下铺两中单覆盖脚端及器械托盘。

5. 铺大孔被，覆盖全身、头架及器械台。

6. 肝、胆、胰、脾手术根据情况在术侧身体下垫一对折中单。

二、注意事项

1. 铺单需遵循无菌原则。

2. 铺无菌巾时，手术切口周围及器械托盘至少覆盖4～6层无菌手术单，其他部位至少2层以上。洗手护士传递无菌巾或中单时，手持两端，避免医生接巾单时污染护士的手套，如无菌巾或手套受到污染，应弃去，另换。

3.铺手术巾遵循先污后洁原则。先铺相对不洁区（如下腹部，会阴部），最后铺靠近操作者一侧。铺手术单遵循先头侧后足侧原则，覆盖麻醉头架及足侧，悬垂至手术床左右床缘30cm以上。

4.铺单时，双手只能接触无菌单的边角部，避免接触手术切口周围部分，铺置中、大无菌巾单时，应手持单角向内翻转遮住手背，以免双手被污染。

5.铺巾前，应确定手术切口的部位，在距离切口2～3cm处落下；正确铺单，已铺置的无菌巾不可随意移动。如必须移动时，只能由切口内向外移，不得由外向内，否则需更换无菌巾，重新铺巾。

6.铺好单后并尽量用切口膜固定、保护。

7.在无菌区域中使用到的仪器设备，如C形臂，需加铺无菌手术单或保护套，使用后撤除。

8.洗手护士应保持手术区内无菌巾单干燥。无菌手术单疑似污染或被液体浸湿时，应及时加盖或更换；如用不透潮的可重复使用的材料，可创造一个更有效的阻菌屏障。

第七节　铺置无菌器械台

一、铺置无菌器械台方法

1.规范更衣，戴帽子、口罩。

2.根据手术的性质及范围，选择适宜的器械车，备齐所需无菌物品。

3.选择近手术区较宽敞区域铺置无菌器械台。

4.将无菌包放置于器械车中央，检查无菌包名称、灭菌日期和包外化学指示物，包装是否完整、干燥，有无破损。

5.打开无菌包及无菌物品

（1）方法一：打开无菌包外层包布后，洗手护士进行外科手消毒，由巡回护士用无菌持物钳打开内层无菌单，顺序为：先打开近侧，检查包内灭菌化学指示物合格后再走到对侧打开对侧，无菌器械台的铺巾保证4～6层，四周无菌单垂于车缘下30cm以上，并保证无菌单下缘在回风口以上。协助洗手护士穿无菌手术衣、戴无菌手套。再由巡回护士与洗手护士一对一打开无菌敷料、无菌物品。

（2）方法二：打开无菌包外层包布后，洗手护士用无菌持物钳打开内层无菌单（顺序同方法一巡回护士打开方法），并自行使用无菌持物钳将无菌物品打至无菌器械台内，再将无菌器械台置于无人走动的位置后进行外科手消毒，巡回护士协助洗手护士穿无菌手术衣、无接触式戴无菌手套。

（3）将无菌器械台面按器械物品使用顺序、频率、分类进行摆放，方便拿取物品。

二、注意事项

1. 洗手护士穿无菌手术衣、戴无菌手套后，方可进行器械台整理。未穿无菌手术衣及未戴无菌手套者，手不得跨越无菌区及接触无菌台内的一切物品。

2. 铺置好的无菌器械台原则上不应进行覆盖。

3. 无菌器械台的台面为无菌区,无菌器械台的铺巾保证有4～6层，无菌单下垂台缘下30cm以上，手术器械、物品不可超出台缘。

4. 保持无菌器械台及手术区整洁、干燥。无菌巾如果浸湿，应及时更换或重新加盖无菌单。

5. 移动无菌器械台时，洗手护士不能接触台缘平面以下的区域。巡回护士不可触及下垂的手术布单。

6. 洁净手术室建议使用一次性无菌敷料，防止污染洁净系统。

7. 手术包的规格、尺寸应遵循《医疗机构消毒技术规范》（WS/T367—2012）的规定。

第八节　手术器械、敷料传递

一、各类器械的传递方法

（一）锐利器械传递方法

1. 手术刀安装、拆卸方法：安装刀片时，用持针器夹持刀片前端背侧，轻轻用力将刀片与刀柄槽相对合；拆卸刀片时，用持针器夹住刀片的尾端背侧，向上轻抬，推出刀柄槽。

2. 手术刀、注射器针头的传递方法：采用弯盘进行无触式传递方法，水平传递给术者，防止职业暴露。

3. 剪刀传递方法：洗手护士右手握住剪刀的中部，利用手腕部运动，适力将柄环部拍打在术者掌心上。

4. 持针器夹针及传递方法：洗手护士右手拿持针器，用持针器开口处的前 1/3 夹住缝针的后 1/3，缝线卡入持针器的前 1/3。右手捏住持针器的中部，针尖端向手心，针弧朝背，缝线搭在手背上或握在手心中，利用手腕部适当力度将柄环部拍打在术者掌心上。

（二）钝性器械传递方法

1. 止血钳传递方法：单手传递法，洗手护士右手握住止血钳前 1/3 处，弯侧向掌心，利用腕部运动，将环柄部拍打在术者掌心上。

2. 双手传递法：同时传递两把器械时，双手交叉同时传递止血钳，注意传递对侧器械的手在上，同侧手在下，不可从术者肩或背后传递，其余同单手传递法。

3. 镊子传递方法：洗手护士右手握住镊子夹端，并闭合开口，水平式或直立式传递，让术者握住镊子中上部。

4. 拉钩传递法：洗手护士右手握住拉钩前端，将柄端水平传递给术者，递拉钩前应用生理盐水浸润。

5. 骨刀（凿）、骨锤传递方法：洗手护士左手递骨刀，右手递骨锤，左手捏刀（凿）端、右手握锤，水平递给术者。

6.缝线传递法

（1）徒手传递法：洗手护士左手拇指与食指捏住缝线的前 1/3 处并拉出缝线，右手持线的中后 1/3 处，水平递给术者；术者的手在缝线的中后 1/3 交界处接线。当术者接线时，双手稍用力绷紧缝线，以增加术者的手感。

（2）血管钳带线传递法：洗手护士用止血钳纵向夹紧结扎线一端 2mm 处，传递时手持轴部，弯曲向上，用柄环部轻击术者手掌传递。

二、注意事项

1.传递器械前、后应检查器械的完整性，防止缺失部分遗留在手术部位。

2.传递器械应做到稳、准、轻、快，用力适度以达到提醒术者注意力为限。

3.传递器械的方式应准确，以术者接过后无需调整方向即可使用为宜。

4.拉钩传递前应用盐水浸湿，把持器械时，有弧度的弯侧向上，手柄朝向术者。

5.安装、拆卸刀片时应注意避开人员，尖端向下，对向无菌器械台面。

6.传递锐利器械时，建议采用无触式传递，预防职业暴露。

7.向对侧或跨越式传递器械时，禁止从医生肩后或背后传递。

第九节 手术物品消毒及灭菌技术

一、医疗器械的分类

根据医疗器械污染后所致感染的危险性大小及在患者使用中的消毒或灭菌要求，将其分为 3 类：即高度危险物品、中度危险物品、低度危险物品。

1. 高度危险物品：进入人体无菌组织、器官、脉管系统，或有无菌液体从中流过的物品，接触破损皮肤、黏膜的物品，一旦被微生物污染，具有高度感染风险，如手术器械、穿刺针、腹腔镜、活检钳、心脏导管、植入物等。

2. 中度危险物品：与完整黏膜接触，而不进入人体无菌组织、器官、血流，也不接触破损皮肤与黏膜的物品，如胃肠道内镜、气管镜、喉镜、体温表、麻醉机管道、呼吸机管道、压舌板等。

3. 低度危险物品：与完整皮肤接触而不与黏膜接触的器材，如听诊器、血压计袖带等，病床围栏、床面及床头柜、被褥、墙面、地面、便器等。

二、消毒的分类及方法

消毒方法按理化因素可分为物理消毒方法和化学消毒方法两类。

1. 物理方法：清洗、煮沸、紫外线照射等。

2. 化学方法：化学消毒剂的浸泡和喷雾等。

3. 化学消毒剂又可分为高、中、低效三类。

（1）高效消毒剂，可杀灭大多数细菌芽胞及其他各类微生物，如分枝杆菌、病毒、真菌及细菌繁殖体等的消毒剂，如醛类、过氧乙酸、环氧乙烷、过氧化氢、二溴海因、二氧化氯等。

（2）中效消毒剂，可杀灭除细菌芽胞外的其他微生物，如分枝杆菌、病毒、真菌和细菌繁殖体等的消毒剂，如碘酒、乙醇、碘伏等。

（3）低效消毒剂，可杀灭细菌繁殖体和亲脂病毒的消毒剂，如胍类消毒剂、季铵盐类消毒剂、酸性氧化电位水等。

4. 常用消毒剂分类及使用（见表4-1）。

表4-1 常用消毒剂分类及使用

名　称	分　类	使用范围	消毒浓度
戊二醛	灭菌剂	高度危险性物品，用于医疗器械和耐湿忌热的精密仪器等消毒与灭菌	灭菌浓度为 2% ～ 2.5%
过氧化物类消毒剂	灭菌剂	高度危险性物品，用于一般物体表面，空气消毒，皮肤冲洗伤口消毒，医疗器械消毒，食品用工具、设备消毒	过氧乙酸浓度为 16% ～ 20% 过氧化氢浓度为 3% ～ 6%
"84"消毒液	高效消毒剂	中度危险物品，用于浸泡一般细菌繁殖体污染物品；擦拭一般物品表面	①分枝杆菌和致病性芽胞菌污染的物品，用含有效氯 2000 ～ 5000mg/L 的消毒液浸泡 30min 以上 ②一般物品表面，用含有效氯 500 ～ 100mg/L 的消毒液均匀喷洒 ③芽胞杆菌和结核分枝杆菌污染的物品表面，用含有效氯 200mg/L 的消毒液均匀喷洒，作用 60min 以上
络合碘（碘伏）	中效消毒剂	中度危险物品，用于皮肤黏膜的消毒，外科手消毒，注射和穿刺部位皮肤，手术切口部位皮肤，新生儿脐带消毒，黏膜冲洗消毒	5000 ～ 5500mg/L（0.5% ～ 0.55%）
乙醇	中效消毒剂	低度危险物品，用于手消毒、皮肤消毒、物体表面消毒、体温表消毒	浓度为 75%
氯己定	低效消毒剂	手消毒，用于注射部位的手消毒，阴道、膀胱、伤口黏膜创面的消毒	浓度为 0.02% ～ 0.1% 或 0.01% ～ 0.1%

三、消毒注意事项

1."84"消毒液或其他含氯消毒剂使用时应注意："84"消毒液不稳定，易挥发，应于阴凉、干燥处密封保存。配制使用时应测定其有效含氯量，并现用现配，在有效期内使用。浸泡消毒物品时应浸没于消毒液内，该消毒液浓度高对皮肤、黏膜有刺激性，医务人员需戴口罩、手套。

2.过氧化物类消毒剂易挥发（原液开瓶后，每放置保存1个月，浓度减少3%），注意应在阴凉处保存；对眼、黏膜或皮肤有刺激性，有灼伤危险，医务人员需佩戴个人防护用具谨防溅入眼内或皮肤黏膜上，若不慎接触，应用大量水冲洗并及时就医。过氧化物类消毒剂易燃易爆，遇明火、高热会引起燃烧爆炸；过氧化物类消毒剂与还原剂接触、遇金属粉末有燃烧爆炸危险。

3.络合碘（碘伏）为中效消毒剂，应避光、防潮、密封保存，放置于阴凉、通风处，若受热高于40℃时，将分解碘蒸汽而使之失效。络合碘（碘伏）对二价金属制品有腐蚀性，不应用于相应金属制品的消毒，碘过敏者慎用。

4.使用乙醇时应注意远离火源，避光、密封保存，放置于阴凉、干燥、通风处；应在有效期内使用；不宜用于空气消毒、医疗器械浸泡消毒及脂溶性物体表面的消毒；对乙醇过敏者慎用。

5.注意消毒剂的使用有效期。

6.消毒剂对人体有一定毒性和刺激性，对物品有损伤作用，大量频繁使用可污染环境，应严格按照说明书规定的剂量使用。

7.正确掌握消毒剂使用浓度及计算方法，加强配制的准确性。

8.消毒剂应置阴凉避光处保存，不能存放于冰箱内。

9.配制和使用消毒剂时应注意个人防护，必要时应戴防护眼镜、口罩和手套。

10.消毒剂仅用于物体及外环境的消毒处理，切忌内服，不能与口服药品混放。消毒剂与药品应分开存放。

四、灭菌的要求

1.重复使用的诊疗器械、器具和物品，使用后应先清洁，再进行灭菌。

2.耐热、耐湿的手术器械应首选压力蒸汽灭菌。

3.对高度危险物品如手术器械、穿刺针、注射器、输液器、各种穿刺包、植入物、内镜及附件（腹腔镜、胸腔镜、关节镜、胆道镜、膀胱镜、前列腺电切镜、皮肾镜、鼻窦镜等）、各类活检钳、血管（介）导管、透析器、口腔科（牙科）接触患者伤口的器械和用品、手术敷料等物品应进行灭菌。

4.带管腔和（或）带阀门的器材应采用经灭菌过程验证装置（PCD）确认的灭菌程序或外来器械供应商提供的灭菌方法灭菌。

5.玻璃器材、油剂类和干粉类物品等应采用干热灭菌。

6.不耐热、不耐湿的物品，宜采用国家卫生行政部门批准的低温灭菌方法如环氧乙烷灭菌、过氧化氢低温等离子体灭菌或低温蒸汽甲醛灭菌等。

五、灭菌的分类

1.压力蒸汽灭菌：适用于耐高温、耐高湿的医疗器械和物品的灭菌，不能用于凡士林等油类和粉剂的灭菌。

2.干热灭菌：适用于高温下不损坏、不变质、不蒸发物品的灭菌，用于不耐湿热的器械，蒸汽或气体不能穿透的物体（如玻璃、油脂、粉剂和金属等制品）的灭菌。

3.过氧化氢低温等离子体灭菌：灭菌器利用电磁波将双氧水分子切割分离产生带电粒子，与细菌的酶、核酸、蛋白质结合，破坏其新陈代谢，从而达到灭菌的效果。该方法适用于不耐高温、湿热的物品，如，电子仪器、光学仪器、硬式内镜器械、部分软式内镜等。

4.环氧乙烷灭菌：环氧乙烷低温下为无色液体，在常温下为无色带有醚刺激性气味的气体，气体的穿透力很强，杀菌力强，杀菌谱广，可杀灭各种微生物包括细菌芽胞。该方法适用于不耐高温、湿热的物品，如电子仪器、光学仪器、医疗器械、书籍、文件、皮毛、棉、塑料制品、木制品、陶瓷及金属制品、内镜、透析器等，是目前最主要的低温灭菌方法之一。环氧乙烷灭菌器灭菌参数符合《消毒技术规范》的规定。

5.低温蒸汽甲醛灭菌：甲醛是一种灭菌剂，对所有的微生物都有杀灭作用，包括细菌繁殖体、芽胞、真菌和病毒。甲醛气体灭菌效果可靠，使用方便，对灭菌物品无损害。使用时将甲醛与高锰酸钾放于熏箱，甲醛气体即可释放，穿透物体杀菌。该方法可用于对湿、热敏感，易腐蚀的医疗用品的灭菌。

六、各类灭菌方法注意事项

1. 快速压力蒸汽灭菌方法可不包括干燥程序；运输时避免污染；及时使用，不能储存。

2. 金属和玻璃材质的器械，灭菌后可立即使用；残留环氧乙烷排放应遵循生产厂家的使用说明或指导手册，设置专用的排气系统，并保证足够的时间进行灭菌后的通风换气；环氧乙烷灭菌器及气瓶或气罐应远离火源和静电。

3. 过氧化氢低温等离子体灭菌前物品应充分干燥；灭菌物品应使用专用包装材料和容器；灭菌物及包装材料不应含植物性纤维材质，如纸、海绵、棉布、木质类、油类剂等。

4. 低温蒸汽甲醛灭菌，不应采用自然挥发的灭菌方法；甲醛残留气体排放应遵循生产厂家的使用说明或指导手册，设置专用的排气系统。

5. 高度危险性物品首选压力蒸汽灭菌法，不能使用压力蒸汽灭菌时可以选择环氧乙烷或过氧化氢低温等离子体灭菌法，化学消毒剂或灭菌剂消毒灭菌是最后的选择。

第十节　隔离技术

一、手术隔离技术操作方法

（一）操作原则

1. 明确无菌概念、建立无菌区域：分清无菌区、相对无菌区、相对污染区的概念。无菌区内无菌物品都必须是灭菌合格的，无菌操作台边缘平面以上属无菌区，无菌操作台边缘以下的桌单不可触及也不可再上提使用。任何无菌操作台或容器的边缘以及手术台上穿着无菌手术衣者的背部、腰部以下和肩部均视为相对无菌区，取用无菌物品时不可触及以上部位。若无菌包破损、潮湿、可疑污染时均视为污染。

2. 保持无菌物品的无菌状态：手术中若手套破损或接触到污染物品，应立即更换无菌手套；无菌区的铺单若被浸湿，应加盖无菌巾或更换无菌单；严禁跨越无菌区；若有或疑似被污染应按污染处理。

3. 保护皮肤、保护切口：皮肤消毒后贴皮肤保护膜，保护切口不被污染。切开皮肤和皮下脂肪层后，边缘应以盐水纱布垫遮盖并固定或条件允许者建议使用切口保护套，显露手术切口。凡与皮肤接触的刀片和器械不应再用，延长切口或缝合前再次消毒皮肤；手术中途因故暂停时，切口应使用无菌巾覆盖。

4. 正确传递物品和调换位置（详见本章第八节）。

5. 减少空气污染，保持洁净效果：

手术间门随时保持关闭状态；控制人员数量、减少人员流动、保持手术间安静；手术床应在净化手术间的手术区域内，回风口无遮挡。

（二）操作要点

1. 建立隔离区域：明确有瘤、污染、感染、种植概念；在无菌区域建立明确隔离区域；隔离器械、敷料放置在隔离区域分清使用，不得混淆。

2. 隔离前操作：切口至器械台加铺无菌巾，以保护切口周围及器械台面，隔离结束后撤除。

3. 隔离操作：明确进行肿瘤组织切开时；胃肠道、呼吸道、宫腔、阴道、食管、肝胆胰、泌尿道等手术穿透空腔脏器时；以及组织修复、器官移植手术开始时即为隔离开始。

（1）被污染的器械、敷料应放在隔离区域内，注意避免污染其他物品，禁止再使用于正常组织。

（2）切除部位断端应用纱布垫保护，避免污染周围。

（3）术中吸引应保持通畅，随时吸除外流内容物，吸引器头不可污染其他部位，根据需要及时更换吸引器头。

（4）擦拭器械的湿纱布垫只能用于擦拭隔离器械。

（5）洗手护士的手不得直接接触污染隔离源（隔离器械、隔离区域、隔离组织）。

（6）预防切口种植或污染的措施：取出标本建议用取物袋，防止标本与切口接触，取下的标本放入专用容器。

（7）隔离后操作：立即撤下隔离区内的物品，包括擦拭器械的湿纱布垫。用未被污染的容器盛装冲洗液彻底清洗手术野。更换被污染的无菌手套、器械、敷料等。

（8）重置无菌区：切口周围加盖无菌单。

二、恶性肿瘤手术隔离技术操作方法

规范恶性肿瘤手术操作的目的是防止肿瘤细胞沿血道、淋巴道扩散，防止肿瘤细胞的创面种植。隔离的范围主要是所有恶性或可疑恶性肿瘤的穿刺、活检、部分或全部切除过程。

（一）手术切口的保护

1. 保护皮肤：粘贴切口薄膜，动作轻柔，尽量平整，避免出现小气泡；或者选择干纱布垫保护，并用巾钳固定。

2. 保护皮下组织：使用盐水纱布垫保护皮下组织后用牵开器固定并充分暴露术野，确保手术切口的安全。或根据手术切口大小选择合适的一次性切口保护器进行切口保护。

3. 手术体腔探查：若发现肿瘤破溃，应保护肿瘤区域。探查结束后，操作者更换手套后再进行手术。

4. 手术器械敷料管理

（1）建立"肿瘤隔离区域"，以便分清有瘤区和无瘤区，分别放置被污染与未被污染器械和敷料。

（2）准备专用"隔离盘"并有明显标志，用于放置肿瘤标本和直接接触肿瘤的手术器械。

（3）接触过肿瘤的器械和敷料放在隔离区域使用，不可重复使用。不得放置到非隔离区域，禁止再使用于正常组织，使用后的敷料等采用单独器械夹取。

5.肿瘤的切除

（1）隔离肿瘤：破溃肿瘤设法应用纱布、手套、取瘤袋等方法进行隔离或应用肿瘤表面封闭等技术进行生物制剂隔离。

（2）整块切除：将肿瘤进行完整切除和取出，禁止将肿瘤分段切除。

（3）轻柔操作：手术人员应尽量避免挤压瘤体，尽量实施锐性分离，少用钝性分离，避免肿瘤细胞沿血液、淋巴管扩散。

（4）充分止血：尽量使用电刀切割组织，减少出血机会，切断肿瘤细胞血行转移途径。

（5）分组操作："互不侵犯"即涉及组织修复等手术，需要多组人员同时操作时，区分有瘤器械与无瘤器械、有瘤操作与无瘤操作人员，各组人员和器械不能相互混淆。

（6）肿瘤取出：取出肿瘤标本应使用取物袋，避免肿瘤直接接触切口。

（7）标本的放置：标本放于指定的容器，置于有瘤区，不可用手直接接触。

6.术中冲洗液的使用

（1）使用未被污染的容器盛装冲洗液冲洗术野。

（2）冲洗后不建议用纱布垫擦拭，以免肿瘤细胞种植。

7.术后器械管理参照《医院消毒供应中心》（WS310—2016）。

三、妇科手术隔离技术操作方法

妇科手术隔离技术的目的是防止子宫内膜残留至切口，造成医源性种植；防止宫腔及阴道内容物污染体腔及切口；其原则为术中严格按照无菌隔离技术进行，防止蜕膜组织和子宫内膜间质成分散落在手术区域，减少不必要的宫腔操作，以免将有活性的蜕膜组织种植到切口处。

1.切口保护：涉及到可能暴露宫腔的手术时，切开腹壁后用切口保护器或纱布保护好切口创面；若行剖宫产手术，子宫切口四周术野应用纱垫保护，尽量避免宫腔内血液或羊水污染切口。

2. 冲洗液管理：关闭腹腔及缝合腹壁切口前需用冲洗液冲洗，切口周围加铺无菌巾，防止腹壁切口子宫内膜异位症。

3. 敷料管理：术中宫腔操作所用敷料必须一次性使用丢弃，不能再用于其他部位。

4. 器械管理：接触子宫内膜或胎膜、胎盘的器械应放于固定位置，避免污染其他器械及用物；行子宫相关手术时，缝合子宫肌层如有穿透子宫内膜，需执行无菌隔离技术，缝合子宫的缝线不应再用于缝合腹壁各层。

5. 人工流产术：应注意控制宫腔负压，避免在将吸管突然拔出时，内膜碎片、宫腔血液被过高负压吸入到腹腔内。

6. 宫腔镜手术：需防止冲洗液流入腹腔。

四、空腔脏器手术隔离技术操作方法

1. 手术体腔探查，探查前在手术切口周围用纱布垫或切口保护套保护，应避免内容物流出，污染手术切口。

2. 切开空腔脏器（或感染病灶）前，应先用纱布垫或切口保护套保护周围组织。备好蘸有消毒液的纱布或棉球（消毒断端）、吸引器（以免脏器内容物流出污染体腔及切口）。

3. 切除空腔脏器。

4. 若为肠梗阻（肠内管腔内可能存在易燃性气体），在切开肠管时，不能使用电外科设备，避免引起意外伤害。

五、创伤手术隔离技术操作方法

1. 体腔探查时，合理使用纱布垫或切口保护套，避免感染扩散污染周围组织。

2. 若为开放性创伤手术，应先进行清洗去污操作（包括：清洗皮肤、清洗伤口），再进行伤口清理探查。

3. 准备两份手术器械，一份用作清洗去污，另一份用作伤口清理探查。清理探查过程中，怀疑被污染的器械、敷料禁止再使用。

4. 清洗去污用的器械、敷料及从伤口上清理下来的敷料，应在治疗手术开台前移出手术间。

六、同期手术隔离技术操作方法

1. 分清 I 类切口与非 I 类切口区域，严格区分清洁切口区、污染切口区，区分无菌器械和污染器械。

2. 物品不得交叉使用，凡接触污染切口手术的物品均视为污染，不能再用于清洁切口的手术操作，避免交叉感染。需及时更换手套、加盖无菌单。

3. 凡接触有腔脏器，如胃肠、食管、肺、胰、肝胆等器官的物品、器械均视为被污染，这些被污染的物品及器械，不能再用于无菌部位的手术操作。规范使用冲洗液。

4. 注意肿瘤合并非肿瘤同期手术的手术隔离技术。

5. 手术器械台管理，严格执行消毒隔离制度和无菌技术操作规程。分别铺设 2 个无菌器械台，手术部位器械需独立摆放，建议使用 2 个器械托盘。

七、移植手术隔离技术操作方法

1. 严格执行无菌操作：感染是移植手术最常见、最致命的并发症，因此，移植组人员应做到器械物品准备齐全，术中配合默契，尽量缩短供体器官的缺血时间及手术时间，减少感染机会；术中一切操作都应严格执行无菌操作，器械物品严格灭菌；移植手术应安排在百级层流净化手术间，并严格控制室内人员数量及流动。

2. 供体器官的保护：0℃～4℃低温灌注与低温保存，即器官经预冷的灌洗液（如 UW 液、HTK 液或 Celsior 液）快速灌洗并获取后，将器官与保存液一并放入双层无菌器官袋内，夹层置入无菌盐水冰屑，依次分别扎紧每层袋口,并置于无菌容器内,将其放入低温保温箱转运,全程温度维持在0℃～4℃,严格保持无菌。修剪、移植过程中冰屑低温保护器官,严防器官污染、滑落。无菌盐水冰屑制作过程严格执行无菌操作,防止污染。

3. 皮肤保护:做好术前评估,合理使用体位垫对骶尾部、足跟部等受压部位进行保护;保持患者皮肤干燥,督促术者正确使用切口保护设备,避免冲洗液、体液浸湿皮肤;因移植过程中器官局部需保持低温,术中大量使用冰屑及冰盐水,复温时大量使用38℃～42℃热盐水,切口周围无菌巾易潮湿造成污染,若潮湿后应立即加盖无菌巾,保持台上干燥整洁,干燥的无菌单具有隔离作用。

4. 综合性体温保护技术:术中应采取综合性体温保护技术,以降低术后感染率。

5. 术中隔离:器官移植术中及术后大剂量免疫抑制剂的应用,加快了肿瘤细胞的生长,因此,最大限度地去除肿瘤细胞显得尤为关键。若受体原发病为肿瘤者应遵循本节"恶性肿瘤手术隔离技术操作方法",不使用自体血回输。

八、内窥镜下肿瘤手术隔离技术操作方法

1. 遵循无菌操作原则。

2. 遵循隔离技术器械敷料使用原则:保持吸引器管道通畅,及时吸出渗液和渗血,减少脱落肿瘤细胞污染的机会。先放气再拔穿刺套管,撤去气腹,应打开套管阀门使CO_2逸出排净后方可拔除套管,避免"烟囱"效应造成穿刺针道肿瘤种植转移。

3. 预防切口种植的措施:将穿刺套管固定,防止套管意外脱落和漏气,避免造成"烟囱"效应。小切口手术使用切口保护器,使切口与瘤体隔离,同时防止接触肿瘤的器械上下移动,造成切口种植。取出标本必须用取瘤袋,防止瘤体与切口接触,在微小的标本如淋巴结等取出时也应采取隔离措施。

4. CO_2 气腹的管理：尽量缩短 CO_2 气腹持续时间，术中调节气腹压力 ≤ 14mmHg，流量 < 5L/min。建议采用有气体加温功能的气腹机，降低肿瘤细胞的雾化状态，减少肿瘤种植。

九、注意事项

1.手术团队人员必须履行职责，严格执行各类手术的术中隔离技术，降低有害细菌体、肿瘤细胞等的转移率，确保手术患者安全。

2.恶性肿瘤手术隔离技术应特别引起手术团队人员重视。

第十一节　机械缝合技术

一、操作方法

1.闭合离断：利用线型吻合器将器官距病变一定距离进行闭合，包括实质性器官和腔道器官、血管等，然后离断切除病变器官，或利用线型切割吻合器一次完成闭合和离断。例如甲状腺腺叶切除术、肺叶切除术、肺楔形切除术、结肠离断、胃离断等。

2.缝合：将需缝合的组织对合，用线型吻合器钉缝，例如幽门成形术。

3.吻合：用管形吻合器，可以将腔道器官如食管、胃、小肠、结肠进行端端吻合、端侧吻合。应用切割吻合器进行胃肠侧侧吻合。例如直肠结肠端端吻合术、食管胃端侧吻合术及胃空肠侧侧吻合术等。

二、基本原理

机械性吻（缝）合器的基本原理是根据订书机的原理设计的，吻合器的吻（缝）合部位像订书机一样装有"Ⅱ"形的缝钉和抵钉座，推力作用于"Ⅱ"形钉上，使其穿过组织，然后弯曲成横"B"形，将组织缝合在一起。

三、常见类型及适用范围

1.管型吻合器常用于空腔脏器的吻合,分为弯轴型和直轴型两种,吻合器呈圆环形,内装有 2 排呈环形交叉排列的钽钉及 1 个环形切刀,吻合时环形刀在缝合钉内缘切除多余组织而形成吻合口,使吻合及切割同步完成。

(1)弯轴型管型吻合器常用于食管切除术、胃切除毕罗式 I 或 II 术、小肠及结肠切除术、直肠癌前切除、胃切除、胃减容术等多种管腔重建。该吻合器有 1 个可拆开的头部,能导入切断部位的近端,以荷包缝合定位,切割吻合器的主体插入后与头部对合,击发后打出 2 排钉子,并切掉一小圈组织完成吻合,器械头外径一般有 21 mm、25 mm、29 mm、31 mm、33 mm 供选择。

(2)直轴型机械管型吻合器用于痔疮切闭术、直肠低位前切除术。

2.线型吻合器分为直线型缝合器和直线型切割缝合器 2 种。

(1)直线型缝合器为直线型,内装有 2 排呈直线交叉排列的钽钉、无切刀。常用长度有 60 mm、90 mm 2 种,主要用于胃肠道残端的缝合关闭,残端关闭为全层外翻式缝合。

(2)腔镜直线型切割缝合器由上下两片组成,缝合组件内装有 4 排呈直线排列的钽钉,中间有一切刀槽,推动带有 2 个推片及 1 个切割刀的推杆,推动中边缝合边切开,最后完成一个由 2 排钽钉缝合的吻合口,用于胃肠吻合和肠肠吻合。切割组织时,切割吻合器的长度应足以横跨预切断的组织,闭合的两爪末端应超出该组织一小部分,以确保充分的切割和钉合。如果因组织太厚或切割吻合器太短而无法做到这一点,应越过已钉合的部分再次击发钉合。钉合时切割吻合器要与肠管相互垂直。若只是钉合而不切除组织,则必须在钉合前先取出中间的那把刀刃。

(3)腔镜电动直线型切割缝合器,在直线型切割缝合器的基础上添加了电池和电池安装盒,及自动切割和吻合激发装置,切割缝合原理同腔镜直线型切割缝合器。

3.机械缝合器的辅助器械有荷包钳、荷包线。操作方法：荷包钳由两排带锯齿形的横臂组成，咬合后用带线的直针穿过齿槽来回各1次即做成了肠壁荷包缝合，用于胃肠吻合时的荷包缝合操作。荷包线采用尼龙材料，保证抗拉强度，荷包线针采用不锈钢材料，具有良好的柔韧性。

四、注意事项

1.洗手护士与手术医生必须熟悉消化道吻（缝）合器的结构、性能及操作程序。

2.机械吻合器应避免重压和碰撞，使用前必须仔细检查吻合器的型号，装配是否正确，吻合组件的钽钉是否完整无缺，塑料刀座是否遗漏，以免变形而影响使用。使用前勿打开保险，避免缝合钉过早推出。

3.操作用于吻合的部位应充分游离，无张力，血运良好。吻合器间距调节要适当，组织压缩不宜过紧或过松。击发完成吻合后取出吻合器时动作要轻柔，防止撕裂吻合口。

4.检查切下的两个环形胃肠壁组织是否完整，如发现吻合口有欠妥之处应用6×14圆针2-0丝线缝合加固。

5.吻合器上切下的组织作为病理标本时，要仔细检查组织是否完整取下并与术者核对。

6.根据不同的组织器官选择不同的自动缝合器。消化道的吻合用消化道吻合器，肺、肝、胃等组织用直线型的切割闭合器。

7.根据管腔的粗细，选择不同型号的消化道吻合器；根据组织的厚度及切割面的宽度，选择不同厚度和长度的切割闭合钉。

8.皮肤缝合器有订书机型及粘贴型，根据病人皮肤情况选择适合的皮肤缝合器。

9.自动化缝合：要求手术室医护人员熟练掌握吻合器和切割闭合器的安装和使用方法，若操作不当，就会导致吻合器及闭合器不能正常击发，造成毁坏而浪费。

第十二节　患者约束技术

一、操作方法

1. 评估患者病情、意识、肢体活动度及配合程度；评估患者被约束部位皮肤色泽、温度及完整性等。

2. 肢体约束

（1）暴露患者腕部或踝部，用棉垫或保护垫包裹腕部或踝部约束部位。

（2）套约束带于约束部位，稍拉紧，以能容纳 1～2 指为宜。

（3）将约束带系于两侧床缘，再评估肢体活动程度和范围。

3. 肩部约束

（1）暴露患者双肩，将患者双侧腋下垫保护垫。

（2）将专用约束带置于患者双肩下，双侧分别穿过患者腋下，在背部交叉后分别固定于床头。

4. 全身约束

（1）将专用约束带或大单折叠成自患者肩部至踝部的长度，患者卧于中间。

（2）用靠近护士一侧的大单紧紧包裹患者同侧肢体，将大单绕至对侧，自患者腋下掖于身下。

（3）再将大单的另一侧包裹患者手臂，紧掖于靠护士一侧身下。

（4）必要时可加系绷带。

二、注意事项

1. 实施约束前，应取得患者或家属的同意，签字后方可实施。

2. 告知患者及家属实施约束的目的、方法、时间，使患者和家属理解使用约束制动的重要性、安全性，取得其配合。尽量将患者放置单人间由专人看护。

3.实施约束时，使患者肢体处于功能位。

4.保护性约束属制动措施，使用时间不宜过长，患者病情稳定或治疗结束后，应及时解除约束。

5.对患者实施约束时，定时更换约束部位或每两 h 放松活动肢体一次，告知患者及家属实施约束中，不得擅自松动或加紧约束带。观察约束局部皮肤有无损伤、皮肤颜色和温度、约束肢体末梢循环状况，发现异常及处理。

6.准确记录并交接班，包括约束的原因、时间，约束带的数目，约束部位，约束部位皮肤状况，解除约束时间等。

7.约束带有污染时及时更换、清洗，保持清洁。

第十三节　患者制动操作技术

一、操作方法

1.评估患者病情、自理能力、肌肉和关节活动情况；评估患者非制动部位的活动能力、制动部位皮肤情况；评估制动用具及辅助装置是否符合患者的制动要求。

2.头部制动

（1）采用多种方法，如借助器具（头部固定器、支架、沙袋等）或徒手方法使患者头部处于固定状态。

（2）患者头部制动睡眠时，可在颈部两侧放置沙袋。

（3）新生儿可采用凹式枕头制动,2岁以上患儿可使用头部固定器,并可与颈椎和头部固定装置一同使用。

（4）观察患者受压处皮肤情况。

3.石膏固定

（1）石膏未干前，不可在石膏上覆盖被毯;保持石膏清洁，避免水、分泌物、排泄物等刺激皮肤。

（2）防止石膏断裂，尽量避免搬动患者。在石膏未干前搬动患者，需用手掌托住石膏，忌用手指捏压；石膏干后有脆性，采用滚动法翻身，勿对关节处实施成角应力。四肢石膏固定者，应抬高患肢；人字石膏固定者用软枕垫起腰凹，悬空臀部。

（3）保持石膏末端暴露的指（趾）及指（趾）甲的清洁、温度。

（4）石膏固定后注意观察患肢末梢的温度、皮肤颜色及活动情况，评估患肢是否肿胀，观察其表面的渗血情况。

4. 夹板固定

（1）选择合适的夹板长度、宽度及固定的方式。

（2）两块夹板置于患肢的内外侧，夹板过关节，夹板下加棉垫并用绷带或布带固定。

（3）肢体位置：患者上肢固定后，立位时将肘关节屈曲90°，三角巾或前臂吊带悬吊于胸前；卧位时自然伸肘并将前臂垫高于心脏水平位。下肢固定后，患肢略高于心脏水平，膝关节屈曲10°，跟腱部垫一小枕将足跟悬空。

（4）夹板扎带的松紧度，以用拇指、食指提起扎带能在夹板上下移动1cm为宜。

（5）观察患肢末梢血液循环情况等。

5. 持续牵引

（1）枕颌带牵引时，颈部两侧放置沙袋制动，避免颈部无意识地摆动，颌下垫小毛巾或纱布，严密观察颌下、耳郭及枕后皮肤情况，防止压力性损伤（压疮）；颈下垫小软枕，减轻患者的不适感。

（2）邓乐普（Dunlop）牵引治疗肱骨髁上骨折，牵引时屈肘45°，肩部离床。

（3）股骨颈骨折、转子间骨折牵引时摆正骨盆，患肢外展，足部置中立位，可穿丁字鞋，防止外旋。

（4）维持牵引有效效能。在牵引过程中，牵引的重量不可随意增减，也不可随意中断牵引。患者外出检查、进手术室前均不能放松牵引装置，可用手托住牵引弓或使用有滑轮装置的担架推车维持牵引，以防骨折移位。下肢牵引抬高床尾，颅骨牵引抬高床头。

（5）小儿行双腿悬吊牵引时，注意皮牵引套是否向牵引方向移动。

（6）下肢皮牵引时，注意防止压迫腓总神经。根据病情，每天行足背屈伸运动，防止关节僵硬和跟腱挛缩。

（7）行骨牵引者，每天消毒针孔处2次。

（8）预防皮肤受损：皮牵引时，内衬袜套或棉垫放置均匀；每班检查皮套或胶布有无滑脱至内外踝而压迫足跟周围皮肤，使其发红、变暗；在牵引架与身体密切接触部位（如大腿上端与臀部交界处）隔以软棉垫，以避免磨破皮肤。

（9）观察肢端皮肤颜色、温度、动脉搏动、毛细血管充盈度及指（趾）活动情况。

二、注意事项

1. 根据不同的制动方法，定时观察患者局部和全身情况，特别是局部皮肤的完整性、血液循环情况。

2. 协助患者取舒适卧位，减轻疼痛；每2～3h协助患者翻身1次，预防压力性损伤（压疮）。

第十四节　密闭式静脉输液

一、操作方法

1. 评估患者治疗情况，用药史及过敏史；评估患者病情、意识、心理状况，及对用药的认知及合作程度；核对患者穿刺部位的皮肤、血管情况，核对医嘱、治疗卡并签名。

2. 配药

（1）核对治疗卡、所备药物，贴输液瓶标签。

（2）按医嘱正确配制药液。

（3）双人核对治疗卡和安瓿，插输液器。

3.穿刺

（1）核对患者信息，再次询问患者用药史与过敏史，告知其静脉输液的目的及配合方法。

（2）保护患者隐私。

（3）协助患者取合适卧位。

（4）再次核对输液卡和药液，排尽输液器内空气。

（5）选择静脉输液，在穿刺部位上方5～6cm处系压脉带，嘱患者握拳；消毒穿刺部位皮肤，针头与皮肤呈15°～30°斜行进针，见回血后将针头平行推进少许，松开压脉带，嘱患者松拳；打开调节器，见点滴通畅后固定。

（6）根据患者病情及使用药物情况调节输液速度，告知患者或家属不可随意调节滴速；穿刺部位的肢体避免用力过度或剧烈活动；如在输液过程中有不适或出现异常及时报告医护人员。

（7）观察患者用药后反应。

二、注意事项

1.严格执行护理查对制度和无菌技术操作原则；药物现配现用。

2.根据病情需要、治疗原则，按急、缓及药物半衰期等情况合理安排输液顺序。

3.对需长期输液的患者，注意合理使用和保护静脉，一般从远端小静脉开始穿刺（抢救时除外）；下肢静脉不应作为成年人穿刺血管的常规部位。

4.输液前应排尽输液管及针头内的空气，防止发生空气栓塞。

5.同时输注2种以上药液时，注意药物的配伍禁忌。

6.输液过程中医护人员加强巡视，密切观察患者有无输液反应及注射局部有无肿胀、疼痛情况，及时处理输液故障。

第十五节 密闭式静脉输血

一、操作方法

1. 了解患者的治疗情况，血型、输血史及过敏史；评估患者的病情、心理状态及配合程度，对输血的认知及合作程度；评估患者穿刺部位皮肤、血管情况。

2. 操作要点

（1）严格执行护理查对制度，两人核对患者信息、医嘱、输血卡、交叉配血报告单、血型报告单及血液质量。

（2）携带用物至患者床旁，两名医护人员再次核对患者信息并做好解释工作，取得患者配合。

（3）建立静脉通路，先输入少量生理盐水。

（4）两名医护人员床旁再次检查血液质量、核对配血单、血型单及血袋标签，将血袋号条形码贴于配血单上。

（5）将血液与静脉通路相连。

（6）调节输血速度，遵循先慢后快的原则，前15min内宜慢（10～20滴/分），患者无不适及未出现不良反应后再根据病情、年龄及输注血液制品成分调节滴速。如术中需要快速输血，用加压输血器加压，避免压力过大破坏血液的有型成分；大量输血时，使用输血加温仪。婴幼儿手术患者输血宜采用输液泵，精准地控制输液速度。

（7）密切观察患者输血后的反应。

（8）输血完毕，再输入少量生理盐水冲管。

二、注意事项

1. 严格执行无菌技术操作原则及输血查对制度。核对血制品有效期、血制品质量、输血装置是否完好；核对患者床号、姓名、性别、年龄、科室、ID号（住院号）、血型、交叉配血试验结果、血制品种类、剂量、血袋号。

2. 血液制品中禁止加入任何药物，不得加热。输血前后及两袋血之间输注少量生理盐水冲管。

3. 手术患者在术中会被间断静推麻醉药物或者持续使用麻醉药物，应避免在同一组输液通路中进行输血。

4. 全血或红细胞血出库后应在 4h 内输完；血小板和血浆的输注速度应在患者能够耐受的情况下尽可能快，在出库后 30min 内输完。

5. 医务人员应在患者输血过程中加强巡视，一旦出现输血反应，立即停止输血，更换输血器，并按输血反应进行处理。

6. 加压输血时，需密切观察输液部位，确保输注到血管内。

7. 输完的血袋注明受血者姓名和 ID 号（住院号），常温下保留 24h 后按医疗废物处理。

第十六节 静脉留置针穿刺技术

一、操作方法

1. 穿刺前，患者评估、用物评估、配药同"密闭式静脉输液"相关内容；核对医嘱、患者信息，再次询问患者用药史与过敏史，告知其进行留置针静脉输液的目的及配合方法。

2. 注意保护患者隐私。

3. 协助患者取合适卧位。

4. 再次核对输液卡和药液，排尽输液器内空气。

5. 根据患者血管情况选择留置针类型，选择合适的静脉，在穿刺部位上方 5～6cm 处系压脉带，常规消毒皮肤。穿刺时，嘱患者握拳，针头与皮肤呈 15°～30° 进针，见回血后降低到 5°～10° 再进针 2mm，将针芯后撤 2～3mm 并持导管座及针翼，将导管与针芯一并送入血管。

6. Y 型留置针：在穿刺前连接好输液器与留置针，并排尽套管内的空气后再进行穿刺，打开输液调节器确认液体滴入通畅后，拔出全部针芯，置于锐器盒中，以穿刺点为中心用无菌透明敷贴无张力竖形固定导管。

7. 直型留置针：穿刺前将输液器排尽空气备用，穿刺成功后，松开止血带，嘱患者松拳，拔出全部针芯，置于锐器盒中，立即连接输液管，打开输液调节器确认液体滴入通畅后，以穿刺点为中心用无菌透明敷贴无张力竖形固定导管。

8. 调节输液速度，注明置管日期、时间及置管人，垃圾分类处理。

9. 告知患者或家属不可随意调节滴速，嘱其穿刺部位的肢体避免用力过度或剧烈活动和长时间下垂，在输液过程中如有不适或出现异常及时报告医护人员。

10. 嘱患者穿刺处勿沾水，敷料潮湿及时更换。

11. 选择合适的封管液正压封管。

二、注意事项

1. 同"密闭式静脉输液"的注意事项 1～6。

2. 检查患者穿刺部位及静脉走向有无红肿，发现异常及时拔除导管，给予处理。

3. 患者在意识未清醒、情绪躁动时，使用约束带固定其肢体，或遵医嘱用镇静剂，以免导管脱出或移位。

4. 每次输液前先抽回血，输液前后用无菌生理盐水脉冲式冲封管，必要时使用肝素冲封管；在静脉高营养输液后，应彻底冲洗管道。

5. 如发生输液速度减慢、注射器推注有阻力时，考虑留置针导管堵管，应拔出静脉留置针，不能暴力推注以免将凝固的血栓推进血管，造成重要脏器血管栓塞。

6. 选择合适的封管液正压封管，成人留置外周静脉导管的时间为 72～96h。

7. 穿刺处如有渗液、渗血，应及时更换敷贴或留置针。

第十七节 动脉采血（穿刺置管）技术

一、操作方法流程

1.评估患者病情、意识及配合程度；评估患者的体温、吸氧状况及呼吸机参数设置情况；评估穿刺部位皮肤、动脉搏动情况、肢体活动能力。穿刺前，核对医嘱、患者信息，告知动脉采血（穿刺置管）的目的及配合方法。

2.协助患者取合适卧位，多选择桡动脉、肱动脉及足背动脉进行穿刺采血（置管）。

3.动脉采血

（1）取出并检查动脉血气采血针，将采血针活塞拉至所需的血量刻度，自动形成吸引等量血液的负压。

（2）操作者先用左手食指、中指试摸动脉，摸到动脉搏动后，定好穿刺部位并消毒（直径＞5cm），同时消毒左手食指及中指，消毒两指固定动脉搏动最明显处。

（3）手持动脉血气采血针在两指间垂直刺入或与动脉走向呈30°～60°刺入动脉，见有鲜红色血液涌进血气采血针筒，固定血气采血针，待其自动抽取所需血量。

（4）采血毕，迅速拔出针头，局部按压5～10min。对凝血功能障碍者，应延长压迫止血时间，直至不出血。

（5）针头拔出后即刻去除针头置入专用针帽隔绝空气，轻轻搓动动脉血气采血针，使血液与肝素混匀。

（6）再次核对确认患者信息，送检测。

（7）注射器动脉采血方法同上，注射器（2mL/5mL）用肝素湿润后进行采血，采血前准备好橡皮塞，采血后拔出针头，注射器针栓不能回抽，只能稍向外推，使血液充满针头空隙，并排出第一滴血，将空气完全排尽，用橡皮塞封住针尖，使血液与空气隔绝，再把注射器来回搓动，充分混匀抗凝，立即送检。

4. 动脉穿刺置管

（1）配制好肝素生理盐水，连接压力传感器，充气加压袋至300mmHg，排气，准备好留置针。最好选择正压留置针进行穿刺，以免血液喷出。

（2）穿刺方法同动脉采血，见到鲜血回流，压低针尾到20°，再进入 2mm 左右，将针芯退出少许，再送软管，无阻力后将软管全部送入。连接压力传感器并冲管，输液贴固定针管，做好标识。

（3）校正"零点"，固定换能器处于患者心脏水平，转动三通接头使压力传感器与大气相通，监护仪上显示"0"时，转回三通接头使压力传感器与动脉相通。

（4）在心电监护仪上调节参数，直到动态血压监测波的出现。

（5）术中密切观察，保证动脉管路通畅、穿刺部位无肿胀，正确及时地反映患者血压。

（6）记录置管日期、时间和穿刺部位。

二、注意事项

1. 确保采集血标本的准确性。采血前监测患者体温，吸氧过程中采血要标记氧气流量；体外循环患者，应该在血液得到充分混匀后再进行血液采集；从动脉置管采血时，每次抽血先将针管里的血液弃去，再抽所需血量。

2. 穿刺见回血，应迅速判断是动脉血还是静脉血。动脉多与同名静脉伴行，动脉血为鲜红色，呈喷射状，静脉血为暗红色，血流较慢。

3. 注意防止血标本与空气接触，血标本应处于隔绝空气的状态，应在 30min 内送检分析，若因故不能及时检测，样品必须置于冰箱内，但最长不能超过 1h。

4. 严格执行无菌操作，预防感染。

5. 若采血完毕拔除针头后，按压穿刺部位 5～10min，以防出血。

6. 术中动脉通路悬挂醒目标识，与静脉输液通路进行区分。

7. 置管期间要经常观察患者穿刺部位的情况，注意有无肿胀、局部炎症发生，如有发生及时给予处理。

第十八节　中心管道氧气吸入

一、操作方法

1. 核对医嘱、患者信息并向患者及其家属解释中心管道氧气吸入目的，取得患者及其家属配合。

2. 评估患者的病情、意识、合作程度、呼吸状况及缺氧程度；评估患者鼻腔状况：有无鼻息肉、鼻中隔偏曲或分泌物阻塞等，检查、清洁、湿润鼻腔；评估用氧环境是否安全。

3. 将氧气装置与中心供氧终端连接，检查输氧装置及管路是否漏气。

4. 根据患者血氧饱和度和血气分析结果，调节合适氧流量。

5. 鼻导管吸氧者，湿润并检查鼻导管是否通畅，将鼻导管插入鼻前庭并固定；面罩吸氧者固定好面罩，记录上氧时间及氧流量。

6. 用氧过程中密切观察患者病情变化及呼吸和缺氧改善情况，监测血氧饱和度和血气分析。

7. 遵医嘱停氧，撤除鼻导管（或面罩），关流量表开关，取下输氧装置，记录停氧时间。

二、注意事项

1. 保持吸氧管路通畅，做好呼吸道护理，保持呼吸道通畅。

2. 持续吸氧者，注意检查面部、耳郭皮肤受压情况。

3. 新生儿患者吸氧时，应严格控制用氧浓度和用氧时间，避免氧浓度的突然升高或降低，监测血氧饱和度和氧分压，预防氧对视网膜和肺的损伤。

第十九节 吸痰技术

一、操作方法

（一）经口/鼻吸痰操作方法

1. 核对患者信息，评估患者病情、意识、生命体征及配合程度；评估患者有无义齿，口腔及鼻腔黏膜有无损伤；听诊患者双肺呼吸音，观察痰液的性质、量及颜色；确认患者缺氧及氧疗的情况。

2. 置入吸痰管前再次听诊患者双肺呼吸音，无禁忌证时为患者拍背。

3. 向清醒患者解释吸痰目的，取得患者配合；指导清醒患者深呼吸。

4. 协助患者去枕仰卧，肩部垫小枕，开放呼吸道。

5. 连接负压吸引装置并检查装置是否完好，根据患者痰液黏稠度和年龄调节负压，一般成人不超过400mmHg（53.3kPa），小儿不超过300mmHg（40.0kPa）。

6. 戴无菌手套，取吸痰管，连接负压吸引装置，试生理盐水，确定吸痰管通畅后，开放吸痰管侧孔。

7. 指导清醒患者张口，昏迷患者从口腔一侧送入吸痰管吸净口腔痰液。

8. 更换吸痰管，试吸后从口腔插入吸痰管10～15cm进入咽部，吸净咽部分泌物，同时指导清醒患者咳嗽。

9. 更换吸痰管，试吸后在患者吸气时顺势将吸痰管插入气管深部，遇阻力后退0.5～1cm；用左右旋转的手法，自深部向上提拉吸痰管吸净气管深部的痰液。

10. 更换吸痰管，试吸后将吸痰管轻而快地插入鼻腔，并在患者吸气时沿着鼻腔壁向深处插入，分别吸净双侧鼻腔和鼻咽部的分泌物。

11. 如患者出现发绀、心率下降等缺氧症状时，应立即停止吸痰，休息后再吸。

12. 密切观察患者生命体征变化，观察痰液的性质、量及颜色。

13. 吸痰完毕后，用生理盐水将负压连接管冲洗干净，关闭吸引装置，分离吸痰管和负压连接管。

14. 检查患者口鼻腔黏膜有无损伤；清洁患者口鼻、面部。

（二）注意事项

1. 吸痰前，检查吸引装置性能是否良好、连接是否正确，并选择合适的吸痰管。

2. 执行无菌技术操作，一根吸痰管只限使用 1 次。

3. 吸痰时动作轻柔，负压大小合适，确保插入吸痰。退管时无负压，避免口鼻腔、呼吸道黏膜损伤。

4. 吸痰前后根据患者情况给予高浓度氧气吸入。

5. 每根吸痰管的吸引时间不超过 15s，以免造成患者缺氧。

6. 有脑脊液鼻漏、怀疑或有颅底骨折患者禁忌经鼻吸痰。

二、经气管插管吸痰

（一）操作方法

1. 评估内容同"经口 / 鼻吸痰"。

2. 协助患者取舒适体位。

3. 给予高浓度吸氧，使用呼吸机患者将呼吸机的氧浓度调至 100%。

4. 戴无菌手套，取吸痰管，连接负压吸引装置，试生理盐水，确定吸痰管通畅，开放吸痰管侧孔。

5. 操作者迅速而轻柔地沿气管导管插入吸痰管，至气管深部遇阻力后退 0.5 ~ 1cm，用左右旋转的手法，自深部向上提拉吸痰管吸净痰液。

6. 更换吸痰管，分别吸净口咽、鼻腔的分泌物。

7. 如患者出现发绀、心率下降等缺氧症状时，应立即停止吸痰，休息后再吸。

8. 密切观察患者生命体征变化，观察痰液的性质、量及颜色。

9. 吸痰完毕后，用生理盐水将负压连接管冲洗干净，关闭吸引装置，分离吸痰管和负压连接管。

（二）注意事项

1. 同"经口／鼻吸痰"的注意事项 1～6。

2. 上呼吸机的患者建议采取密闭式吸引，以免影响呼吸道内压。

3. 吸痰前后注意观察患者呼吸音、呼吸道压和潮气量等的变化。

4. 选择型号合适的吸痰管，吸痰管外径为气管导管内径的 1/2～1/3 为宜，以免损伤气管黏膜。

5. 如果痰液黏稠难于吸出，可辅助拍背、雾化吸入等方法，并注意呼吸道湿化效果。

6. 必要时，遵医嘱正确留取痰标本送检。

第二十节 手术患者导尿技术

一、导尿操作方法

1. 评估患者病情、意识、自理能力、合作程度及耐受力。评估患者膀胱充盈度、会阴部皮肤黏膜情况及清洁度，了解男性患者有无前列腺疾病等引起尿路梗阻的情况。

2. 女性患者导尿

（1）核对医嘱、患者信息，并向患者及其家属解释导尿目的，取得其配合。

（2）保护患者隐私。

（3）协助患者取屈膝仰卧位，两腿外展，暴露外阴注意保暖；将治疗巾垫于患者臀下。

（4）初步消毒：遵循由外向内、自上而下的顺序，先消毒阴阜、大阴唇，再用另一手分开大阴唇，消毒两侧小阴唇，最后用一个棉球擦拭尿道口。

（5）打开导尿包，戴无菌手套，铺孔巾。

（6）润滑尿管前端（气囊导尿管润滑至气囊后 4 ～ 6cm）。

（7）再次消毒：用棉球依次消毒尿道口、小阴唇。

（8）将导尿管轻轻插入尿道内 4 ～ 6cm，见尿后再插入 1cm 左右，根据医嘱留取标本，贴好标签后送检。

（9）需留置导尿管时，见尿后再插入 5 ～ 7cm，夹闭尿管末端，用注射器向气囊内缓慢注入适量的生理盐水，轻拉导尿管有阻力后，连接引流袋。

（10）贴好标识并注明置管日期。

3. 男性患者导尿

（1）核对医嘱、患者信息，并向患者及其家属解释导尿目的，取得其配合。

（2）保护患者隐私。

（3）协助患者取屈膝仰卧位，两腿外展，暴露外阴注意保暖；将治疗巾垫于患者臀下。

（4）初步消毒：自阴茎根部向尿道口消毒，依次为阴阜、阴茎、阴囊；用无菌纱布裹住阴茎将包皮向后推暴露尿道口，自尿道口向外向后旋转式擦拭尿道口、龟头及冠状沟。

（5）打开导尿包，戴无菌手套，铺孔巾。

（6）润滑尿管前端（气囊导尿管润滑至气囊后 20 ～ 22cm）。

（7）暴露尿道口，再依次消毒尿道口、龟头及冠状沟。

（8）用无菌纱布固定阴茎并提起，使之与腹壁成 60°，将导尿管轻轻插入尿道内 20 ～ 22cm，见尿后再插入 1 ～ 2cm。

（9）遵医嘱留取尿液标本送检。需留置导尿管时，用注射器向气囊内缓慢注入适量的生理盐水，轻拉导尿管有阻力后，连接引流袋。

（10）贴好标识并注明置管日期。

二、注意事项

1. 插入导尿管部分应充分做好尿道润滑，操作轻柔，避免尿道损伤及感染的发生。

2.严格遵守无菌技术操作原则,如导尿管触及尿道口以外的区域,应重新更换导尿管;保持尿袋高度低于耻骨联合水平,防止逆行感染。

3.男性尿道较长,如插管过程受阻,稍停片刻,嘱患者深呼吸,降低尿道括约肌的紧张度后,再缓缓插入导尿管,切勿强行送管而损伤尿道黏膜。必要时请专科医生会诊。

4.为膀胱过度充盈的患者导尿时,放出尿液的速度不宜过快,应缓慢分次放出尿液,首次放出尿液不可超过1000 mL,以免导致膀胱出血;留置导尿管期间防止导尿管受压、打折、弯曲、脱出等情况的发生;患者宜多饮水,预防尿路感染和结石发生。

5.老年女性尿道口回缩,插管时应仔细观察、辨认,避免误入阴道。

第二十一节 胃肠减压技术

一、操作方法

1.评估患者病情、意识状态、自理能力、合作程度、心理状况、口腔黏膜、鼻腔的通畅情况,如鼻黏膜是否有肿胀症、鼻中隔偏曲、鼻息肉,既往有无鼻腔疾病。评估患者腹部体征及胃肠功能恢复情况,有无食管静脉曲张。

2.胃管置入

(1)核对医嘱、患者信息,并向患者及其家属解释胃肠减压的目的,取得其配合。

(2)协助患者取半卧位,有义齿者取下义齿,铺治疗巾,置弯盘,检查并清洁鼻腔,选择通畅的一侧鼻腔插管。

(3)戴手套,检查胃管的型号与质量;液状石蜡润滑胃管前端,用注射器注入少量空气以确认胃管通畅。

（4）测量插管长度（耳垂至鼻尖再到剑突的距离：成人45～55cm，婴幼儿14～18cm），并做好标记。

（5）一手持纱布托住胃管，一手持胃管沿选定侧鼻孔轻轻插入。插入10～15cm（咽喉部）时，对清醒患者嘱其做吞咽动作，对昏迷患者则由医务人员用左手托起患者头部（使下颌贴近胸骨柄，加大咽部通道弧度），顺势将胃管向前推进，插入预定长度并初步固定。

（6）检查胃管是否在胃内：①胃管末端接注射器抽吸，有胃液抽出。②将胃管末端置入水杯液体中，患者呼气时无气泡冒出。③置听诊器于胃部，用注射器从胃管注入10mL空气，听到气过水声。

（7）证实胃管在胃内后将胃管固定在鼻翼及面颊部，做好管道标识（标明置管名称、时间、置管人）。

3. 胃肠减压

（1）检查胃肠负压引流装置，排出负压引流装置内气体，连接胃管，固定于床旁。

（2）观察并记录引流液的性质、量及颜色。

（3）根据医嘱需要经胃管给药时，注药后用温水冲洗胃管，夹管30min。

（4）拔管时，先将吸引装置与胃管分离，捏紧胃管末端，嘱患者吸气后屏气，迅速拔出。

四、注意事项

1. 妥善固定胃肠减压装置，防止因体位的变换而加重对咽部的刺激。

2. 观察引流的通畅情况，勿反折，如发现引流异常，及时报医师处理。

3. 做好患者口腔护理，注意观察患者水电解质平衡及胃肠功能的情况。

4. 若胃管不通畅，遵医嘱用少量生理盐水低压冲洗。食管和胃部手术后患者冲洗有阻力时，应通知医师采取相应的措施，不可强行冲洗。

5.长期胃肠减压患者定期（按说明书）更换胃管，从另一侧鼻孔插入。

第二十二节 肌内注射技术

一、操作方法

1.询问患者的治疗情况、用药史及过敏史。评估患者的病情、意识、心理状态、局部情况（腹部体格检查，注意保护患者隐私）、合作程度。

2.核对医嘱并签名。

3.配药，核对治疗卡，准备药品；按医嘱抽取药液；双人核对治疗卡和安瓿，确认无误，将药物放入无菌治疗盘内，洗手并签名。

4.注射

（1）核对患者信息，询问患者过敏史及用药史，并告知患者注射的目的及配合操作的方法。

（2）注意操作环境应适宜，适当保护好患者的隐私。

（3）协助患者取合适的体位。

（4）暴露患者注射部位并予以定位（常用部位是臀大肌，其次是臀中肌、臀小肌、股外侧肌及三角肌），消毒注射区域皮肤（消毒皮肤面积不少于5cm×5cm）。

（5）再次核对患者信息、治疗卡及药物安瓿。

（6）排气后，一手绷紧皮肤，一手垂直迅速刺入针梗的2/3 ~ 3/4处，抽回血，无回血缓慢推注药液。

（7）一边推注药液一边与患者交流，分散患者注意力，减轻其疼痛。

（8）注射完毕后快速拔针，轻压进针处片刻。

（9）观察患者用药后反应，再次进行核对，及时分类处理医疗垃圾，洗手并签字。

二、注意事项

1. 严格执行查对制度和无菌操作原则。

2. 药物现配现用。同时注射两种药液时，应注意配伍禁忌。

3. 操作时告知患者注射时不可突然改变体位，以防断针；针梗切勿全部刺入，防止针梗从衔接处折断。

4. 2 岁以下婴幼儿不宜选用臀大肌注射，宜选用臀中肌、臀小肌注射。

5. 注意根据穿刺部位的不同采取合适的体位：如臀大肌注射取侧卧位，上腿伸直、下腿稍弯曲。

6. 指导患者勿揉搓注射部位，出现异常及时通知医护人员。

7. 需长期行肌内注射的患者，注射部位应交替更换，以利药物吸收，减少硬结的发生。

第五章

手术中急危重症护理技术

第一节　成人基础生命支持

一、成人基础生命支持的操作方法

1. 评估环境是否安全、通风。

2. 必要时做好自身防护。

3. 施救者双手轻拍患者双肩，并在患者双侧耳部大声呼唤"你还好吗？"

4. 呼救同时检查患者呼吸和脉搏。查看患者胸廓是否起伏，触摸颈动脉是否有搏动。判断呼吸脉搏至少 5s，不超过 10s。如果患者没有呼吸或只有喘息或大动脉搏动消失，立即从胸外心脏按压开始进行 5 个周期的按压和人工呼吸（比例为 30：2）。

5. 胸外心脏按压

（1）确保患者仰卧于坚硬平面。

（2）暴露患者胸部。

（3）跪立于患者一侧，按压者身体中轴平行于患者两肩连线水平。

（4）将一只手的掌根置于患者胸部正中、胸骨下半部，将另一只手的掌根置于第一只手上，利用体重和肩臂力量用力快速按压。每次

按压深度达 5 ~ 6cm，按压频率至少 100 ~ 120 次 /min ；每次按压时大声计数，手指不得接触患者胸壁；每次按压后确保患者胸壁完全回弹，双手不离开按压部位。

6. 开放气道清除可见口鼻异物，若有义齿则取下活动性义齿。无颈椎损伤患者用仰头提颏法，有颈椎损伤者用推举下颌法开放气道。

7. 人工呼吸

（1）口对口呼吸法：用纱布遮住患者口鼻，开放气道，操作者平静吸气后捏紧患者鼻翼，双唇紧包住患者口部，使之完全不漏气，平静吹气。连续给予 2 次吹气，每次吹气时间持续约 1s，两次之间间隔1s，每次吹气同时观察患者胸廓是否隆起。吹毕，松开捏患者鼻翼的手指。如果尝试两次后，患者仍无法进行通气，继续给予胸外心脏按压。

（2）口对面罩呼吸法：以鼻梁为参照，一手将面罩扣于患者口鼻部，另一只手开放气道。连续给予 2 次吹气，每次吹气时间持续约 1s，两次之间间隔 1s，吹气同时观察其胸廓是否隆起。如果尝试两次后患者仍无法进行通气，立即取下面罩，继续给予胸外心脏按压。

8. 每 5 个周期或每 2min 轮换操作者，并评估患者呼吸和脉搏，直至患者自主循环恢复，再进行进一步生命支持。

二、简易呼吸器的操作方法

1. 准备呼吸气囊，检查简易呼吸囊及各配件的性能。

2. 连接面罩及简易呼吸器。

3. 连接氧气，调节氧流量为 8 ~ 10L/min。

4. 球囊面罩通气方法

（1）清除口鼻腔异物，正确开放气道。

（2）使面罩紧贴患者口鼻部，以"EC"手法固定面罩：一手的大拇指和食指呈 C 型按住面罩，其余三指呈 E 型放在下颌骨上（注意手指应放在病人下颌骨骨性部位，不要超出骨性位置压迫气管），将面罩紧密罩住病人口鼻。

（3）使用球囊面罩可提供正压通气，成人球囊容积为 1350～1500mL，挤压深度为球囊的 1/2～2/3，通气量为 400～600mL。

（4）规律挤压球囊，观察胸廓是否隆起，要求持续通气时间约 1s，每次循环通气 2 次。

（5）保证通气有效，每次循环通气时间＜10s。

（6）胸外按压与球囊通气比为 30∶2。

5. 判断通气效果

（1）观察患者胸部是否随着压缩球体而起伏。

（2）经透明盖观察单向阀是否随压缩球体开闭。

（3）经面罩透明部分观察患者嘴唇与面部颜色变化。

（4）在呼气时，观察面罩内是否呈雾气状。

（5）患者血氧饱和度上升。

三、注意事项

（一）成人基础生命支持技术的注意事项

1. 在识别心脏骤停后 10s 内开始胸外心脏按压。

2. 心脏按压位置正确，胸部正中、胸骨的下半部分。

3. 每次按压之后让胸廓完全回弹。

4. 尽量减少胸外按压的中断，中断时间不超过 10s。

5. 给予有效的人工呼吸，使胸廓隆起，避免过度通气。

6. 按压用力均匀，不宜过轻或过猛，以免造成无效按压或发生肋骨骨折、气胸、内脏损伤、胃内容物反流等情况。

7. 每 5 个周期或每 2min 与第 2 名施救者交换角色，交换用时应小于 5s。

（二）成人简易呼吸器的使用注意事项

1. 如果外接氧气，应使储气袋充满氧气，如未接氧气时应将其组件取下。

2. 发现患者有自主呼吸时，应按患者的呼吸动作加以辅助，以免影响患者的自主呼吸。

3. 充分开放气道，挤压呼吸器时，压力不可过大，速度不宜过快，避免过度通气。

4. 简易呼吸器通气技术适应于双人施救者施行心肺复苏（CPR）时使用。

5. 施救者挤压球囊，患者出现胸廓起伏、血氧饱和度上升、面部紫绀消退时，说明呼吸器的使用有效。

6. 如简易呼吸器不能改善患者缺氧症状，应立即检查并调整头部及气道位置是否合适；必要时给予气管插管。

第二节　胸外心脏非同步电复律（电除颤）

一、操作方法

1. 发现患者心脏骤停或心电示波为心室颤动或心室扑动时，需要立即进行电除颤。

2. 呼救并记录抢救时间。

3. 使患者去枕仰卧于绝缘硬质平面，四肢稍分开于身体两侧，不要与身体接触。

4. 充分暴露胸部，取下金属饰物。

5. 评估皮肤完整无破损，选取无植入性的心脏起搏器，擦干胸部皮肤。

6. 开始除颤

（1）连接电源线，正确开启除颤仪。

（2）拿取电极板，均匀涂抹导电糊，或使用湿盐水纱布垫于除颤部位。

（3）遵医嘱确认电复律"非同步"状态，根据情况选择能量，"双向波"

选择 120～200J（或参照厂商推荐的电能量），单向波为 360J。第二次和后续的除颤使用相同或更高的能量。

（4）正确放置电极板，正极（apex）的电极板放置于患者胸部左腋中线第 4～5 肋间（心尖部），负极（sternum）电极板放置于胸部右锁骨中线第 2～3 肋间（心底部）。

（5）再次确认心电示波为室颤。

（6）按下除颤手柄上的充电键，仪器将有一声持续的蜂鸣音和"OK"信号指示灯亮起，表示充电完全。

（7）大声说"请大家离开床旁"，并确认其他人已离开床旁，按压除颤手柄上的放电键迅速放电除颤。

（8）除颤完毕后，立即进行胸外心脏按压，5 个循环或 2min 后，评估患者颈动脉是否恢复波动或心电示波是否恢复自主心律。

（9）如心电示波仍为室颤，继续充电，遵医嘱再次予以除颤；若恢复窦性心率则结束除颤，抢救有效，记录时间。

（10）除颤完毕后，检查患者局部皮肤是否有灼伤，并清洁患者皮肤。

（11）整理患者衣物，将患者置于舒适体位。

（12）除颤仪清洁维护、充电备用。

（13）整理抢救记录。

二、注意事项

1.使用前检查除颤仪各项功能是否完好，电源有无故障，电量是否充足，各种导线有无断裂或接触不良。

2.除颤前确定患者除颤部位皮肤干燥完整，避开贴有电极片、溃烂和有伤口的部位。

3.避免两个电极板涂擦的导电糊过多溢出造成的短路灼伤皮肤。禁用乙醇，否则可引起皮肤灼伤。

4.尽量选择在颤动波粗大期内进行除颤。

5. 两电极板之间的距离超过 10cm。如患者带有植入性心脏起搏器，应注意避开该部位至少 2.5cm，除颤后应检查其功能。

6. 消瘦且肋间隙明显凹陷而至电极与皮肤接触不良者宜用厚盐水纱布，可减少皮肤与电极之间的间隙。

7. 除颤仪定专人管理，每天开机检测，定时充电，使其随时处于完好备用状态。

第三节　术中心电监护

一、操作方法及流程

1. 评估患者的生命体征、病情、意识状态及配合程度，评估局部皮肤、指（趾）甲情况，查看患者指（趾）甲有无涂指甲油。

2. 核对医嘱、患者信息，向患者做好解释。

3. 保护患者隐私。

4. 暴露患者心前区，确定贴电极片的位置，用生理盐水棉球清洁局部皮肤。

5. 将导联线与电极片连接，将电极片贴于患者胸壁合适的位置，观察患者心电图波形是否稳定。

6. 连接经皮血氧饱和度夹于患者指（趾）端，使感应区对准患者指（趾）甲，每 1～2h 更换一次部位。

7. 连接血压袖带，松紧度以可以插入 1 指为宜，启动血压测量，设置测量间隔时间。

8. 根据需要选择合适的导联，调整波幅。

9. 根据患者病情设置各项报警参数，开启所有报警。

10. 发现异常数据及时打印留图，并报告医师处理。

11. 告知患者心电监护期间不可擅自调节仪器参数。监护期间不能随意撤除电极片、血压袖带、血氧饱和度夹等，不可擅自中断监护。

12. 告知患者血压袖带充气时应保持安静，不可说话或移动身体。

13. 尽量不要在监护仪附近使用有电磁干扰的仪器和工具。

二、注意事项

1. 注意观察患者粘贴电极片部位的皮肤情况，可用清水或者肥皂水清洁皮肤，皮肤干燥后安放电极。

2. 电极片安放部位要避开除颤处、中心静脉置管、安装起搏器、骨骼隆突、皮肤发红或破损炎症处等。易过敏皮肤每日更换粘贴部位，用温水清洁粘贴处的皮肤，去除胶痕，保持干燥，出现过敏症状者酌情使用药物缓解症状，电极片每24h予以更换。

3. 监护导联选择P波清晰的导联，通常是Ⅱ导联。

4. 密切观察心电图波形，注意避免各种干扰所致的伪差。对躁动患者，应固定好电极和导线，避免电极脱落以及导线打折、缠绕。

5. 选择合适袖带，为患者测量血压时，被测肢体与心脏处于同一水平，袖带松紧度适宜，左右两侧肢体交替测量，或定时松解袖带；尽量避免在瘫痪肢体测量血压；定时观察袖带部位皮肤情况，出现瘀斑应暂停在此部位测量。

6. 测血氧饱和度时尽量测量指端，不首选测趾端。血压袖带与血氧探头不在同一侧肢体为宜，否则互有影响。

第四节　术中有创动脉血压监测

一、操作方法（以桡动脉为例）

1. 评估患者的生命体征、术中情况。评估患者穿刺部位皮肤、血管情况，桡动脉穿刺前行Allen试验（术前根据手术情况评估是否进行有创动脉血压的监测，在患者麻醉之前进行试验）。评估有创血压监测的插件功能是否完好。

2. 核对医嘱、患者信息。

3. 遵医嘱准备生理盐水或肝素冲洗液（生理盐水 250mL 加肝素钠针 2500U）。

4. 将压力传感器与冲洗液连接，充气加压袋至 300mmHg，排气。

5. 关闭三通患者端，将压力监测电缆线连接监护仪和压力传感器。

6. 暴露患者穿刺部位，进行动脉穿刺。

7. 穿刺成功后立即连接压力传感器并冲管，转动三通使压力传感器与动脉相通。

8. 妥善固定动脉穿刺针和压力传感器，做好标识。

9. 校正"零点"。固定换能器处于患者心脏水平，转动三通使压力传感器与大气相通，监护仪上显示"0"时，转回三通使压力传感器与动脉相通。

10. 调节监护仪参数，观察压力波形，读取动脉压值。

11. 记录置管日期、时间和穿刺部位。

二、注意事项

1. Allen 试验阳性者，禁忌行桡动脉穿刺测压。Allen 试验的方法：嘱患者抬高上肢，检查者用大拇指同时压迫患者桡、尺动脉以阻断血流，嘱患者反复握拳直至手掌发白，放平上肢，检查者放松压迫尺动脉的同时，嘱患者松拳，观察患者手掌皮肤颜色由苍白变红的时间。如在 6s 内变红，则表示桡动脉侧肢端循环良好，Allen 试验阴性；如在 6～15s 内变红，则 Allen 试验可疑阳性；如在 15s 以上变红，则 Allen 试验阳性。

2. 定时冲洗动脉穿刺管，加压袋的压力不低于 300mmHg，以保持管道通畅。

3. 严格执行无菌技术操作，穿刺点如有渗液要及时更换贴膜。压力传感器每 72h 更换，24h 更换冲洗液。

4. 妥善固定患者穿刺侧肢体，术中患者体位改变时，应重新调试

"零"点。"零"点平第4肋腋中线即右心房水平，在调"零"及采血等操作过程中严防气体进入动脉。

5. 观察患者穿刺侧肢体的血运情况，及时发现有无肿胀以及颜色、温度异常等情况，防止发生渗液、肢端坏死。

6. 观察动脉穿刺部位，防止导管移位或脱出。观察动脉血压波形变化。如出现波形低钝、消失等异常时，考虑留置针是否打折、堵塞、针尖端贴近血管壁或脱出等情况，及时处理。

7. 随时检查压力传感器各个接头连接是否紧密，防止脱落或渗漏。

8. 挂好动脉标识牌，与术中静脉通路严格区分。

9. 术后需持续监测者，应保持管路通畅，做好交接班。拔除动脉置管后局部按压 5 ～ 10min。

第五节　术中中心静脉压监测

一、操作方法

1. 评估患者生命体征、术中情况、心率、血压、用药等情况。评估患者深静脉置管是否通畅。评估监测插件功能是否完好。

2. 核对医嘱、患者信息。

3. 为患者取平卧位。

4. 将压力传感器连接生理盐水，加压输液袋加压至 300mmHg。

5. 将已排气的压力传感器与中心静脉置管和测压插件相连，并连接至监护仪上。

6. 暂停输液，使传感器"零"点与患者右心房保持在同一水平（即第4肋间腋中线）。将中心静脉导管端关闭，让压力传感器与大气端相通，点击监护仪上"校零"按钮。当监护仪显示"0"时，转回三通使压力传感器与静脉端相通。

7. 调节监护仪参数，显示测压波形及标识。

8. 校零成功后，将大气端关闭，测压套件与中心静脉置管相通，观察监护仪上描记的中心静脉压压力图形与数值。

9. 记录一个较稳定的压力数值，正压封管。

10. 记录中心静脉的置管日期、时间和穿刺部位。

二、注意事项

1. 用于测压的中心静脉管腔可作为普通药物输注途径；禁止在输注血管活性药物通路时测量中心静脉压，以免造成血压剧烈波动。

2. 每次测压前或者患者改变体位后需要重新校"零"，校"零"时，患者须取平卧位，以免因"零"点位置的高低导致中心静脉压数值不准确。

3. 疑有管腔堵塞时不能强行冲注，溶栓无效时只能拔除，以防血栓。

4. 测压时确保输液管路及整套测压系统牢固连接，避免污染穿刺点，防止感染。

5. 测压过程中护士不可离开，需严密观察患者生命体征，观察其有无出血和血肿、气胸、血管损伤等，股静脉插管时，观察置管下肢有无肿胀、静脉回流受阻等下肢静脉栓塞的表现。

6. 观察患者穿刺部位的血运情况，及时发现其有无肿胀、颜色、温度等异常情况。

7. 密切观察手术情况，肝脏切除手术时提醒麻醉医生适度降低中心静脉压。

8. 术中做好标识，与外周输液通路区分。

第六节 术中微量注射泵的使用

一、操作方法

1. 评估患者的用药史、过敏史；明确药物的作用、副作用及药物的配伍禁忌；检查留置静脉通路的日期、是否通畅以及有无静脉炎情况。

2. 了解微量注射泵性能，以及药物的属性。

3. 备好静脉输液通路。

4. 核对医嘱及输液卡。

5. 遵医嘱配药并放入无菌盘。

6. 核对患者信息，向患者做好解释工作。

7. 妥善固定微量注射泵，接通电源，打开电源开关。

8. 配好药物的注射器连接延长管，排气后安装到微量注射泵上。

9. 遵医嘱设置输注速度、预估输注总量。

10. 连接静脉通路，启动微量泵，确认其正常运行。

11. 更换药液时，先关闭静脉通路，暂停微量注射泵输注；更换药液后，复查泵入速度及量无误后，打开静脉通道，启动微量注射泵。

12. 微量注射泵停止使用时，按暂停键，停止输注后，再关闭微量注射泵电源，使用封管液进行封管，取出注射器。

13. 术中密切观察患者，根据病情变化遵医嘱调节微量注射泵的速度。

14. 注意观察患者输注部位皮肤有无红肿、渗液等情况，防止液体外渗或静脉炎的发生。

15. 观察连接管是否有打折、扭曲，确保输注管道通畅。

二、注意事项

1. 全麻患者需妥善固定。

2. 注射过程中随时查看注射泵的工作状态，及时排除报警、故障。

3.需避光的药物应使用避光的注射器和泵管。

4.微量注射泵定期进行维护与保养。及时为微量注射泵充电或更换电池，注意观察微量注射泵电池电量。

第七节　术中颅内压监测

一、操作方法

1.术前评估患者意识状态、手术方式、体位、病理反射征及头痛呕吐的情况。

2.评估多功能参数监护仪的有创压监测模块、颅内压监测仪、颅内压传感器的性能及连接情况。

3.核对患者腕带信息，术前向患者家属做好解释工作。

4.术中医生放置颅内压传感器及脑室外引流管后，观察引流液的颜色、性质及量。

5.将有创压缆线与多参数监护仪与颅内压监测仪相连，颅内压监测仪与颅内压一次性传感器相连。

6.连接电源线，打开监护仪和颅内压监测仪开关，并校零。

7.监测数值并做好记录。

8.合理设置报警范围，密切观察患者术中颅内压变化情况，颅内压正常值＜15mmHg，如颅内压＞20mmHg应及时报告术者并遵医嘱处理。

二、注意事项

1.严格执行无菌技术操作，预防颅内感染。

2.术后需持续监测颅内压，应妥善固定传感器及引流管。引流袋滴液口高于侧脑室（一般位于外耳道水平）10～15cm，妥善固定，防止转运及患者躁动时引流管及传感器牵拉、脱出。

第八节 术中有创呼吸机的使用

一、操作方法

1. 评估患者生命体征、病情、意识、呼吸节律、血氧饱和度、动脉血气分析结果、呼吸道及配合程度。

2. 评估有创呼吸机的性能，将模拟肺与呼吸机管道连接，并固定。

3. 向清醒患者做好解释工作。

4. 麻醉后插管建立人工气道，气囊充气，并测压。

5. 连接电源、气源，打开主机开关，呼吸机进行自检。

6. 检查手控呼吸、机控呼吸是否漏气，检查挥发罐内是否有吸入麻醉药物，钠石灰是否需要更换。

7. 麻醉师根据病人情况选择呼吸机辅助呼吸模式，设置参数及报警值。

8. 观察呼吸机运行情况。

9. 查看气管导管刻度，测气囊压。

10. 将呼吸机与患者的人工气道连接，记录上机时间和呼吸机参数。

11. 术中密切观察患者生命体征及血氧饱和度的变化，及时监测动脉血气并进行分析，根据血气分析结果调整参数。

12. 观察呼吸机运转情况，及时处理呼吸机的报警并排除故障。

二、注意事项

1. 严格标准预防措施，预防院内感染。

2. 使用呼吸机 0.5 h 后监测动脉血气并进行分析，根据血气分析结果调节呼吸机参数。

3. 术中使用一次性呼吸回路。

4. 术后准确评估患者是否能脱机拔管，密切观察呼吸功能、生命体征、意识的恢复情况，决定是否拔管。

5. 麻醉复苏期间，拔管前后密切观察血氧饱和度和呼吸音，及时清除气道内积液，及时清理口鼻分泌物，保持呼吸道通畅。指导患者进行呼吸功能锻炼及有效排痰。

第九节　人工气道固定和气囊压力监测

一、操作方法

1. 术中准确评估管道的位置、深度、气囊压力及固定部位的皮肤情况。

2. 评估患者的呼吸频率、节律、血氧饱和度、呼吸音及呼吸机参数设定。

3. 协助患者取仰卧位，进行全麻插管。

4. 查看气管插管的插入刻度，经口气管插管者查看导管尖端距门齿的长度，经鼻气管插管者查看导管尖端距鼻尖的长度，测量气管插管外露长度，记录并做好标记。

5. 用气囊压力监测表监测气管导管气囊的压力，吸净气管及口咽部分泌物。

6. 固定气管插管时，将牙垫放置于导管的一侧，采用蝶形交叉法固定气管插管，胶布末端固定于面颊部；或选择其他适宜的固定方法，如固定器。

7. 操作后，再次测量气管导管的气囊压力，使其维持在正常值（$25 \sim 30\,cmH_2O$）；观察两侧胸廓起伏是否对称，听诊双肺呼吸音是否一致。

8. 术中使患者维持头部中立位，以维持导管正常位置。

二、注意事项

1. 人工气道固定前评估固定带所需长度。

2. 固定气管导管松紧度适宜，过紧可致气管导管变形成半堵塞状态；过松可致气管导管脱落；避免将多种管道固定在一起（例如气管插管和胃管），防止拔管时将其他管道意外带出。

3. 每 4 ～ 8h 监测气囊压力一次。

4. 对于低血压或休克患者则相应减少气囊压力，保证局部组织血供。

5. 气囊放气时，先吸净气道内及气囊上的滞留物。

| 第六章 |

手术室患者安全管理规范

第一节 全麻患者管理及注意事项

全身麻醉是指麻醉药物经呼吸道吸入、静脉或肌肉注射进入患者体内，使其产生中枢神经系统功能暂时抑制、神志消失、全身痛觉丧失、反射抑制和肌肉松弛的状态，其对中枢神经系统功能的抑制程度可以控制和调节，是一种完全可逆的状态，当药物被代谢或从患者体内排出后，患者的神志和各种反射会逐渐恢复。

一、全身麻醉实施步骤

（一）麻醉前准备

1.用物准备:麻醉机、气管插管工具、麻醉药物、抢救药物及设备，保证其功能完好并处于备用状态。

2.患者准备:评估术前诊断、既往史、心理状况;评估术前检查资料、禁食禁饮情况（见表6-1），开放静脉通路，连接心电监护仪，监测生命体征。

表 6-1 禁食禁饮时间

禁食禁饮时间 年　龄	固体／非流质饮食（包括牛奶）	液　体
成年人	6～8h （肉类、油煎制品等脂肪较高的食物 8h）	4h
36 个月以上	6～8h	2～3h
6～36 个月	6h	2～3h
6 月以下	4h	2h

（二）麻醉诱导

1. 给氧去氮：经面罩给患者数分钟纯氧气吸入，达到给氧去氮的作用。

2. 使患者丧失意识：静脉注射镇静、镇痛药物和肌松药，或吸入与氧气混合的麻醉药，使患者意识消失。

3. 插管建立人工气道

（1）患者入室后，保持室内安静，避免交谈与手术无关话题，应尽量减轻患者的心理负担，在患者平稳状态下给药，以免给患者造成不良的心理刺激。

（2）气管插管时，刺激迷走神经反射可导致患者心搏骤停和呼吸骤停，提前备好抢救药品和器械，充分供氧，根据病情术前吸氧 3～4L/min；建立静脉通道，连好心电监护，密切关注患者的生命体征和血氧饱和度的改变，一旦出现问题及时提醒操作者及时抢救。

（3）预见性地防止插管意外，帮助患者取平卧位，头后仰垫薄枕，协助固定体位，保持口、咽、喉处于同一轴线；按压环状软骨，显露声门，及时清除呼吸道分泌物，保持呼吸道通畅；待声门开启后插入导管，避免损伤呼吸道，减少喉头水肿，操作时动作轻柔，防止损伤牙齿进入气道引起窒息而危及生命；人工通气时胸廓双侧对称起伏，听诊双肺闻及肺泡呼吸音，确定导管位置，一般导管下端距隆突上 3～5cm，固定导管；连接呼吸机、加压给氧时，手压住患者胃部以免胃肠胀气，护士密切注意患者生命体征、血氧饱和度变化，出现异常提醒医生停止操作。

4.机械通气

（1）保持呼吸道通畅，雾化吸入湿化气道。由于人工气道的建立、呼吸肌无力、咳嗽反射减弱，纤毛运载能力下降使分泌物积聚，堵塞气道而发生肺部感染，而预防此感染，必须依靠吸引，但常因痰液黏稠难以吸除，对此可滴入 3mL 生理盐水或沐舒坦湿化或者间歇雾化吸入。负压吸引压力不超过 10.7 ～ 16.0kPa，吸痰时严格执行无菌技术操作，选择粗细适当的吸痰管，内径应为气管导管内径的 2/3，每次吸痰不超过 15 s，连续吸痰最多不超过 3 次，吸痰前后给予吸氧。

（2）固定好气管插管。标记好气管导管，记录导管插入深度，用胶布和布带固定，避免导管随呼吸运动上下滑动和滑出致黏膜损伤，应当随时检查导管的固定情况、插入深度，以及时发现导管滑出气道或者滑入一侧支气管与否。

（三）麻醉维持

1.手术期间复合使用静脉麻醉和吸入麻醉，维持足够的麻醉深度，维持患者无意识、无疼痛、无记忆、肌肉松弛以及神经反射抑制的状态，密切观察患者生命体征，保持患者的生命体征平稳，保障患者安全。

2.麻醉期间患者的呼吸、循环、神经系统等一系列生理参数发生变化，容易发生意外，术中患者无法与他人进行沟通；护士在麻醉过程中注意与麻醉医生配合、核对用药，密切观察患者的生命体征和病情变化，并配合处理术中出现的各种情况，尽可能维持患者内环境的稳定和脏器功能正常。

（四）麻醉复苏和拔管

手术将要结束时，应逐渐减浅麻醉，逐渐恢复患者的自主呼吸、意识，待手术结束时根据患者病情拔除气管导管或带气管导管回相应科室。

二、护理配合

（一）麻醉前护理

1. 实施术前访视：术前一天访视患者，检查病例，评估患者病情（病史、用药情况、相关检查结果、精神状态等），检查患者口腔、牙齿、颈部活动状况。实施术前宣教，简单介绍手术室环境、麻醉及手术相关信息；向患者说明术前禁食禁饮的原因及重要性；评估患者心理状况，给予其心理支持，耐心解答患者的提问，缓解患者的紧张焦虑情绪，以取得患者的主动配合，减少围术期麻醉并发症的发生，利于麻醉的诱导与维持，确保患者麻醉和手术安全。

2. 术前应停用的药物：主要有抗凝药、抗抑郁药。例如：阿司匹林一般需停用 1～2 周；华法令需停用 3～5 天；必要时加用维生素 K；单胺氧化酶抑制剂和三环类抗抑郁药需停药 2～3 周。

3. 环境、用物准备：患者入室前 30min 调节好手术间的温度，检查负压吸引装置、心电监护仪、除颤仪、麻醉机、插管用具是否处于备用状态，开启麻醉设备的电源进行自检，备好急救药物与急救设备，必要时用注射器抽好急救药物并贴好明确的标签；非气管插管麻醉情况，必须做好急救气管插管准备。

4. 建立静脉通路：首选在上肢建立静脉通路，全麻、大手术宜选择大号留置针，连接好三通及延长管，标注好穿刺时间。

5. 患者安全核查：手术患者麻醉前的安全核查时机在麻醉前，由麻醉医生、巡回护士与手术医生三方核查确认并签字。

（二）全麻诱导期护理

1. 加强健康教育：给予鼓励与心理支持，保持手术室内安静，禁止喧闹，噪音不仅容易使工作人员思想分散，而且会对患者造成不良刺激。

2. 妥善安置患者体位并制动：全麻诱导时帮助患者取仰卧位，头部垫高约 10cm，必须在麻醉诱导前完成对患者肢体的固定，防止术中患者身体某一部分坠落。

3. 协助插管：根据插管需要把床调节至合适的位置，协助麻醉医生行全麻诱导及气管插管；遇到困难插管，及时做好纤维支气管镜、特殊插管仪器的传递、吸引的准备工作，严禁离开手术间。

4. 积极协助抢救：出现麻醉诱导意外及时开放多条静脉通路、协助动脉穿刺、准备抢救药物、寻求其他医务人员的帮助等。

5. 防止麻醉药物外渗：加强静脉通路穿刺部位的观察，出现药物外渗，立即拔除，重新建立静脉通路，局部予以热敷或 0.25% 普鲁卡因局部封闭。

（三）全麻维持期护理

1. 严密观察患者生命体征的变化和手术进程，及时发现和处理术中可能出现的各种情况，如失血性休克、过敏性休克、心律失常等。

2. 维持静脉通路通畅，及时记录失血量、尿量及冲洗液量，以便麻醉医生调控输入液体量。

3. 正确执行术中医嘱。

4. 做好患者呼吸管理，保持患者呼吸道的通畅，协助麻醉医生抽吸呼吸道内分泌物。

（四）全麻苏醒期护理

1. 对尚未清醒的患者全程床旁照护，调节室温，注意保暖，减少暴露；对患者予以制动，固定两侧护栏，以防患者因躁动坠床。

2. 密切观察患者的神志及生命体征的情况，及时发现呼吸道梗阻，保持呼吸道通畅。密切观察脊椎手术的患者下肢活动情况，注意颅脑手术患者瞳孔变化情况，注意颈部手术颈部切口与呼吸情况。

3. 保持各类导管通畅，如有引流不畅需及时告知麻醉医生或手术医生，予以立即处理。

4. 保持输液通路通畅，遵医嘱及时给予麻醉拮抗药。准备口咽通气管和鼻咽通气管。

5. 一旦发生意外情况，积极协助抢救。

三、全身麻醉并发症处理（表6-2）

表6-2 全身麻醉并发症处理

序 号	类 型	常见原因及症状	处理措施
1	反流与误吸	全麻诱导时，患者意识丧失，分泌物、反流物引发误吸。表现为缺氧窒息、急性呼吸道梗阻、吸入性肺不张、吸入性肺炎。	（1）未禁食禁饮而需急诊全麻手术患者，先插胃管排空胃内容物；饱胃与高位肠梗阻患者，实施清醒插管，插管前备妥吸引器。 （2）患者发生呕吐物和反流物误吸，立即帮助患者置头低位，头转向一侧，迅速清除口鼻内呕吐物。
2	上呼吸道梗阻	舌后坠，口腔内分泌物、浓痰、血液、异物堵塞，喉头水肿导致患者呼吸运动反常，吸气性喘鸣，呼吸音低或无，出现三四征。	（1）舌后坠者托起下颌，将其头后仰，置入口咽或鼻咽通气管；及时清除口腔和咽喉部分泌物及异物，解除梗阻。 （2）轻度喉头水肿者，可按医嘱静脉注射皮质激素或雾化吸入肾上腺素，加压给氧，重症者，必要时立即进行气管切开手术。
3	下呼吸道梗阻	气管导管扭折、导管斜面紧贴气管壁，气管、支气管内分泌物积聚或唾液、呕吐物误入下呼吸道及支气管痉挛。	（1）清除呼吸道分泌物和吸入物。 （2）术中密切观察气管导管的位置、有无扭曲等情况，异常时及时调整。 （3）注意观察患者的症状和体征，若发现异常及时报告医生并配合治疗。
4	低氧血症	麻醉机故障、氧气供应不足、气管导管插入一侧支气管或脱出气管外；呼吸道梗阻引起低氧血症，表现为呼吸急促、发绀、躁动不安、心动过速、心律紊乱、血压升高等。	（1）及时检查麻醉机并调整导管深度，清理呼吸道。 （2）肺不张时使用纤维支气管镜吸出分泌物，严重者应以振动正压通气（PEP）治疗。 （3）肺水肿时应进行强心、利尿、扩血管、吸氧和机械通气治疗。
5	低血压	麻醉过深引起血管扩张，术中脏器牵拉引起迷走神经反射、术中失血过多及长时间血容量补充不足引起血压下降。	（1）立即减浅麻醉，在中心静脉压指导下加快输血输液，补充血容量，必要时应用升压药。 （2）有效止血，必要时暂停手术刺激，测不到血压时应立即进行心肺复苏。
6	高血压	患者有原发性高血压、甲亢、嗜铬等疾病；术中补液超负荷和升压药使用不当；手术麻醉刺激，麻醉浅、镇痛药量不够等引起血压升高。	（1）减少不必要的刺激，完善高血压患者的术前护理，有效控制原发高血压。 （2）维持足够的麻醉深度，密切观察患者血压的变化，根据医嘱给予降压药物，及时处理术中高血压，避免发生高血压危象。

（续表）

序　号	类　型	常见原因及症状	处理措施
7	心律失常	窦性心动过速与高血压同时出现时，常为麻醉过浅；低血容量、贫血及缺氧使心率加快；手术牵拉胆囊、心、眼引起迷走神经反射致心动过缓，严重者可致心跳骤停。	明确心律失常的原因，进行对因治疗；必要时进行抢救。
8	高热抽搐惊厥	婴幼儿体温调节中枢发育不健全，体温极易受环境温度的影响，如对高热处理不及时，可引起抽搐甚至惊厥。	小儿麻醉体温的监测极为重要，一旦发现体温升高应积极进行物理降温，特别是头部降温，防止脑水肿。
9	意外伤害	麻醉复苏时可出现躁动不安或幻觉等，容易发生意外伤害。	妥善约束患者肢体，对其进行床旁照护，防止患者发生坠床、碰撞、不自觉地拔除输液管及引流管等意外伤害。
10	气管黏膜损伤	气管导管固定不牢靠，反复吞咽、头颅活动，可引起气管损伤，损伤部位集中在气管导管的气囊、声门下部。	气管导管气囊压力不宜过高，每4～6h气囊放气1次，防止压迫气管黏膜的毛细血管引起血供障碍；固定气管导管，适量镇静剂，防止躁动和频繁吞咽，吸痰操作轻柔，防止器官损伤。

四、注意事项

1. 全身麻醉时患者眼轮匝肌松弛，眼睑不能完全闭合，造成角膜持续暴露，引起暴露性角膜炎，对此护理人员应采取金霉素眼膏联合手术粘贴巾覆盖双眼，减少患者术后角膜炎的发生。

2. 全麻诱导前安置好常用的监测装置，以便在有连续监测的情况下进行诱导，并应读取诱导前的数值，作为诱导时的参考。

3. 全身麻醉诱导患者的体位均为仰卧位，头部垫薄枕，宜使患者全身放松和感到舒适。

4. 在诱导前建立静脉通路，适当进行补液，必要时建立多条静脉通道。为了麻醉给药方便,常规选用一条上肢静脉通路并连接三通接头。

5. 保持静脉通畅是麻醉和手术中给药、补液、输血及患者出现危征时极为重要的一项抢救措施。

6. 诱导前面罩给氧时，患者神志消失前不宜将面罩紧扣于患者面部，以免引起患者的不适与恐惧。

7.气管插管前进行控制呼吸时，潮气量不宜过大，以免富余气体经食道进入胃内造成胃部膨胀及胃内容物反流；再者可用手掌或拳头按压胃部，以免引起胃胀气。

8.遵医嘱静脉推注全身麻醉诱导药物，不宜"倾注"式注入，对循环影响剧烈的药物采用分次注入的方式，对危重患者也可用静脉滴注的方式。在整个诱导给药的过程中注意观察患者病情变化，麻醉药物对人体中枢神经系统、循环系统、呼吸系统等功能都有干扰，严密观察患者各项生理参数，及时分析判断，及早发现病情动态，随时配合麻醉医生妥善处理，积极参与抢救工作。

9.全身麻醉诱导过程中，注意保持呼吸道通畅。全身麻醉诱导完成气管内插管并确认无误后，协助麻醉医生给套囊打气，妥善固定导管；在全身麻醉诱导完成后即进入全身麻醉的维持阶段，诱导与维持这两个阶段之间没有明显的界限，维持阶段持续至停用麻醉药为止。护士在整个麻醉维持过程中注意与麻醉医生配合，密切观察患者的生命体征及病情变化，注意及时配合处理术中可能出现的各种情况。如失血性休克、过敏性休克、心律失常等，尽可能保持患者内环境的稳定和脏器功能的正常。

10.麻醉复苏期间将患者头部转向一侧，保持呼吸道通畅，用吸引器吸出分泌物、面罩持续低流量给氧，促进患者尽快恢复正常呼吸；控制输液速度，防止肺水肿和心衰的发生；患者在麻醉复苏期间可出现兴奋不安、无意识乱动，应注意约束患者，避免坠床等意外的发生。

11.在患者未出手术室之前不能撤离各种监护及吸引器；确保安全拔管时，保持呼吸道通畅。

12.患者出手术室，护士和麻醉医生一起送患者回病房，并和病房护士进行交接。

第二节 局麻患者管理及注意事项

用局部麻醉药暂时阻断某些周围神经的冲动传导，使这些神经所支配的区域产生麻醉作用，称为局部麻醉（local anesthesia），简称局麻。广义的局麻包括椎管内麻醉。局麻是一种简便易行、安全有效、并发症较少的麻醉方法，并可保持病人意识清醒，适用于较表浅、局限的手术，但也可干扰重要器官的功能。因此，施行局麻时应熟悉局麻药的药理作用，掌握局麻并发症的处理对策，对确保局麻手术患者术中安全具有用药意义。

一、局部麻醉前的准备

（一）患者准备

1. 实施术前访视，给予患者心理支持，告知患者麻醉的相关知识，取得患者的配合，缓解患者术前紧张焦虑情绪，减少患者的应激反应。

2. 检查术前准备是否完善，评估患者血压有无过高或过低，使用普鲁卡因的患者，麻醉前应了解患者的药物过敏史，无过敏史者常规做过敏试验，试验结果为阳性者禁止使用。

3. 查看患者脊柱有无畸形，麻醉穿刺部位皮肤有无感染。

4. 入室后连接心电监护，连接氧气，调节氧流量为 2mL/min。

（二）用物准备

1. 麻醉前应准备急救设备和急救药物，以便麻醉出现意外时急救。

2. 根据穿刺部位和麻醉方式准备麻醉穿刺包，

二、局部麻醉中的护理配合

（一）椎管内麻醉的护理

1. 麻醉前三方核查，告知患者麻醉相关信息，取得患者配合。

2. 选择合适的留置针：尽量穿刺上肢静脉建立有效的静脉输液通路，应树立先建立静脉通路后麻醉的概念，同时给患者鼻导管上氧。

3.麻醉穿刺前为患者摆好麻醉体位，先侧卧位，后屈膝，双手抱膝，尽力弓背，呈"虾米"状；注意保护患者隐私，调节手术床至合适高度，在床旁给予心理支持，协助患者保持麻醉体位，防止其坠床。

4.穿刺完毕，护士协助患者恢复仰卧位，协助医生测定麻醉平面，根据麻醉平面调整体位，用约束带固定患者，防止其坠床。

5.术中持续、密切观察患者的生理监测指标，注意心率和血压的变化，若血压下降、心率减慢时，及时报告医生，遵医嘱处理。

6.术中患者呈清醒状态，因此，需保持手术间的安静，避免大声谈论与手术无关的事情。

7.椎管内麻醉常见并发症的预防和护理（见表6-3）。

表6-3 椎管内麻醉常见并发症的预防和护理

序号	类型	临床表现	处理方法
1	全脊椎麻醉	患者注药后出现抽搐、神志不清、呼吸困难、血压速降、意识模糊、呼吸停止继而心脏骤停	立即通知麻醉医生进行抢救，快速协助医生进行气管内插管；准备抢救药物，寻求其他专业人员的帮助。
2	高平面阻滞	患者会出现严重血压下降或心率减慢，甚至呼吸抑制。	协助麻醉医生辅助呼吸或控制呼吸，快速补液，遵医嘱给予升压和加快心率的药物。
3	恶心呕吐	恶心、呕吐。	麻醉过程中密切观察患者的情况，若发生呕吐应采取将患者头偏向一侧、升血压、上氧、暂停内脏牵拉等措施，必要时遵医嘱给予止吐药。麻醉前可使用阿托品降低迷走神经的兴奋性。
4	尿潴留	膀胱张力丧失，膀胱发生过度充盈引起尿潴留。	术前向患者解释术后出现尿潴留的原因，指导患者练习床上排尿；鼓励术后患者及时床上排尿，排尿困难时应采取措施诱导排尿；上述措施无效时可留置导尿管。

（二）神经干（丛）阻滞麻醉的护理

1.麻醉前三方核查，告知麻醉相关信息，取得患者配合。

2.选择合适的留置针：尽量穿刺上肢静脉，建立有效的静脉输液通路，应树立先建立静脉通路后麻醉的概念，同时给患者鼻导管上氧。

3.协助麻醉师为患者摆放适当的麻醉体位，根据不同的穿刺入路选择不同麻醉体位。颈丛神经阻滞患者取去枕仰卧位，上肩部垫一小垫，头偏对侧；肌间沟阻滞麻醉可取头低位；臂丛神经阻滞肌间沟入路则取去枕仰卧位，头偏向对侧，双上肢紧贴身体两侧，手尽量下垂以显露患侧颈部；腋路阻滞患者取仰卧位，头偏向对侧，患肢外展90°，屈肘90°，前臂外旋，手背贴床，呈"敬礼"状，充分显露腋窝。注意保护患者的安全，注意保暖，减少暴露，给予患者心理支持。

4. 每次注药前先回抽，无回血后方可注入药物，注药完毕用棉球压迫穿刺点约5min。

（三）局部浸润麻醉和区域阻滞麻醉的护理

1. 麻醉前三方核查，告知患者麻醉相关信息，取得患者配合。

2. 选择合适的留置针：尽量穿刺上肢静脉建立有效的静脉输液通路，应树立先建立静脉通路后麻醉的概念，同时给患者鼻导管上氧。

3. 协助麻醉师为患者摆放适当的麻醉体位，注意保护患者的安全，注意保暖，减少暴露，给予患者心理支持。

4. 若给患者用普鲁卡因麻醉则必须做皮试，注药前必须仔细核对药物名称、浓度，根据患者的体重给予适当剂量，注意勿超过该药物的一次限量。若病情允许可加入适量的肾上腺素，减少切口出血和延缓局麻药物的吸收，以防局部麻醉药物中毒。

5. 注药前必须仔细核对药物名称、浓度，根据患者的体重给予适当剂量，注意勿超过该药物的一次限量。若病情允许可加入适量的肾上腺素，减少切口出血和延缓局麻药物的吸收，以防局部麻醉药物中毒。每次注药前应回抽无回血，避免药物直接注入血管。

6. 密切观察患者的生命体征和面色，发现异常及时告知麻醉医生，并积极配合处理。

三、局部麻醉不良反应的预防处理

（一）毒性反应

局麻药物误入血管、局麻药用量过大、麻醉药物吸收过快以及患者个体差异等因素导致局麻药物吸收入血液，血药浓度升高并超过引起毒性反应的阈值，从而导致毒性反应的发生，可引起惊厥、抽搐等一系列毒性反应，严重者可致死。

1. 原因

（1）局麻药一次用药超过病人耐受量。

（2）局麻药物误入血管。

（3）注射部位血管丰富或局麻药未加入肾上腺素，局麻药的吸收过快。

（4）病人因体质衰弱、疾病的原因而导致耐受力降低。

2. 临床表现：主要表现在对中枢神经系统和心血管系统的影响，且中枢神经系统对局麻药物更为敏感。轻度毒性反应时，病人常出现眩晕、多语、嗜睡、寒战、惊恐不安和定向障碍等症状。此时如药物已停止吸收，症状可在短时间内自行消失。如果继续发展，则可意识丧失，并出现面肌和四肢震颤的症状。一旦发生抽搐或惊厥，可因呼吸困难缺氧导致呼吸和循环衰竭。早期临床表现以兴奋为主，如血压升高、心率增快等。但局麻药对神经系统的作用主要是抑制，而震颤和惊厥可能是局麻药对中枢神经系统抑制不平衡的表现。当血药浓度继续增大时，即表现为全面抑制现象。局麻药物对心血管系统的作用主要是对心肌力、传导系统和周围血管平滑肌的抑制，阻滞交感或副交感神经传出纤维，降低心肌收缩力，心排出量减少，血压下降。高血药浓度时，周围血管广泛扩张、房室传导阻滞、心率缓慢、甚至心搏骤停。

3. 预防处理：严格限量，杜绝逾量；施行局部麻醉时，在每次注药前应回抽注射器以避免药物误注入血管；无禁忌证时，在局麻药中加入适量肾上腺素以减缓局麻药物的吸收，尤其是血管丰富的部位；对体质较差、有严重合并症者应减少局麻药的剂量；用地西泮、咪达唑仑或巴比妥类药物作为麻醉前用药，可预防和控制抽搐的发生；积极纠正患者术前异常的病理生理状态，可提高肌体对局麻药的耐受性。如需使用混合局麻药，最好是长效药与短效药合用，可减少局麻药的毒性反应。对局麻药的毒性反应应提高警惕性，早期发现并进行及时、正确、有效的处理，才能避免严重毒性反应的发生。

（二）过敏反应

1. 概念：过敏反应即变态反应，指使用很少量的局麻药后出现荨麻疹、咽喉水肿、支气管痉挛、低血压、血管神经性水肿，严重者危及患者生命。临床上酯类局麻药过敏较多，酰胺类较为罕见。

2. 预防及处理：患者若发生过敏反应，立即停止用药；保持其呼吸道通畅，并给患者吸氧；维持循环稳定，适量补充血容量，紧急时可选用血管加压药，同时应用糖皮质激素和抗组胺药。但其预防措施尚难肯定。以传统的局麻药皮肤试验来预测局麻药变态反应是不足置信的，因为在非变态反应人群中，伪阳性率高达40%。因此，患者有过敏反应时不必进行常规局麻药皮试，如果病人有酯类局麻药过敏史，可选用酰胺类局麻药。

四、注意事项

1. 麻醉期间密切观察患者的生命体征和神志、面色，发现异常及时告知麻醉医生，并积极配合抢救；立即停止给药；积极协助麻醉医生抢救，面罩给氧，保持呼吸道通畅，遵医嘱用药，一旦呼吸、心跳停止，立即进行心肺复苏，必要时为患者进行气管内插管。

2. 由于手术过程中患者意识清醒，对周围环境非常敏感，应减少金属撞击声、机器鸣响声，注意谈话内容与声音。因此巡回护士要做好手术间的环境管理，做到"四轻"，即说话轻、走路轻、操作轻、关门轻。

3. 调节适宜的室内温度和湿度，促进患者舒适。

4. 恐惧紧张时疼痛加重，愉快有自信时疼痛减轻。因此在手术过程中，要告诉患者尽量放松心情，加强沟通及引导，通过向患者提供愉快的刺激，使其转变注意力，减轻对疼痛的意识，增加对疼痛的耐受。

第三节 术前宣教及注意事项

术前宣教是术前访视的一部分，是由手术室护士在手术前一日到病房对手术患者及家属进行的健康宣教。有效的术前宣教可以给患者提供麻醉手术相关信息，进行适当的心理干预，可以降低患者的焦虑情绪，提高患者的认知和应对能力，促进其术后康复。

一、术前宣教内容

（一）心理护理

1.建立良好的护患关系，了解病人病情及需要，给予安慰。通过适当的沟通技巧，取得病人信任。

2.对患者进行心理支持和疏导，鼓励病人表达感受，倾听其诉说，缓解恐惧、焦虑等不良情绪；耐心解释手术必要性，介绍医院技术水平，增强患者治疗信心；动员病人的社会支持系统，使其感受到被关心和重视。

3.认知干预，帮助病人正确认识病情，指导病人提高认知和应对能力，积极配合治疗和护理。

4.制订健康教育计划，帮助病人认识疾病、手术的相关知识及术后用药的注意事项，向病人说明术前准备的必要性，逐步掌握手术配合技巧及康复知识，使病人对手术的风险及可能出现的并发症有足够的认识及心理准备。

（二）常规护理

1.饮食和休息。加强饮食指导，鼓励患者摄入营养素丰富、易消化的食物。保暖防寒，避免感冒。创造安静舒适的环境，告知患者放松技巧，促进病人睡眠。病情允许者，适当增加白天活动，必要时遵医嘱给予镇静安眠药。

2.适应性训练。部分病人指导其练习术中体位，例如颈过伸位患者术前进行适应性练习，教会患者头低肩高体位，用软枕每日练习数次。

3. 胃肠道准备。指导其严格按照医生的要求禁食禁饮，防止麻醉和手术过程中呕吐而引起窒息或吸入性肺炎。

4. 手术区皮肤准备

（1）洗浴：手术前1日下午或晚上进行洗浴，清洁皮肤。腹部及腹腔镜手术的病人应注意脐部清洁。若皮肤上有油脂或胶布粘贴的残迹，用松节油或75%乙醇擦净。

（2）备皮：若毛发影响手术操作，手术前应予剃除。手术区皮肤准备范围包括切口周围至少15cm的区域。

5. 体温升高或女性病人月经来潮时，应延迟手术。

6. 进入手术室前，指导病人换好手术服，排尽尿液。

7. 拭去指甲油、口红等化妆品，取下活动性义齿、眼镜、发夹、手表、首饰和其他贵重物品。

8. 手术当日清晨可以刷牙洗脸及日常清洁，但不能饮水，有服药史的患者按医生要求喝少量水服药。

9. 主动向患者及家属介绍手术室的具体位置、相关环境、麻醉方式、手术体位、手术流程及手术相关知识。

10. 指导患者耐心配合手术查对过程、各种护理操作（用药、穿刺留置针、导尿、留置胃管等），说明其必要性，操作过程中做好保暖措施及隐私保护。

11. 术后全麻手术患者转麻醉复苏室，苏醒后回病房；非全麻手术患者术后直接回病房；危重患者转入ICU。

12. 术后留置各种管道（T管、腹腔引流管、胸腔闭式引流管等），会给患者带来不适，告知患者不能随意拉扯、拔出。

二、注意事项

1. 术前宣教由该台手术的巡回护士或洗手护士执行，宣教时间宜手术前一日15：00～17：00，避开患者进食和治疗休息的时间，可以联合麻醉医生、外科医生同时宣教。

2.宣教内容需根据患者的年龄、性别、文化程度和对手术相关知识的不同需求，有针对性地进行个性化讲解，以满足患者的需求心理。

3.宣教者着装整齐，态度和蔼，宣教过程中平视患者，尊重患者。

4.尽量避免使用医学术语，语言通俗易懂，对于沟通障碍患者或者小儿患者更要做到耐心、细心、认真，建立彼此之间的信任感。

5.与患者交谈时，评估患者的心理情况，必要时给予其适当的心理干预。

6.询问患者的疑虑，针对患者提出的问题在自己的职责范围内给予清晰正确的解释，解答不了的问题，不可含糊解答，应向主治医师反映并协助解决。

7.严格保护患者的隐私。

第四节 手术室体位安全摆放

手术体位是指术中患者的位式，是由手术医生、麻醉医生、手术室护士共同确认和执行，用以充分显露术野（对深部手术尤其重要），便于医生操作，同时确保患者安全与舒适，避免神经、肌肉等意外损伤的发生。手术体位摆放是手术室护理的重要内容，摆放正确的手术体位是手术顺利进行的重要保证。临床标准手术体位包括仰卧位、侧卧位、俯卧位、截石位，其他手术体位都在标准体位基础上演变而来。

一、手术体位安置原则

1.参加人员由手术医师、麻醉医师、巡回护士共同完成（国外有的医院由专职体位技师来完成）。

2.在减少对患者生理功能影响的前提下，充分显露手术野，便于医生操作，保护患者隐私。

3. 保持人体正常的生理弯曲及生理轴线，维持各肢体、关节的生理功能体位，防止过度牵拉、扭曲及血管神经损伤。

4. 保持患者呼吸通畅、循环稳定。

5. 注意分散患者皮肤压力，防止局部长时间受压，保护患者皮肤完整性。

6. 正确约束患者，松紧度适宜（以能容纳一指为宜），维持体位稳定，防止术中移位、坠床。

二、仰卧位

仰卧位是最常见的手术体位。将患者头部放于枕上，两臂置于身体两侧或自然伸开，两腿自然伸直。根据手术部位及手术方式的不同摆放各种特殊的仰卧位。仰卧位包括标准仰卧位、头（颈）后仰仰卧位、头高脚低仰卧位、头低脚高仰卧位、人字分腿仰卧位。特殊仰卧位都是在标准仰卧位的基础上演变而来。

（一）标准仰卧位

1. 适用手术：头颈部、颜面部、胸腹部、四肢等手术。

2. 用物准备：头枕、上下肢约束带。根据评估情况另备膝垫、足跟垫等。

3. 摆放方法

（1）患者仰卧于手术台上，头和颈椎处于中立位置。

（2）上肢自然放于身体两侧，肘部微屈用布单固定。远端关节略高于近端关节，有利于上肢肌肉韧带放松和静脉回流。肩关节外展不超过90°，以免损伤臂丛神经。

（3）膝下宜垫膝枕，足下宜垫足跟垫。

（4）距离膝关节上或者下5cm处用约束带固定，松紧适宜，以能容纳一指为宜，预防腓总神经损伤。

4. 注意事项

（1）根据需要在骨突处（枕后、肩胛、骶尾部、足跟等）垫保护垫，以防局部组织受压。

（2）上肢固定不宜过紧，预防骨筋膜室综合征。

（3）防止颈部过度扭曲，牵拉臂从神经引起损伤。

（4）妊娠晚期孕妇在仰卧时需适当左侧卧，以预防仰卧位低血压综合位的发生。

（二）头（颈）后仰卧位

1.适用手术：甲状腺、口腔、颈前入路等手术。

2.用物准备：肩垫、颈垫、头圈、头枕。

3.摆放方法

（1）方法一：肩下置肩垫（平肩峰），按需抬高肩部。颈下置颈垫，使头后仰，保持头颈中立位，充分显露手术部位。

（2）方法二：头部置头枕，先将手术床调至头高脚低位，再按需降低头板形成颈伸位。

4.注意事项

（1）防止颈部过伸，引起甲状腺手术体位综合征。

（2）注意保护眼睛。

（3）有颈椎病的患者，应在患者能承受的限度之内摆放体位。

（三）头高脚低仰卧位

1.适用手术：上腹部手术。

2.用物准备：另加脚挡。

3.摆放方法：根据手术部位调节手术床至适宜的倾斜角度，保持手术部位处于高位。

4.注意事项：妥善固定患者，防止坠床，手术床头高脚低不宜超过30°，防止下肢深静脉血栓的形成。

（四）头低脚高仰卧位

1.适用手术：下腹部手术。

2.用物准备：另加肩挡。

3.摆放方法：肩部可用肩挡固定，防止躯体下滑。根据手术部位调节手术床至适宜的倾斜角度。一般头低脚高（约 15°～ 30°），头板调高约 15°；左倾或右倾（约 15°～ 20°）。

4. 注意事项

（1）评估患者术前视力和心脏功能情况。

（2）手术床头低脚高一般不超过 30°，防止眼部水肿、眼压过高及影响呼吸循环功能。

（3）肩挡距离颈侧以能侧向放入一手为宜，避免臂丛神经损伤。

（五）人字分腿仰卧位

1. 适用手术

（1）单纯人字分腿仰卧位：开腹（Dixom）手术等。

（2）头低脚高人字分腿仰卧位：腹腔镜下结直肠手术。

（3）头高脚低人字分腿仰卧位：腹腔镜下胃、肝脏、脾、胰等器官手术。

2. 用物准备：另加肩挡或脚挡。

3. 摆放方法：麻醉前让患者移至合适位置，使骶尾部超出手术床背板与腿板折叠处适合位置（约 5cm）。调节腿板，使双下肢分开（不超过 90°），根据手术部位调节手术床至头低脚高或头高脚低位。

4. 注意事项

（1）评估患者双侧髋关节功能状态，明确其是否实施过髋关节手术。

（2）防止腿板折叠处夹伤患者。

（3）患者两腿分开不宜超过 90°，以站立一人为宜，避免会阴部组织过度牵拉。

三、俯卧位

俯卧位是患者俯卧于床面、面部朝下、背部朝上、保证胸腹部最大范围不受压、双下肢自然屈曲的手术体位。

（一）适用手术

头颈部、脊柱后路、背部、盆腔后路、四肢背侧等部位的手术。

（二）用物准备

根据手术部位、种类以及患者情况准备不同类型和形状的体位用具，俯卧位弓形体位架、俯卧位体位垫、外科头托、头架、托手架、腿架、会阴保护垫、约束带、各种贴膜等。

（三）摆放方法

1. 根据手术方式和患者体型，选择适宜的体位支撑用物，并置于手术床上相应位置。

2. 患者进入手术室后暂不过床到手术床上，而是在平车上实施麻醉，各项准备工作完成后，由医护人员共同配合，采用轴线翻身法将患者俯卧置于俯卧位支撑用物上，妥善约束，避免坠床。

3. 检查患者头面部，根据患者脸型调整头部支撑物的宽度，将头部置于头托上，保持颈椎呈中立位，维持人体正常的生理弯曲；选择前额、两颊及下颌作为支撑点，避免压迫眼部眶上神经、眶上动脉、眼球、颧骨、鼻及口唇等。

4. 将前胸、肋骨两侧、髂前上棘、耻骨联合作为支撑点，胸腹部悬空，避免受压，避开腋窝。保护男性患者会阴部以及女性患者乳房部。

5. 将患者双腿置于腿架或软枕上，保持功能位；避免双膝部悬空，给予体位垫保护，双下肢略分开，足踝部垫软枕，踝关节自然弯曲，足尖自然下垂，约束带置于膝关节上 5cm 处。

6. 将双上肢沿关节生理旋转方向，自然向前放于头部两侧或托手架上，高度适中，避免指端下垂，用约束带固定，肘关节处垫防压疮体位垫，避免尺神经损伤；或者双上肢自然置于身体两侧，中单包裹固定。

（四）注意事项

1. 轴线翻身时需要至少四名医护人员配合完成，步调一致。麻醉医生位于患者头部，负责保护头颈部及气管导管；一名手术医生位于患者转运床一侧，负责翻转患者；另一名手术医生位于患者手术床一侧，负责接住被翻转患者；巡回护士位于患者足部，负责翻转患者双下肢。

2. 眼部保护时应确保患者双眼眼睑闭合，避免角膜损伤，受压部位避开眼眶、眼球。

3. 患者头部摆放合适后，应处于中立位，避免颈部过伸或过屈；下颌部支撑应避开患者口唇部，并防止患者舌外伸后造成舌损伤，头面部支撑应避开两侧颧骨。

4. 摆放双上肢时，应遵循远端关节低于近端关节的原则；约束腿部时应避开腘窝部。

5. 妥善固定各类管道，粘贴心电监护电极片的位置应避开俯卧时的受压部位。

6. 摆放体位后，应逐一检查各受压部位及各重要器官，尽量分散各部位承受的压力，并妥善固定。

7. 术中应定时检查患者眼睛、面部等受压部位情况，检查气管插管的位置以及各管道是否通畅。

8. 若术中唤醒或体位发生变化时，应检查体位有无改变，支撑物有无移动，并按上述要求重新检查患者体位保护及受压情况。

9. 肛门、直肠手术时，患者双腿分别置于左右腿板上，腿下垫体位垫，双腿分开，中间以可站一人为宜，角度小于 90°。

10. 枕部入路手术、后颅凹手术可选用专用头架固定头部，各关节固定牢靠，避免松动。

四、侧卧位

侧卧位是将患者向一侧自然侧卧，头部侧向健侧方向，双下肢自然屈曲，前后分开放置。双臂自然向前伸展，患者脊柱处于水平线上，保持生理弯曲的一种手术体位。在此基础上，根据手术部位及手术方式的不同，摆放各种特殊侧卧位。

（一）适用手术

颞部、肺、食管、侧胸壁、髋关节等部位的手术。

（二）用物准备

头枕、胸垫、固定挡板、下肢支撑垫、托手板及可调节托手架、上下肢约束带。

（三）摆放方法

1.取健侧卧，头下置头枕，高度平下侧肩高，使颈椎处于水平位置。腋下距肩峰10cm处垫胸垫。

2.术侧上肢屈曲呈抱球状置于可调节托手架上，远端关节稍低于近端关节。

3.下侧上肢外展于托手板上，远端关节高于近端关节，共同维持胸部自然舒展。肩关节外展或上举不超过90°，两肩连线和手术台成90°。

4.腹侧用固定挡板支持耻骨联合，背侧用挡板固定骶尾部或肩胛区（离手术野至少15cm），共同维持患者90°侧卧位。

5.双下肢约45°自然屈曲，前后分开放置，保持两腿呈跑步时姿态屈曲位。两腿间用支撑垫承托上侧下肢。

6.小腿及双上肢用约束带固定。

（四）注意事项

1.注意对患者心肺功能的保护。

2.注意保护骨突部（肩部、健侧胸部、髋部、膝外侧及踝部等），根据病情及手术时间建议使用抗压软垫及防压疮敷料，预防手术压疮。

3.标准侧卧位安置后，评估患者脊椎是否在一条水平线上，脊椎生理弯曲是否变形，下侧肢体及腋窝处是否悬空。颅脑手术侧卧位时肩部肌肉牵拉是否过紧。肩带部位应用软垫保护，防止压疮。

4.防止健侧眼睛、耳郭及男性患者外生殖器受压。避免固定挡板压迫腹股沟，导致下肢缺血或深静脉血栓的形成。

5.下肢固定带需避开膝外侧，距膝关节上方或下方5cm处，防止损伤腓总神经。

6.术中调节手术床时需密切观察，防止重要器官受压。

7. 髋部手术侧卧位，评估患者胸部及下侧髋部固定的稳定性，避免手术中体位移动，影响术后两侧肢体长度对比。

8. 体位安置完毕及拆除挡板时妥善固定患者防止坠床。

9. 安置肾脏、输尿管等腰部手术侧卧位时，手术部位对准手术床背板与腿板折叠处，腰下置腰垫调节手术床呈"︿"形，使患者凹陷的腰区逐渐变平，腰部肌肉拉伸，肾区显露充分。双下肢屈曲约45°错开放置，下侧在前，上侧在后，两腿间垫一大软枕，约束带固定肢体。缝合切口前及时将腰桥复位。

10. 安置45°侧卧位时，患者仰卧，手术部位下沿手术床纵轴平行垫胸垫，使术侧胸部垫高约45°；健侧手臂外展置于托手板上，术侧手臂用棉垫保护后屈肘呈功能位固定于麻醉头架上；患侧下肢用大软枕支撑，健侧大腿上端用挡板固定。注意患侧上肢必须包好，避免肢体直接接触麻醉头架，导致电烧伤，手指外露以观察血运；保持前臂稍微抬高，避免肘关节过度展曲或上举，防止损伤桡、尺神经。

五、截石位

截石位是患者仰卧，双腿放置于腿架上，臀部移至床边，最大限度地暴露会阴部的一种手术体位，多用于肛肠手术、泌尿外科和妇科手术。

（一）适用手术

会阴部、经腹会阴联合、尿道、肛门手术等。

（二）用物准备

体位垫，约束带，截石位腿架、托手板、棉脚套等。

（三）摆放方法

1. 患者取仰卧位，在近髋关节平面放置截石位腿架。一侧上肢可置于身旁中单固定，另一侧上肢可固定于托手板上，用于静脉输液。

2. 双下肢穿好棉脚套，两腿屈髋，小腿放于腿架上，保持棉脚套平整，妥善固定下肢。

3.放下手术床腿板，必要时，臀部下方垫体位垫，以减轻局部压迫，同时臀部也得到相应抬高，便于手术操作。双下肢外展＜ 90°，大腿前屈的角度应根据手术需要而改变。

4.当需要头低脚高位时，可加用肩托，以防止患者向头端滑动。

（四）注意事项

1.用腿架托住患者小腿及膝部，必要时腘窝处垫体位垫，防止损伤腘窝血管、神经及腓肠肌。

2.手术中防止重力压迫下肢。

3.手术结束复位时，双下肢应单独、慢慢放下，并通知麻醉师，防止因回心血量减少，引起低血压。

第五节　术中压疮预防规范

压疮是指身体局部组织长期受压，造成局部组织血液循环障碍，组织营养缺乏，致使皮肤失去正常功能，而引起的组织破损和坏死。术中压疮是指发生于术后几小时至 6 天内的组织损伤，手术患者术中受到特异性因素限制，无法缓解局部压力，导致其成为压疮高危人群。

一、危险因素

（一）内源性危险因素

1.**年龄因素**：压疮发病率与年龄呈正相关，随着年龄的增加，组织再生能力发生生理性减退，皮肤松弛干燥、缺乏弹性，皮下脂肪萎缩变薄，皮肤易损性增加。局部受压后更易发生皮肤及皮下组织缺血缺氧，易引起压疮。据统计 40 岁以上患者的压疮发生率是 40 岁以下患者的 6 ～ 7 倍。

2.**体质指数（BMI）**：压疮所受压力来自自身的体重，患者的体重与压疮受压程度成正比，当患者体型过度肥胖时，致压力增加，易发生压疮，而当患者极度消瘦或体弱时，皮下无脂肪组织保护，也易发生压疮。

3.疾病因素：严重营养不良、心血管疾病、糖尿病、脊髓损伤的患者是发生压疮的高危人群。肺部疾病、贫血、低蛋白血症、糖尿病和风湿疾病等患者手术时，患者因病处于缺氧状态，组织代谢明显下降，都可加重手术中受压部位缺氧、缺血程度，也都是引起术中发生压疮的重要因素。

（二）外源性危险因素

1.压力：压力是造成压疮最主要的力，其中垂直压力是造成术中压疮最主要的原因。手术床垫过硬、体位架安置不当、使用约束带过紧等情况，长时间不改变体位，局部组织持续受压在2h以上，就可引起组织不可逆损害。

2.摩擦力：摩擦力是作用于上皮组织的机械力，手术时操作振动过大对受压部位都有明显的摩擦力和剪切力，如床单、约束带、体位垫等表面粗糙甚至潮湿，移动患者时均可产生摩擦力。

3.剪切力：与体位密切相关，手术过程中当体位固定时患者身体因重力作用而发生倾斜，深筋膜和骨骼趋向下滑，而手术床或手术单的摩擦力使皮肤和浅筋膜保持原位，从而产生了剪切力。

（三）手术患者特异性危险因素

1.手术类型：心脏、血管、肝脏、食道、脊柱手术和神经外科开颅及耳鼻喉科头颈手术，这些患者由于体位及手术时间关系，是术中压疮发生的高危人群。

2.手术时间：压疮的形成与手术持续时间长短有密切的关系。手术时间越长，局部受压组织处于缺血状态时间越长，压疮发生率越高，手术时间超过3h，术中压疮发生率可达到8.5%或更高；而超过4h，术中压疮发生率可高达21.2%，且时间每延长30min压疮增加33%。

3.手术体位：手术体位决定了患者受压部位，俯卧位比仰卧位更易发生，侧卧位发生的机会最大，受力面积最小，体重越大，所受压力越大。

（1）仰卧位易发生压疮的部位：枕骨粗隆处、肩胛、肘部、脊椎体隆突处、骶尾部、足跟，其中骶尾部最易发生压疮。

（2）俯卧位易发生压疮的部位：额面部、胸骨部、肩峰部、肋缘突出部、髂前上棘、膝前部、足趾等。

（3）侧卧位易发生压疮的部位：耳郭、肩峰部、髋部、大转子、膝关节内外侧、内外踝等。

4.麻醉：由于麻醉药物的阻滞作用，使受阻滞的部位以下的血管扩张，血流变慢，受压部位失去正常的血液循环，体温下降，再者由于麻醉药物影响，患者反应迟钝或暂时丧失对身体某些部位不适的反应，这些因素都使皮肤组织缺氧加重，无氧代谢产物不能及时排除，极易形成压疮。

5.术中施加的外部压力：手术者对患者施加压力，如放置手臂、拉钩等，都会影响组织微循环，使发生压疮的机会大为增加。

6.湿度：手术中的血液、体液及冲洗液浸湿皮肤，使皮肤更易受到压迫和摩擦，同时皮肤潮湿使身体粘贴于床垫上，增加了剪切力，也增加了受压部位形成压疮的机会。

二、预防规范

（一）术前护理

1.术前加强患者营养，规范术前宣教，保证充足的睡眠，必要时遵医嘱予以镇静安眠药。

2.做好患者心理护理以缓解患者焦虑紧张的情绪，使患者的情绪处于放松状态，减少情绪紧张降低应激能力。

3.术前应用压疮危险因素评估量表对患者压疮危险因素进行客观、准确评估是预防术中压疮发生的重要前提和关键环节，也是护理有效干预的一部分，有助于护理人员早期识别手术患者发生压疮的危险因素，并制定相应的预防和护理措施，有效降低术中压疮的发生率。

4.根据评估结果制订个性化的压疮预防计划。

5.保持床单位清洁、平整、干燥、无渣屑,体位摆放时避免拖、拉、拽等动作,尽量减少对患者局部皮肤的摩擦,受力点皮肤处垫凝胶垫,并根据受压面积大小选择合适的敷贴,在面部、鼻部易受压部位将敷贴裁剪成面膜形状,紧贴皮肤,减少压力。

6.术前在骶尾部、肩部皮肤处预防性均匀涂抹皮肤保护剂,再配合使用减压贴,用自制小枕将易受压部位悬空。

(二)术中护理

1.保暖、防潮:术前调控好手术间的温度和湿度。温度21℃～25℃、湿度30%～60%为宜。患者入手术间后,为病人加盖棉被保持体温。术中使用恒温毯保持机体正常体温,用棉被等保温物遮盖身体外露部分,输注的液体及血液经加温后输入。冲洗时使用37℃冲洗液,术前铺巾时用无菌薄膜保护好切口,防止术野区的冲洗液、血液弄湿床单。同时,冲洗时要提醒术者冲洗液不要外流,保持皮肤干燥,减少术中压疮的发生。

2.正确摆放体位:保持手术床床单清洁、干燥、无皱褶及碎屑。使用医用皮肤保护剂对受压部位进行涂抹,病人摆放各种体位时要符合人体力学原理,要根据患者体型情况选择合适的支撑物和衬垫物,严禁拖、拉、拽等动作造成患者皮肤破损,采用平移法抬起患者,正确选择体位用物,保护患者受压部位。仰卧位时,要在足跟部和骶尾部放置厚薄适宜的海绵垫或棉垫;侧卧位时,两膝之间要放置棉垫,脚踝部骨隆突处也要放置厚海绵垫;俯卧时,要在前额和脸颊垫好合适的棉垫。

3.加强术中巡视:密切观察患者肢体末端的血液循环、皮肤色泽等。患者外露的肢体用保护巾加以保温。术中如需移动患者,应避免拖、拉、拽,用力要协调一致,以免产生摩擦力和剪切力损坏皮肤,引起压疮的发生。术中提醒手术医生等不要倚靠、挤压患者的身体,以免增加患者自身体重以外的压力因素。在不影响手术正常进行和无菌要求的情况下每2h抬高受压部位,调整一次约束带,改善受压部位血液循环;

时刻确保体位垫没有移动，床单干燥、平整。

4. 加强术中微环境的管理：臀下垫亚低温降温床垫，护士每2h振动降温床垫一次，利用床垫内液体的振荡，改变患者身体受压部位承受的压强及受压点，达到局部按摩、促进血液循环的目的。认真观察记录，根据情况调整震动时间和力度，从而降低微环境中温湿度对术中压疮的影响。

5. 间断抬高患者受压部位：根据手术情况，术中患者受压部位每2h抬高一次，由手术医生和洗手护士负责台上无菌和器械保护，麻醉医生和巡回护士在台下将患者臀部抬起，并观察局部皮肤状况，随时给予个性化的处理。

6. 术中动态评估：运用完善的手术压疮信息化管理系统，由巡回和洗手护士共同对术中病情变化、长时间手术、压疮高风险和预期压疮的患者进行全程动态的评估。

7. 电外科的安全使用：在手术中负极板粘贴部位应避开骨骼突出处、瘢痕组织处和毛发浓密部位；揭除负极板时要按住皮肤，缓慢平行揭除负极板，并观察记录负极板下皮肤情况。

8. 医护配合默契，缩短手术时间：加强专业理论知识学习，提高理论实践技能，密切配合手术，缩短手术时间，减少术中压疮的发生。

（三）术后护理

1. 手术后及时调整体位，尽量减少或避免术中受压部位继续承受压力。

2. 手术中受压部位及承受部位皮肤解除压力后，观察30～40min后仍发红者，则表明软组织有损伤，加强此类患者术后随访。

3. 术后全程评估：运用完善的手术压疮信息化管理系统，由巡回和洗手护士共同在手术结束时和术后病房交接时进行压疮全程评估，并增加对手术时间（从进入手术室至回病房）、全麻后低体温、手术出血量的评估。

4.详细交接：术后与病房护士进行详细的交接，包括手术名称、时间、部位、术前预防压疮采取的措施、术中预防压疮的管理以及术前、中、后皮肤评估情况，口头交接后进行登记，做到有据可循。

三、注意事项

1.加强手术时间长、创伤大、步骤复杂等类型手术的预防与管理。

2.规范采用压疮风险评估量表进行压疮风险评估，并注重术中压疮的动态评估。

3.注意不同手术体位易受压部位的观察及压疮预防措施的落实。

4.注意压疮高风险人群的评估、预防及管理。

第六节　术中深静脉血栓预防

深静脉血栓（deep venous thrombosis，DVT）是指血液在静脉内不正常的凝结，是静脉回流障碍性疾病，可造成患者静脉完全或不完全阻塞。深静脉血栓是一种常见的手术后并发症，临床表现为肢体麻木、肿胀疼痛、皮肤温度升高、功能减退等，严重影响了患者的康复，增加了患者经济负担，严重者导致肺栓塞危及患者生命。深静脉血栓多见于骨科、妇产科、血管外科、胸外科患者，其中以骨科手术最为常见。

一、高危因素

（一）血管内皮损伤

创伤、手术、化学性损伤、感染性损伤等对血管壁的直接损伤破坏的结果。

（二）静脉血液滞留

患者截瘫、长期卧床、肢体活动受限，长时间处于被动体位、压迫下肢静脉，以及失血过多、微循环灌注不足、术中血管阻断、长时间固定体位、低血容量等都是静脉血液滞留的高危因素。

（三）血液高凝状态

创伤、手术、体外循环、全身麻醉、中心静脉置管、人工血管或血管腔内移植物、肿瘤等均可以引发机体凝血功能的改变。

（四）其他

包括患者自身高龄、糖尿病、肥胖、吸烟、休克，伴有心衰、心梗、全身感染等，术中低体温、手术时间长等都会导致 DVT 发生率变高。

二、预防措施

（一）术前评估与诊断

1. 手术室护士使用 Caprini 血栓风险因素评估表对手术患者实施术前 DVT 风险评估及健康教育。

2. 用彩色多普勒超声检查：敏感性、准确性均较高，临床应用广泛，是 DVT 诊断的首选方法，可应用于术中。

3. 静脉造影：准确率高，不仅可以有效判断有无血栓，血栓的部位、大小、范围、形成时间和侧支循环状况，而且常被用来评估其他方法的诊断价值，目前仍是诊断下肢 DVT 的金标准。可在导管室或符合手术室进行，超急性期使用需谨慎。

（二）术中预防

1. 术中预防措施应由手术团队共同制定，手术团队包括手术医生、麻醉医生、手术室护士等。护士遵医嘱执行。

2. 护士应了解患者血栓相关病情，如高危因素、是否使用抗凝剂、防止血栓滤器、使用弹力袜等。

3. 体位干预

（1）仰卧位：在不影响手术的前提下将患者的腿部适当抬高，利于双下肢静脉血回流。

（2）截石位：避免双下肢过度外展、下垂，避免腘窝受压。

（3）俯卧位：注意避免腹部受压。

（4）侧卧位：避免腋窝受压。同时，腹侧用挡板支撑耻骨联合处，避免股静脉受压。

（5）患者转运过程中搬动不宜过快、幅度不宜过大，建议使用转运工具。

4.压力预防措施

（1）间歇性压力充气装置：可改善下肢静脉血回流，以减轻静脉血液滞留，预防 DVT 的发生。

（2）弹力袜：有助于预防下肢深静脉血栓的形成，其工作原理是利用外界机械力有肌肉收缩的相互挤压作用，降低血栓形成的风险。

（3）禁忌证：充血性心力衰竭：下肢严重畸形、下肢骨折、小腿严重变形；严重动脉粥样硬化下肢缺血；急性期、亚急性期下肢深静脉血栓形成；下肢创伤或近期接受过植入手术；下肢皮炎、坏疽、水肿、溃疡、下肢蜂窝织炎、感染性创口；严重外周神经疾病以及材料过敏体质。

5.遵医嘱适当补液，避免脱水造成血液黏稠度增加。

6.预防患者低体温，避免静脉血液滞留、高凝状态。

7.缩短手术时间：术前充分评估患者病情及手术风险，备齐手术物品，提高专科配合能力，缩短手术时间。手术操作尽量轻柔、精细，避免静脉内膜损伤。

8.腔镜手术患者控制气腹压：根据手术需求和病人情况调节气腹压，其范围控制在 12 ～ 14mmHg，减少气腹压对下肢静脉的压迫。

9.规范使用止血带：根据患者年龄、肢体粗细、病人体质等因素选择合适的气压止血带。止血带放置位置为上肢手术放在上臂中上 1/3 处，下肢手术应缠绕在大腿上 1/3 处。上肢压力成人不超过 200 ～ 250mmHg，下肢压力成人不超过 300 ～ 350mmHg。

10.抗凝药物预防

（1）遵医嘱用药，了解药理作用。

（2）低分子肝素：可降低 DVT 的发生率，在用药过程中护士应注意观察伤口渗血量、引流量有无增多等症状。

（3）术前口服抗凝药、抗血小板药对预防血栓有积极意义，但会增加术中出血风险。

11. 预防已有血栓患者出现新发血栓。

（三）术后观察和处理

术后观察评估患者远端脉搏情况，若出现皮肤苍白、温度降低和斑驳则表示有缺血的危险，需要报告医生并紧急处理。

三、注意事项

1. 对手术患者围手术期静脉血栓栓塞症的评估预防需要与外科医生、麻醉医生共同协商，制定术前、术中、术后规范化的防治措施并认真实施，才能有效降低其发生率。

2. 采取 DVT 预防措施前应了解患者疾病、身体、经济及社会状况等信息，与手术团队充分沟通，共同权衡措施的获益和风险，达成一致意见后方可实施。

3. 综合考虑手术类型、手术需求、产品特性等因素，选择适宜的 DVT 预防措施。所有护理干预措施应在不影响手术操作的情况下进行。

4. 采取综合预防措施，单一一种预防措施不足以预防 DVT 的发生。

5. 围术期对急性期、亚急性期下肢深静脉血栓患者，应特别注意采取综合措施，避免血栓脱落。

6. 预防压力防治措施的并发症：骨筋膜室综合征、腓神经麻痹、压力性损伤。

7. 弹力袜使用：术前、术后若使用弹力袜应注意松紧适宜，防止足部上卷、腿部下卷，以免产生止血带效应，防止压力性损伤、DVT、肢体动脉缺血坏死等。

8. 避免同一部位、同一静脉反复穿刺，尽量不要选择在下肢静脉穿刺，尤其避免下肢留置针封管。

第七节　术中低体温预防

术中低体温是手术患者围术期最常见的并发症之一。体温在手术中的任何时间点＜ 36℃，称为术中低体温。术中低体温的发生率可达50% ～ 70%。术中发生低体温可引起术后寒战、凝血功能异常、麻醉苏醒延迟，增加切口感染率，引起室性心动过速、心室颤动、高血压等心血管并发症，严重者诱发致死性心律失常导致患者死亡。因此，临床需采取积极措施预防低体温，保证患者术中安全。

一、危险因素

1. 麻醉药物导致体温调节障碍：麻醉药抑制血管收缩，抑制了机体对温度改变的调节反应，患者只能通过自主防御反应调节温度的变化，核心体温变动范围约在 4℃以内。

2. 手术操作导致的固有热量流失：长时间手术，使患者体腔与冷环境接触时间延长，机体辐射散热增加。

3. 手术间的低温环境。

4. 静脉输注未加温的液体、血制品。

5. 手术中使用未加温的冲洗液。

6. 其他：术前禁饮禁食、皮肤消毒、患者紧张等因素的影响。

7. 新生儿、婴儿、严重创伤、大面积烧伤、虚弱、老年患者为发生低体温的高危人群。

二、预防措施

（一）术前评估及预热

1. 术前予以保暖、预防低体温的健康宣教，做好心理护理，减轻患者术前的紧张焦虑情绪。

2. 术前应用低体温风险评估表进行低体温风险评估，为实施术中低体温预防措施提供依据。

3. 患者入室前将室温调节至24℃预热手术室，麻醉前30min使用主动加温装置对手术患者进行主动加温预热。

（二）术中综合预防策略

1. 患者入室直到手术结束应用心电监护仪上配置的鼻咽部体温探头进行持续体温监测与记录，如术中出现体温下降应增加保暖措施，调高室温。

2. 麻醉诱导前30min应用充气式加温设备实施预保温，室温维持在21℃以上，开启术中主动加温设备后，方可将室温下调，将主动加温设备调至最高温档，根据患者体温将温度下调，术中持续使用主动加温装置为患者实施术中保暖，将患者温度维持在36.5℃以上。

3. 术中加温静脉注射液体或血液制品至37℃。

4. 应用覆盖毛毯、外科中单、塑料贴膜、复合材料等为患者实施被动保暖。

5. 术中使用加温至38℃～40℃的灌洗液。

6. 减少患者手术体位暴露时间，注意覆盖，尽可能减少皮肤暴露面积，使用预热的皮肤消毒液。

7. 术中用物准备齐全，熟练配合手术，有效缩短手术时间。

8. 对于高危患者（婴儿、新生儿、严重创伤、大面积烧伤患者等）需设定个性化的室温和术中保暖措施。

（四）术后体温管理

麻醉复苏时，每15min记录1次体温，患者体温出现低于36℃的情况时，立即使用充气式加温设备为患者实施积极主动加温，直到体温恢复至36.5℃再将患者转移至病房，术后持续监测体温及其他生命体征。

三、注意事项

1. 术中应采用综合保温措施。

2. 在使用加温冲洗液前需再次确认温度，应使用安全的加温设备，在使用加温设备时需做好病情观察及交接班工作，术中需有效监测体温，并按照生产商的书面说明书进行操作，尽量减少对患者可能造成的损伤。

3.加温后的静脉输液袋或灌洗瓶的保存时间应遵循静脉输液原则及产品使用说明，加温后的静脉输液袋或灌洗瓶不能用于患者皮肤取暖。

4.加强护士培训，使其掌握预防低体温及加温设备使用的相关知识。

5.手术间配备恒温毯，暖风机等保温设备，针对不同体位患者自制各种保暖棉垫、脚套、肩部保护棉垫等，在不影响手术的情况下尽可能为患者保暖。

第八节　腔镜中转开腹应急预案及处理规范

腔镜手术时由于术中大出血、病灶组织粘连、肿瘤分期晚、浸润周围器官无法镜下分离等因素转为开腹手术的过程，即为腹腔镜中转开腹。中转开腹可分为安全性中转开腹和被迫性中转开腹两大类。安全性中转开腹是指恶性肿瘤侵犯周围器官、大血管，镜下分离困难；术前漏诊和误诊的疾病无法在腔镜下同时处理；术野广泛粘连，操作空间小；病人对气腹不耐受导致持续的高碳酸血症无法维持麻醉安全性；无法修复的手术器械或设备故障；病人解剖因素，使腔镜操作无法继续而中转开腹。被迫性中转开腹多是由于外科医师的镜下操作技巧不足而中转开腹。安全性中转开腹是医师根据患者病情做的决定，因此中转开腹时间足、流程清晰、明确。被迫性中转开腹则是突发状况，通常伴随大动脉损伤、断面出血无法控制等危及生命的紧急情况，要求手术团队人员密切配合，在紧急情况下立刻开腹采取对应的抢救措施，减少对患者的损害。

一、中转操作流程

1.接到开腹指令，器械护士应沉着冷静，注意力高度集中，立即整理腔镜器械，撤离腔镜器械车（不包括清点记录的器械物品），另铺无菌台，迅速开启准备好的中转开腹器械包及用物，与巡回护士清点开腹器械及物品，快速配合医生切开皮肤及皮下组织进入手术部位。术中清点的所有物品做到心中有数，腔镜用显影纱布清点后放置在指定的器械台上，以便术后再次清点。

2. 巡回护士迅速撤离腔镜仪器，密切监测生命体征，及时供给台上所需物品，根据病情需要做好输血等准备，密切注意手术进展情况，做到有条不紊。

3. 中转开腹时巡回护士可依据手术部位变换术中体位，变换体位时密切观察患者的呼吸、循环功能、肢体是否受压，防止因体位安置不当造成意外损伤。

4. 中转开腹时及时提醒麻醉医生，防止因中转开腹影响麻醉效果而导致手术操作被中断。具体流程见图6-1。

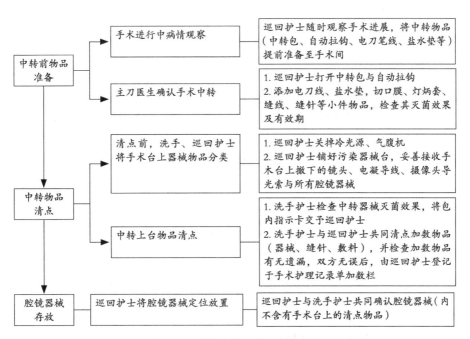

图6-1 腔镜中转开腹应急流程图

二、注意事项

1.腔镜手术要求器械护士必须熟练掌握开腹与腔镜两种手术方式的手术配合,同时对所有腔镜手术都应做好开腹手术的术前准备,配齐开腹手术器械及手术物品,熟练配合腔镜中转开腹手术。

2.科室需制定腔镜手术中转应急流程并进行相关培训,术中需中转开腹,按流程指引进行应对,提高效率,精准配合。

3.腔镜手术器械为高精密仪器,在中转开腹时,器械护士及巡回护士需注意对器械的清点及保护,防止发生器械间碰撞,造成器械损坏。

4.术中任何物品不得离开手术间,撤离的腔镜器械置于无菌台的一侧。严格遵守清点制度,认真填写护理文书,手术结束后方可将器械物品送出手术间。

第九节 手术中缺失物品查找流程及应急预案

术中物品缺失是指术中手术物品的数量或手术器械完整性与术前不符,有异物遗留的可能,属于护理差错。手术物品清点制度是手术室核心制度,认真执行手术物品清点制度,防止手术物品遗留在患者体内,是护理安全管理的重要内容。

一、查找流程

1.物品数目及完整性清点有误时,立即告知手术医生共同寻找缺失的部分或物品,必要时根据物品的性质采取相应辅助手段查找,确保不遗留于患者体内。

2.根据缺失物品类别及发现缺失时段,估计物品可能遗留的区域,分区域查找,洗手护士查找无菌区,手术医生探查切口、体腔,巡回护士查找手术间地面及其他平面。

3.未及时发现遗失物品则报告护士长,由其主持扩大范围全方位查找。

（1）查找手术间布单褶皱内、地面、垃圾桶、敷料筐、吸引器瓶。

（2）查找与手术间相关的辅助间、洗手间、器械间、准备间、外走廊。

（3）如为缝针等金属器械,巡回护士可借助磁性寻针器等工具寻找。

（4）手术器械、可显影的手术敷料缺失,可电话通知放射科进行床旁 X 线照片,或前往放射科进行 X 线照片,结果显示若遗失物品在切口内,手术医生探查取出；若遗失物品未在切口内,在其他区域内继续查找。

（5）与曾进入手术间的相关手术人员、麻醉医生沟通,询问对方是否取用或将其带出手术间。

4. 若找到缺失的部分和物品时,洗手护士与巡回护士应确认其完整性,并放于指定位置,妥善保存,以备清点时核查。

5. 经历多次长时间、各种手段仍未找到,应立即报告主刀医生及护士长,X 线辅助确认物品不在患者体内,巡回护士在手术护理记录单上书写事件发生经过及物品未在患者手术切口内的证实结果,需主刀医生、巡回护士和洗手护士签字、存档,按清点意外处理流程报告,填写清点意外报告表,并向上级领导汇报。

6. 手术部统一保存护理工作不良事件报告单。具体流程见图 6-2。

二、注意事项

1. 严格执行手术物品清点制度,术中随时检查器械的完整性,以防器械上小螺丝脱落或器械部件遗留患者体腔的危险。

2. 对于小切口、微创手术需使用微型标本取物袋或医用手套制作的标本袋用于取手术标本时,需密切关注标本袋情况,一旦取出及时检查标本袋是否破损,以防有手套碎片遗留患者体腔的危险。

3. 使用缝针时,若手术人员操作不规范,需及时提醒医生针不离持针器,以防飞针,每次缝针均需检查缝针的完整性,一旦缝针变形就不再使用,以防缝针折断。

4. 加强手术物品的保管意识,不可将手术物品随意放置或丢至垃圾桶。

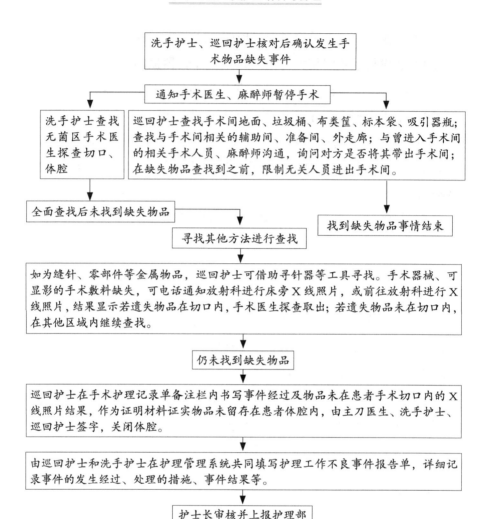

图 6-2 缺失物品查找流程图

第十节 手术室医用气体安全使用

手术室是医用气体使用最频繁的场所，因此，手术室由于医用气体使用不当或不规范造成的医疗事故也相对较多，随着高端先进技术、高精尖仪器设备在医疗领域的不断应用，医用气体在手术室使用也快速增加，如中心供氧、中心供应医用压缩空气、二氧化碳、氩气、中心吸引系统及麻醉废气系统等。医用气体是手术室必不可少的物资，医用气体的安全使用关系到患者和工作人员的安全，必须正确安装和使用。

一、医用气体的理化性质

（一）氧气

1. 物理性质：无色、无味、无刺激性的气体，标准状况下，氧气密度比空气大。通常状况下不易溶于水，熔点沸点低。

2. 化学性质：化学性活泼，具有很强的氧化性质，不能燃烧但可助燃。

（二）二氧化碳

1. 物理性质：无色、无味气体，沸点为 -78.5℃。在标准状况下，二氧化碳密度比空气大。通常状况下能溶于水，溶解度随压强增大而增加。

2. 化学性质：能跟水反应生成碳酸，碳酸不稳定易分解。

（三）氩气

1. 物理性质：无色、无味、无毒性、腐蚀性的气体，在标准状况下，不能溶于水，熔点为 -189.2℃，沸点为 -185.7℃。纯氩浓度不低于 99.99%，高纯氩浓度不低于 99.999%。

2. 化学性质：氩气是惰性气体，性能稳定，不会燃烧、爆炸，不易与其他物质发生化学反应。

二、医用气体的中心供应

1. 中心供氧、中心吸引、中心压缩空气是现代化医院必备的 3 种医用气体供应系统，净化层流手术部医院还应有笑气、二氧化碳、氮气以及麻醉废气回收与排放系统。

2. 气站产生的医用气体通过相应的输气管道到达手术室，中心供气的阀分为安全阀和维阀。

3. 医用气体中心供应系统接口的位置可选择两种方式：一种是镶嵌在墙壁里的内嵌式暗装壁式结构；另一种是安置在吊臂上的悬吊式结构。

4. 医用气体终端固定在设备带面板上，每种气体终端都选用插拔式自封快速接头，且各自独立不具互换性，标识清楚，避免插错接口，一般有 6 种气体调节装置、监测显示装置、超欠压报警装置。设置两套或两套以上气体终端以备急用，一般吊塔上 1 套，墙壁 1 套。

三、医用气体的安全使用

（一）氧气

在手术室有可靠的氧源是保证麻醉机、呼吸机使用和患者吸氧最基本的要求，大多数医院，氧气都是由两组液氧罐的液氧汽化减压后由中心供氧管道供给。

1. 中心供氧的每个手术间应该配备两套氧气终端，应设有二级稳压装置、安全阀和氧流表确保供氧安全。

2. 由于氧气易燃、助燃，所以手术室内不允许有明火或可燃性、易燃物质，保持通风良好。

3. 氧气管道应保持通畅，防止泄露。禁止开放性给氧，避免在高氧浓度环境中使用电外科设备。在气道部位手术使用电刀时应暂时移开氧气，避免烧伤患者或引起火灾。

4. 手术室内麻醉机后必须配备小氧气钢瓶及氧气减压阀，供突然停氧气时使用。

5. 保证有足够的用氧量，确保术中用氧安全。

6. 氧气管道终端接口与麻醉机一端相应的气体管道插孔相匹配，以确保与麻醉机气体入口连接时准确无误，防止用错气体。

7. 在使用中心供氧时，要随时观察供氧情况，医用气源和管道系统的性能一定要受到中央或局部报警系统的持续监测，制定出多种安全防范措施和管理条例，由专门的机构强制性定期检查医院气体输送系统。

8. 由有资质的专业人员来维护该系统，更换损坏的管道及部件，避免因医用气体故障和操作失误而导致医疗事故。

9. 中心供氧突然停止应急预案

（1）储备氧气和简易人工呼吸设施，根据手术间数量、手术量和停止供氧意外情况发生率等实际情况来配置备用的瓶装氧气或氧气枕。

（2）配齐氧流量表、氧气管和湿化瓶，氧气枕充满氧气处于备用状态。手术间内备用呼吸囊，专人管理，定位放置，定期检查，使其处于完好备用状态。

（3）当突然停止中心供氧时立即评估手术患者状态、停氧的原因、范围、时间。

（4）立即电话通知中心供氧站，查明原因，报告相关部门，如院总值班护士长、医务部等，同时启用呼吸囊人工呼吸和备用氧气瓶。

（5）密切观察病情，及时处理异常情况。

（二）二氧化碳（CO_2）

CO_2 是腹腔镜手术首选气体，必须是医用高纯气体，部分医院由 CO_2 气体的中心供气管道供给。CO_2 在血液中的溶解度高于空气、氧气甚至 NO（一氧化氮），由于机体内有碳酸氢盐缓冲对，血红蛋白和血浆蛋白可携带 CO_2。其中 CO_2 气栓致死剂量是空气气栓的 5 倍量，所以应该高度重视 CO_2 的安全使用，积极预防气体栓塞的发生。

1. CO_2 在医院主要用于外科腹腔镜手术建立气腹，通过气腹机控制气体流量和压力，使 CO_2 气体进入手术患者体内，为微创手术提供操作空间。

2. 为防备 CO_2 管道气体供气站系统出现故障，由有资质的专业人员来维护供气系统，更换损坏的管道及部件，手术室须配备 1 ～ 2 瓶瓶装 CO_2 气体。

3. 定期检查中心 CO_2 输送管道连接情况，避免气体泄漏。

4. 医用二氧化碳的使用执行《高纯二氧化碳》（GB/T 23938—2009）标准。

5. CO_2 气体栓塞的预防措施

（1）建立气腹开始充入 CO_2 的速率宜慢。

（2）早期诊断，血氧监测仪可监测低氧血症。对于气体栓塞，CO_2 监测仪和监测图可以更为有效地提供早期诊断并确定患者栓塞程度。从中心静脉内吸出气体或泡沫血液可以确诊气栓。

（3）立即停止充气和排尽腹腔内 CO_2 气体。

（4）患者置于头低足高位，此体位在吸气时可以增加胸内压力，以减少气体进入静脉，左侧位可使肺动脉的位置于低位，利于气泡漂移至右心室尖部，从而避开肺动脉口，随着心脏的舒缩将气体混成泡沫分次小量进入肺动脉内，逐渐被吸收。

（5）纯氧通气纠正缺氧，可减少气栓大小及后续反应。

（6）提高通气量增加 CO_2 的排出量。

（7）通过中心静脉或肺动脉导管吸出气体。

（8）如需要肺复苏，应及时进行心外按压。可以将 CO_2 栓子粉碎成小气泡，使其被血液快速吸收，临床 CO_2 栓塞的症状可迅速缓解。如果怀疑脑部气栓，要考虑高压氧治疗。

（三）空气

由于氧化亚氮和高浓度氧的潜在危害作用逐渐受重视，空气供呼吸机、麻醉机使用越来越普遍，部分医院由中心管道供气，由医院空气压缩泵站，经过滤干燥器、贮气罐、减压阀减压后供给使用。

1. 医院管道系统使用的是由压缩泵提供的干燥、非无菌空气，所以空压泵的入口必须远离真空排气孔，最大程度减少污染。

2. 气体贮气罐要定期排水，安全阀和压力表要定期质检，确保安全使用。

（四）吸引系统

吸引系统有由中心供气中心的真空吸引装置提供负压。医院中心真空系统通常由两个相互独立的吸引泵组成，每个吸引泵都可以独立满足最大工作需要，在手术室内通常还用作废气回收。

1. 在使用时要根据患者情况、手术中出血量调节好压力，同时还需配备一台备用吸引装置。

2. 有中心吸引系统的手术室，也必须配备电动吸引器，以备中心吸引系统故障或吸引管路接口堵塞时使用。

3. 中心吸引突然停止的应急流程

（1）备用移动式吸引器，中心吸引的手术室根据手术间的数量、手术量和中心吸引突然停止导致意外情况发生等实际情况来配置备用的移动式电动及机械式吸引器。

（2）移动吸引器设专人管理、定点放置、定期检查，使其处于备用状态。

（3）突然停止中心吸引时，立即评估手术切口出血情况及患者呼吸道通畅度，评估停止吸引的范围、原因、时间，启用移动式吸引器，必要时可使用注射器抽吸呼吸道分泌物，手术敷料吸出手术部位的血液、体液。

（4）报告护士长，通知设备技术人员及时检查中心吸引突然停止的原因，停电、机器故障或管道堵塞等立即进行维修。

（五）氩气

主要用于外科手术氩气电刀使用，一般由小瓶装医用高纯氩气供给，由氩气电刀所附带专用减压阀减压后使用。

1. 氩气须送小氩气钢瓶到气体供应站灌装。

2. 医用氩气的使用执行《氩》（GB/T 4842—2006）的标准。

3. 在氩气中，人有被窒息的危险。在氩有可能泄漏或氩含量有可能增加的地方应设置通风装置。液态氩属低温液体，操作不当可引起冻伤，应采取防冻措施。

四、注意事项

1. 定期培训、考核，熟悉各种医用气体的组成成分、浓度标准，了解各种医用气体的特点、性能和使用要求。

2. 明确岗位职责，医用气体必须由医院专业人员负责采购，医院只能定点购买通过国家药品生产质量规范（GMP）认证企业生产的合格气体，手术室只能使用医院专业人员采购的医用气体，并按规范安全使用。

3. 建立医用气体使用管理制度。

4. 手术室各医用气体中心供气管路及各手术间医用气体终端必须严格按规范施工，不同气体设置不同颜色的接口，手术室内人员必须熟悉各种相匹配连接管的颜色，相连接的端口直径是否相同，不可强行连接不匹配的端口。

5. 建立标准操作规范，定人定期检查管理，规范使用。

6. 医用气体从中央气源经网管系统输送到各个手术间，各个管道必须避免被灰尘、油脂或水气污染。

7. 定期检查接头、压力表及高压泵管是否牢固，是否漏气，连接工作机械是否正常，及时消除各种安全隐患。

8. 定期保养检查好麻醉回路及医用气体系统。

9. 不能单独让实习医护人员操作各医用气体管道的连接，要对其加强安全教育，增强其安全防范意识。

10. 管理好手术室的易燃物品，如一次性用品、手术单、布料、酒精、油膏等。

11. 肠道内气体含有甲烷和氢气，二者均为高度可燃的气体，术中意外穿破肠腔可致上述气体释放，可能引起腹腔内燃烧。

12. 腹腔镜手术只能使用二氧化碳气腹。

13. 设立灭火装置，并能正确使用。

第十一节　手术室应对火灾的应急预案

手术室作为医院抢救、诊治患者的重要区域，发生火灾对于实施救治的医务人员和正在接受手术的患者而言，将会造成极其严重的伤害，因此，每一位手术室工作人员都有责任掌握手术室内火灾的发生原因、预防及发生火灾将如何应对等相关知识。

一、高危因素

1.设备因素：电源、电线、电刀、激光、光源等。如电刀头没有安插到电刀笔筒内、光源束打开长时间接触到铺巾、仪器设备电源使用不当等。

2.化学危险品：含酒精的皮肤消毒液、乙醚、过氧化氢溶剂等。

3.手术室易燃材料：手术铺巾等。

4.助燃气体：氧气、氧化亚氮等。

二、处理原则

1.终止手术，做好麻醉管理，保护切口，采用手术床、平车、抬、背、抱等方式转移手术患者。

2.即刻拨打火警电话报警，报警时准确表述地址位置、有无危险化学品、火势大小、燃烧物质以及有无被困人员和报警人姓名。

3.关闭失火区域的可燃、助燃气体开关及电源。关闭防火门。防止火势蔓延。

4.火灾发生时，注意有效沟通。现场人员在烟和气雾之下用面罩或湿毛巾捂住口鼻，尽可能以最低的姿势冲出火场；禁止使用电梯。

5.初期火灾时，可用灭火工具灭火。

6.初期灭火失败，立即按照应急预案进行疏散。

二、注意事项

1.手术室应制定火灾应急预案和流程图，配备火警逃生线路图和消防器材与设施。

2.手术室火灾应急预案演练应联合多部门定期完成，主要包括手术室、麻醉科、临床科室、保卫科、后勤部门等。演练应避开患者手术期间。每年对手术室工作人员（手术室护士、手术医生、麻醉医生、工友）进行火灾安全教育，熟悉各种灭火设备的地点、类型和使用方法等。

3.灭火时以确保手术患者和医务人员安全为首要原则，必要时疏散患者和医务人员。

4.首先发现火源的人员，应立即报警，如火势在可控范围内就近取用灭火器灭火。

5.接警人员职责：与消防控制中心保持联络，指引消防通道，传达消防控制中心指挥员意图给现场人员，电话通知相近楼层关闭防火门，随时准备疏散人员。

6.麻醉科主任、护士长职责：麻醉科主任、手术室护士长是部门防火负责人和总指挥。报告并指挥火灾预案的启动，安排人员立即切断电源、关闭氧气总阀门，指挥工作人员有秩序地将手术患者从消防通道疏散，并协助重症患者疏散；检查确认有无遗留人员。疏散结束时，必须清点患者和工作人员数量，向现场总指挥报告。

7.麻醉医生：停用吸入性麻醉气体，立即脱开麻醉机，使用简易呼吸器或呼吸皮囊；在挤压过程中严密观察患者意识状态及病情变化，并负责患者麻醉手术记录的转移与保管。

8.手术医生：评估患者情况及手术状态，尽快结束手术及简单处置包扎/覆盖，并进行患者的转运，负责疏散过程中患者的病情、伤口、引流管的处理，并决定患者的转移方式和转移地点。建议转移地点应结合所转移手术患者的情况决定。

9.手术护士：洗手护士根据疏散患者处理程序，做好手术患者伤口的保护和患者情况的评估。巡回护士确认报警、限制、灭火等救援工作落实的同时，准备转运设备，组织好手术患者的转运如直接用手术床或平车转移患者离开现场，如火势较大，可用床单将患者抬离现场。做好病历资料的保管和转移。

10.复苏室护士：准备转运设备，组织患者转运，有辅助呼吸和气管插管患者连接简易呼吸器。严密观察患者意识状态及病情变化，及时记录，并负责患者转运病历的转移与保管。

11. 辅助人员、进修人员及学生共同协助做好手术患者的疏散。

12. 夜间麻醉值班负责人、手术室夜班组长立即报告消控中心和总值班室，指挥火灾预案的启动，安排人员立即切断电源、关闭氧气总阀门，指挥工作人员有秩序地将手术患者从消防通道疏散，并协助重症患者的疏散；检查确认有无遗留人员。

13. 火灾处置结束后，对事件发生原因进行分析和整改，并持续进行质量改进。

第十二节　手术患者坠床与跌倒的预防

手术患者安全是手术成功的必要保障，手术患者发生坠床与跌倒等意外伤害将直接影响患者的健康，甚至危及生命。坠床与跌倒的发生对患者会造成表皮擦伤、骨折和脱臼、软组织挫伤、头面部损伤、脑部损伤、关节扭伤和引流管脱出等伤害。手术室护士必须重视手术患者坠床与跌倒发生的预防。

一、预防流程

1. 评估患者发生跌倒与坠床的危险因素。

2. 评估床单位及病房辅助设施是否完好，警示标识是否清晰。

3. 积极采取预防跌倒的护理措施

（1）完善制度，优化工作流程，制定预防手术患者坠床制度和应急预案，不断完善和落实安全管理制度。

（2）护士长组织成立科室安全小组，定期召开安全会议，及时发现问题，消除隐患。

（3）加强对医护人员的职业道德教育和风险意识培养，由护士长组织护理人员学习护理风险预案，强化护士防范患者坠床的意识。

（4）加强对患者的健康教育，帮助患者认识到自身存在的安全危险因素，及时识别可能发生的安全问题。

（5）术日早晨由巡回护士检查手术床的性能及制动情况，如有问题及时向仪器组组长反映，及时维修、检查保养；护理人员都必须掌握手术床的安全使用规范，以免发生误操作。

（6）选择合适的转运器具（平车、轮椅），转运前检查轮椅及平车的零部件及性能，转运患者必须使用护栏及约束带，有意识障碍的患者加用约束带并由医护人员护送，两车交换或车与床交换时，车轮必须处于刹车制动状态。患者转运过程中，保证患者的头、手、脚不要暴露于推车外，以免撞伤。病情危重、躁动、谵妄的患者，必须由医护人员护送进手术室，婴幼儿应由父母陪护进入手术室患者等候区，术后应由麻醉师和工勤一起护送患者进入复苏室或病房。

（7）轮椅转运应正确使用轮椅固定带，下坡时倒推轮椅，推行轮椅注意速度均匀。

（8）根据不同手术的需要和实施手术者的要求，选择合适的约束带，使用约束带时注意松紧适宜，随时观察患者肢体的血运情况，防止并发症的发生。

（9）密切观察患者用药反应，把握重要环节，对使用术前用药的患者做好安全教育，手术室护士掌握常用药物及麻醉知识，及时发现问题，配合麻醉师做好患者的观察和安全照护工作。

（10）患者进入手术房时，巡回护士主动迎接患者，缓解患者恐惧焦虑的心情，并告知患者在手术床上的安全注意事项，取得患者主动配合。

（11）术中巡回护士应避免离开手术患者，密切观察患者的动态，转变患者的体位时，切忌盲目操作，在保证患者安全的情况下改变手术体位。

（12）手术结束后，尚未清醒的患者，不要撤离安全约束带，避免患者躁动引起坠床，先安置患者，再处理用物。巡回护士要掌握好手术节奏，接台手术患者安置在术前等候区，做好宣教及保暖工作，车轮刹车制动。

（13）在手术间复苏的患者，手术室必须配备人员在手术间加强防护，夜间要统筹安排人力资源，确保患者的安全。

二、注意事项

1. 围手术期加强坠床与跌倒预防意识，注重细节护理，在转运、过床等操作时平车和轮椅注意刹车，每一步都协助患者完成。

2. 协助患者从平车或轮椅转移至手术床。

3. 术前、术后转运患者时使用床栏、约束带。

4. 服用镇静药物、安眠药物的患者未完全清醒时不宜下床活动；服用降糖、降压药物的患者，注意观察其用药后的反应，预防其跌倒。

5. 术后第一次小便，应鼓励患者在床上小便，起床时须有人守护，防止因直立性低血压或体质虚弱而跌倒。

6. 对已发生的跌倒与坠床案例进行原因分析，持续改进护理质量。

| 第七章 |

手术室常见仪器操作流程

第一节　电外科设备操作流程及注意事项

一、高频电刀的操作流程及注意事项

（一）功能介绍

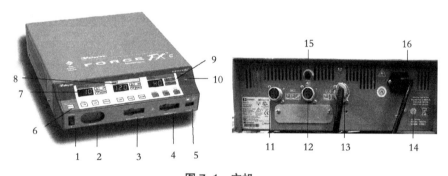

图 7-1　主机

主机：

1.电源开关；2.双极插孔；3.单极插孔1；4.单极插孔2；5.负极板插孔；6.记忆恢复键；7.双极控制器（下方从左至右：精确双极、标准双极、宏双极）；8.单极电切控制器（下方从左至右：低压电切、纯切、混切）；9.单极电凝控制器（下方从左至右：低压凝血、电灼式凝血、喷凝式凝血）；10.负极板指示灯；11.单极脚控开关插座2；12.单极脚控开关插座1；13.双极脚控开关插座；14.等电位接地端；15.音量控制；16.电源插座

（二）操作说明

1.连接电源线，启动 1 电源开关，机器自检，连接负极板，检查 10 负极板指示灯是否为绿色。

2.单极电刀功能的使用流程

（1）开腹手术时，将电刀笔连接于单极插孔 1/ 单极插孔 2。

（2）腔镜手术时，①腔镜附件连接于单极插孔 1，则单极脚控开关需连接于主机后面相对应的 12 单极脚控开关插座 1；②腔镜附件连接于单极插孔 2，则单极脚控开关需连接于主机后面相对应的 11 单极脚控开关插座 2。

（3）电切设置，通过 8 单极电切控制器下方的模式选择所需的模式（一般选择右侧的混切），再通过右侧的上下键调节功率的大小。

（4）电凝设置，通过 9 单极电凝控制器下方的模式选择按键选择所需的模式（一般选择中间的电灼式凝血），再通过右侧的上下键调节功率的大小。

3.双极电凝功能的使用流程

（1）将双极连接于 2 双极插孔，检查双极脚控开关是否连接于主机后面的 13 双极脚控开关插座。

（2）通过 7 双极控制器下方的模式选择按键选择所需的模式，再通过右侧的上下键调节功率的大小。

4.手术完毕，将输出功率调至最低后，关闭主机电源，拔除电源连接线，规范揭去负极板，并评估病人全身皮肤状态，检查有无电刀烫伤。将脚控开关及各导联线清洁后归位放置，在仪器设备使用本上登记使用情况。

（三）故障处理指南

常见故障及处理措施见表 7-1。

表 7-1　常见故障及处理措施

故　障	说　明	措　施
开机后出现报警信号	连接故障或附件性能故障	检查电源线连接情况和电刀笔、负极板性能
使用时显示错误信号	电刀笔质量问题	更换电刀笔后重新开机
更换电刀笔后提示故障信息	电刀主机故障	将故障数字代码告知维修人员

（四）使用注意事项

1. 心脏起搏器或有金属植入物患者使用电刀。

（1）心脏起搏器、心脏转律除颤器（ICD）置入患者术前应由心内科医生评估患者情况，且在心内科医生和厂家的指导意见下使用电刀。

（2）建议使用双极电凝模式并低功率、短时间的操作。

（3）使用单极模式时，避免回路电流通过心脏和起搏器，尽量使电外科设备导线远离起搏器以避免干扰。

（4）加强监护，严密观察患者心率节律的变化。

2. 使用电刀时，应根据医生习惯、手术类别、病人体重采用最低有效功率（小儿输出功率建议为成人的1/3）、最短工作时间。使用前务必检查报警设置，避免长时间启动电刀，并将工作提示音调到工作人员能清晰听到的音量。

3. 使用含酒精的消毒液消毒皮肤时，应避免消毒液积聚于手术床，消毒后应待酒精挥发后再启用电刀，以免电火花遇易燃液体而致皮肤烧伤。气道内手术应防止气道烧伤。肠道手术禁忌使用甘露醇灌肠，肠梗阻患者慎用电刀。

4. 电刀连线不能缠绕金属物体，以免漏电发生意外。使用后用湿纱布及时擦除电刀笔的焦痂，不可用锐器刮除，以免损伤电刀头头端的合金材质。

5. 腔镜手术使用带电凝功能的器械前，应检查绝缘层的完整性，防止漏电发生损伤邻近脏器。可重复使用带电器械，应建立使用监测系统，采用专业检测设备进行绝缘性检测，对其使用次数、绝缘性检测、灭菌情况进行追溯，实现闭环管理。

6.腔镜手术不得使用导电套上装有非导电锁定器的混合套管针。手术通道应使用全金属或全塑料系统，不得让电能通过混合系统。防止射频电流的电容耦合，否则可能会引起意外烧伤（如腹壁烧伤）。当腔镜器械与其他器械接触时不能启动电极，否则可能会造成组织意外损伤。

7.避免异位烫伤的发生，严禁皮肤与皮肤直接接触，皮肤至皮肤的接触点使用绝缘物隔开。

8.双极电凝使用时应用生理盐水间断冲洗或滴注，保持组织湿润、无张力，术野清洁，避免高温影响电凝周围的重要组织和结构，减少组织焦痂与双极的粘附。

9.同时使用两个电刀

（1）不要将电外科设备放在高频电刀或其他电器设备顶部。

（2）两台电刀必须属于同一类型。

（3）每个病人身上的回路负极板都应尽可能粘贴在靠近所连接的电刀进行手术的部位。

（4）确保病人身上的回路负极板不相互接触，回路不交叉。

10.回路负极板的使用。

（1）严格遵从生产厂家提供的使用说明，若使用通用电外科手术设备，应配备回路负极板接触质量监测仪或电外科设备本身配有的自检功能。

（2）宜选用高质量回路负极板，一次性回路负极板严禁复用、禁止裁剪。

（3）根据患者体型、重量选择大小合适的回路负极板，成人、儿童、婴儿和新生儿均有专用回路负极板。禁止裁剪，且要求负极板黏性强并容易撕脱。

（4）对于烧伤、新生儿等无法粘贴回路负极板及有金属植入物等患者宜选择双极电凝，也可选择电容式回路板垫（体重超过11Kg才能使用）。

（5）使用前检查负极板的有效期、完整性、有无瑕疵、附着物以及干燥程度，过期、损坏或水基凝胶变干的回路板禁止使用，回路负极板不得叠放，打开包装后宜立即使用。

（6）粘贴前先清洁粘贴部位皮肤，以减少阻抗。粘贴时，将回路负极板的长边与高频电流流向垂直（回路负极板粘贴方向与身体纵轴垂直）。

（7）宜选择无纹身（特别是红色墨水纹身）、易于观察、肌肉血管丰富、皮肤清洁干燥、毛发较少、无金属植入物、靠近手术切口的部位，距离手术切口＞15cm，距离心电图电极＞15cm，避免电流环路近距离通过心电图电极和心脏。严禁将负极板贴于心脏上或心脏区，负极板放置合适部位：大腿前后侧、小腿后侧、上臂、臀部、腹部（脂肪多者不宜）等。

（8）如果仅使用双极，则不要粘贴病人回路负极板。否则电外科手术效果不会仅限制在双极电极之间的组织。

11.脚控开关使用时宜套上防水袋保护，避免血液、冲洗液污染，防止电路短路，搬运脚控开关时不可手提导线，以免导线与脚控开关分离。

二、氩气刀仪器操作流程及注意事项

（一）功能介绍

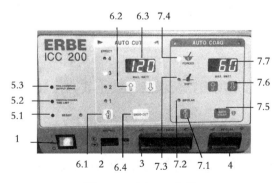

图7-2　ICC200主机

ICC200 主机：

1. 电源开关；2. 负极板插孔；3. 单极插孔；4. 双极插孔；5.1. 负极板指示灯；5.2. 使用时间限值指示灯；5.3. 设备输出错误指示灯；6.1. 电切效果切换键；6.2. 电切功率设置键；6.3. 电切功率显示值；6.4. 内窥镜切割选择键；7.1. 电凝效果切换键；7.2. 双极电凝按键；7.3. 柔和电凝；7.4. 强力电凝；7.5. 自动启动按键；7.6. 电凝功率设置键；7.7. 电凝功率显示值

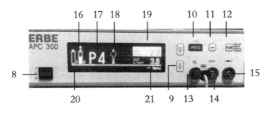

图 7-3 ICC300 主机

ICC300 主机：

8. 电源开关；9. 上／下键；10. 编程键；11. 输入键；12. 冲洗键；13. 高频功率输入；14. 多功能插座；15. 氩气插座；16. 氩气容量显示；17. 执行中的程序号；18. 被识别器械的器械号；19. 流量显示；20. 报警信息提示；21. 菜单键

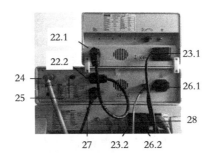

图 7-4 ICC 200 和 APC 300（后视图）

ICC 200 和 APC 300（后视图）：

22.1. ICC 和 APC 电源导线接口；22.2. ICC 和 APC 电源导线接口；23.1. ICC 和台车电源导线接口；23.2. ICC 和台车电源导线接口；24. 氩气瓶压力软管；25. 泄放阀；26.1. APC 和台车电源导线接口；26.2. ICC 和台车电源导线接口；27. 脚控插座；28. 台车电源线

（二）操作说明

1. 连接电源线，启动 1 电源开关，机器自检，连接负极板于 2 负极板插孔。

2. 双极电凝功能的使用流程

（1）将双极附件连接于 4 双极插孔，连接主机后面的脚控开关插座。

（2）电切设置，通过 6.1 电切效果切换键选择所需的模式，再通过 6.2 电切功率设置键调节功率的大小。

（3）电凝设置，通过 7.1 电凝效果切换键选择所需的模式，再通过 7.6 电凝功率设置键调节功率的大小。

3. 氩气电凝功能的使用流程

（1）启动 8 电源开关机器自检，连接负极板于 2 插孔，打开主机后面的氩气瓶阀门。

（2）将氩气手柄附件连接于 14 多功能插座和 15 氩气插座。

（3）通过 7.1 电凝效果切换键调至 A60 氩气状态下的电凝。

（4）使用前，通过主机上的 12 冲洗键，将氩气手柄内杂气冲洗干净。

（5）通过 9 上 / 下键将氩气调至 coagl2.0L/min，cut3.6L/min（通常数值已调好）。

4. 手术完毕，将输出功率调至最低后，关闭主机电源拔除电源连接线，轻轻揭去负极板，并评估病人全身皮肤状态，检查有无电刀烫伤。将脚控开关及各导联线收纳并缠绕好、归原，在仪器设备使用本上登记使用情况。

5. 拆卸氩气瓶

（1）关闭气瓶阀门，拆下氩气瓶的氩气软管。

（2）把软管口放到 APC300 主机背后的 25 泄放阀上压紧，排除软管的残余氩气。

（3）减压阀的连接螺母向左拧，用手拧下。

6. 安装气瓶

（1）减压阀拧到新的气瓶上，用手向右拧。

（2）打开气瓶阀门，把压力软管接到 APC300 的气瓶连接头上。

（3）系统随即由 APC300 用氩气自动冲洗，压力软管和减压阀拧紧，避免"嘘嘘"的噪声。

（三）故障处理指南

常见故障及处理措施见表 7-2。

表 7-2　常见故障及处理措施

故 障	说 明	措 施
I10 流量不足	软管堵塞，气瓶空瓶，系统出错	从器械里清除焦痂，更换气瓶，联系维修
I11、12 流量过大	输入压力太高，系统出错	更换减压阀，联系维修
I13 输入压力	无气瓶相连，系统出错	连接气瓶，联系维修
I150 按钮按下	主机上一个按钮被激发，按钮故障	解除激发，联系维修
I160 脚控开关被激发	误激发，脚控开关故障	解除激发，联系维修

（四）使用注意事项

1.APC300 只能使用氩气。

2. 为避免气体栓塞及皮下气肿，不要将氩气流量设定过高，禁止将 APC 电极的末端直接对着开放的血管或直接压迫组织。

3. 气瓶被打开时，如"嘘嘘"的噪声超过 2s，则存在漏气，关闭氩气瓶。

4. 脚控开关使用时宜套上防水袋保护，避免血液、冲洗液污染，防止电路短路，搬运脚控开关时不可手提脚控开关的导线，防止导线与脚控开关分离。

三、超声刀操作流程及注意事项

（一）功能介绍

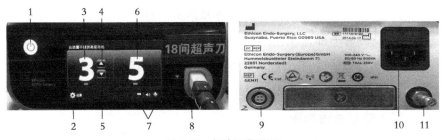

图 7-5　超声刀操作图

主机：

1. 电源开关；2. 设置；3. min（最小）；4. max（最大）；5. 功率级别增加；6. 功率级别降低；7. 音量；8. 接头 / 装置插孔；9. 脚控开关插孔；10. 电源线插孔；11. 电位均衡接线端

（二）操作说明

1. 连接刀头与手柄线

（1）将刀头和手柄线上金属杆垂直向上连接。

（2）顺时针旋转刀头上的灰色圆形旋转锁键，以连接刀头和手柄线。

（3）在刀头关闭状态下，将扭力扳手套入刀头杆身并自然下滑至旋转锁键。

（4）仍保持左手握持手柄，右手顺时针旋转扭力扳手，直到听到"咔咔"两声即可。

2. 主机的操作

（1）连接电源线。

（2）将安装好的手柄线主机端连接于 8 接头 / 装置插孔，注意白色结合点相对。

（3）启动 1 电源开关，系统启动后再按触摸屏右下角的 ok 键进入自检模式。

（4）手术人员持续激发刀头上的 min/max 键，触摸屏显示系统测试中，待绿色指示灯亮起则自检完成，松开按键，此时设备可正常运行。

（5）功率大小已默认，无需调节。

3. 手柄使用次数查询

（1）点击主机触摸屏左下角的 2 设置按键。

（2）通过屏幕右侧滑键，向下选择系统信息。

（3）触摸屏上即显示出手柄剩余使用次数。

4. 手术完毕，关闭电源拔除电源连接线，拆卸刀头和手柄线，在仪器设备使用本上登记使用情况，设备归原。

（三）故障处理指南

常见故障及处理措施见表 7–3。

表7-3 常见故障及处理措施

故 障	说 明	措 施
重新启动	系统中两个激发开关均关闭，可能由于一个开关卡住或无意中关闭另一个开关	重新激发器械以继续，如手术人员只能使用一种激发模式，可能因为手控或脚控开关卡住，请更换器械或脚控
按下"ok"以继续	系统须重新设置	按"确定"返回到系统发生错误时的状态，如果问题仍存在，需联系厂家维修
请与您的环境应力筛选试验（ESS）代表联系	系统故障	需联系厂家维修
发生器过热	发生器过热	从主机后部和底部通风口移去所有障碍物后，如果问题仍存在，需联系厂家维修
需要升级软件以运行装置	装置要求主机软件升级	联系厂家维修
拧紧组件	刀头未正确组装	重新拧紧刀头，按"下一步"按钮以继续
无可用剩余，更换手柄	手柄已达到最大使用寿命	更换手柄
测试期间打开钳口	使用时，请在检测过程中保持装置钳口开放	按"下一步"前进，在钳口开放的状态下重新尝试测试
更换器械，检测到器械错误	表明器械存在内部错误并阻止其使用	拔除手柄并更换器械。如果问题仍存在，需联系厂家维修

（四）使用注意事项

1.严禁用于骨组织和以避孕为目的输卵管结扎手术。

2.术前应检查刀头前端的完整性，尤其是硅胶垫片。

3.使用时最好将组织钳夹在刀头的前2/3的部位。

4.不能闭合刀头空激发激发状态时，严禁触碰金属物质，且避免长时间连续激发。

5.术中未使用超声刀时，应使用软布轻擦或将刀头浸入生理盐水中激发刀头，以及时清理钳端的焦痂，避免用力过度损坏刀头。

6.定期使用无水酒精清洁手柄线的金属环和金属接头，以延长手柄线的使用寿命。

7.脚控开关使用时宜套上防水袋保护，避免血液、冲洗液污染，防止电路短路，搬运脚控开关时不可手提脚控开关的导线，防止导线与脚控开关分离。

第二节　手术内窥镜系统操作流程及注意事项

一、摄像系统的操作流程及注意事项

（一）功能介绍

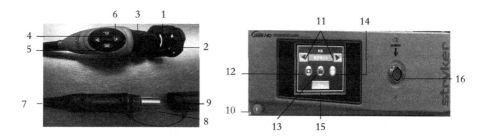

图 7-6　摄像系统图

摄像头：

1. 窥镜耦合器；2. 窥镜耦合器推板；3. 调焦环；4. 远程截图；5. 白平衡按钮；6. 上下调节按钮；7. 摄像电缆；8. 主机连接头；9. 保护盖

主机：

10. 电源开关；11. 左右调节按钮；12. 远程截图；13. SDC 录像启停按钮；14. 白平衡按钮；15. 菜单按钮；16. 摄像头插孔

（二）操作说明

1. 检查摄像主机、显示器、视频连接线是否连接正确。打开摄像主机和显示器电源，确认显示器有彩色图像输出后关闭电源备用。

2. 连接

（1）先将 8 主机连接头插入摄像主机 16 摄像头插孔（注意"蓝色箭头"朝上），再打开主机 10 电源开关，同时检查摄像主机显示屏上是否显示 laparoscopy 腹腔镜检查模式，反之可通过摄像主机上的 11 左右调节按钮选择相对应的手术模式（arthroscopy 关节镜检查、cystoscopy 膀胱镜检查、ENT 耳鼻喉、flexi-scope 柔性内窥镜、hysteroscopy 宫腔镜检查、laparoscopy 腹腔镜检查、laser 激光、microscope 显微镜、standard 标准）。

（2）手术人员将镜头套入无菌保护套中，台下巡回按下摄像头上 2 内窥镜耦合器推板将镜头与摄像头妥善连接，防止内窥镜松脱。

（3）巡回护士将光纤主机端插入光源机，听到"咔"的一声即表示插入到位。再将镜头端递给手术人员，手术人员使用无菌保护套将光纤连接至镜头上。

2. 调节白平衡：先将光源打开，将光源机亮度调至手术所需亮度，通过 3 调焦环将图像调节清晰。手术人员将镜头的物镜前端对准一个纯白色的表面（如白纱布等），长按 2s 主机面板上的 14 白平衡按钮 / 摄像头上 5 白平衡按钮调节白平衡，此时显示器屏幕显示白平衡完成。

3. 聚焦 / 变焦：通过 3 调焦环调节图像清晰度和光学变焦；通过摄像头上 6 上下调节按钮或短按 5 白平衡按钮可调节图像亮度或数码放大级别；通过摄像主机上的 15 菜单按钮进入功能设置，按压"+"或者"–"按键调节数码增强、亮度及放大还原的等级。

（三）故障处理指南

常见故障及处理措施见表 7-4。

表 7-4　常见故障及处理措施

故　障	说　明	措　施
监视器黑屏，无图像	监视器电源故障	检查电源开关及电源连线
	模式选择错误	选择正确的模式
	光纤、摄像头、镜头松脱	检查连接是否紧密
图像色彩失真	术中无意调节了摄像头白平衡	重新调节白平衡
图像模糊、视野不清	焦距调节不当	重新调节焦距

（续表）

故　障	说　明	措　施
亮度明显减弱	显示器模式、亮度、对比度、色度调节不当	重新调节相关参数
	镜头物镜端污染	清除污渍
	烟雾过多	吸出腹腔内烟雾
	镜头温度与腹腔内温度差异过大	将镜头物镜端置入热水加温，或使用防雾剂防止物镜端起雾
视野较暗，影像偏红	冷光源灯泡超过使用期限	更换冷光源灯泡
图像显示不正常	显示内容缺失、偏离中心	使用屏幕菜单调整参数

（四）使用注意事项

1. 在手术过程中，存放摄像头时把连线盘成大圈，严禁折叠、扭曲。

2. 术后用湿纱布擦拭摄像头表面，用 70% 的乙醇擦拭摄像头上的玻璃窗。

3. 术后妥善固定摄像头，以免坠落损坏。

二、气腹机的操作流程及注意事项

（一）功能介绍

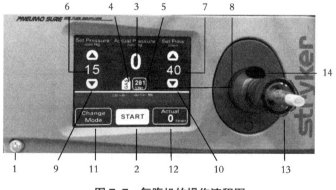

图 7-7　气腹机的操作流程图

主机：

1. 电源开关；2. 开始／停止开关；3. 实际压力显示；4. 气源显示；5. 气体消耗显示；6. 压力设定值显示；7. 流量设定值显示；8. 气体加热器已连接显示；9. 压力设定"＋－"；10. 流量设定"＋－"；11. 气腹机工作模式；12. 实际流量显示；13. 气腹管接口；14. 气流加热插孔

（二）操作说明

1. 连接

（1）连接电源线，将主机后方的 CO_2 气体连接管连接于 CO_2 气体端口。

（2）打开 1 电源开关后仪器开始自检，听到"滴滴"两声自检完毕后，进入工作模式菜单选择相应模式，常规选择高流量模式（成人选择 high flow 高流量模式、婴儿和儿童选择 pediatric 儿科模式、肥胖患者选择 bariatric 肥胖操作模式、血管手术选择 vessel harvest 血管摘取模式）。

（3）连接一次性气腹管至 13 气腹管接口，通过 9 压力设定和 10 流量设定调节所需的腹压及流量。

（4）设定完毕后，按 2 开始／停止开关，气腹机开始工作。

（5）手术完毕，先从病人处断开管路，再通过 2 开始／停止开关关闭气源，气腹机内余气放完后关闭 1 电源开关，再拔除端口的 CO_2 气体连接管。

2. CO_2 高压钢瓶供气与中心供气的菜单设置

（1）按下 12 实际流量显示 "actual" 2s 钟进入用户菜单模式。

（2）通过 gas supply 进入供气模式，选择 bottle gas 钢瓶供气或 house gas 中心供气后（常规选择 house gas 中心供气），再通过 save 保存键确认保存设置。

（3）最后通过按 exit 退出键退出用户菜单设置。

（三）故障处理指南

常见故障及处理措施见表 7-5。

表 7-5　常见故障及处理措施

故障	说明	迹象	措施
压力过高,无法进气	气腹针穿刺未到位	气腹机"滴滴"报警	调节其深浅,确定其位于腹腔内
	麻醉过浅	腹肌紧张,气腹机"滴滴"报警	停止进气,关闭气腹机待麻醉加深后启动
压力和流量下降	供气中断	操作和气体压力显示为空瓶状态	检查中心供气系统,予以更换气体,重新供气
压力不升	气腹管脱落	持续进气,气腹压力不升	检查气腹管接口或病人处的气腹管是否脱离

（四）使用注意事项

1. 连接气体时,应确认为 CO_2 气体并检查连接管路是否漏气。

2. CO_2 钢瓶高压供气压力应大于 15bar,小于 80bar；在使用低压室内中心（或减压表）供气时,供气压力应该大于 4bar,小于 5bar。

3. 气腹压的设定：新生儿 6～8mmHg、幼儿 8～10mmHg、学龄儿童 10～12mmHg、成人 12～15mmHg。

4. 确认气腹针或穿刺鞘已进入腹腔内,再将流量逐渐增加到所需高流量维持。

5. 术中密切观察 CO_2 气腹对患者呼吸、循环系统的影响,注意患者体腔有无 CO_2 蓄积。

6. 术毕应将患者体腔内 CO_2 气体尽可能排空。

三、光源机的操作流程及注意事项

（一）功能介绍

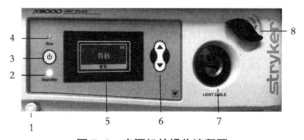

图 7-8　光源机的操作流程图

主机：

1. 电源开关；2. 待机模式指示灯；3. 运行/待机模式选择按钮；4. 运行模式指示灯；5. 显示屏；6. 光源亮度上下调节按钮；7. 光纤插座；8. 光纤扳手

（二）操作说明

1. 连接电源线。

2. 打开 1 电源开关，同时面板上的 2 待机模式指示灯亮。

3. 沿顺时针方向旋转 8 光纤扳手到底，然后把光纤主机端直接插入 7 光纤插座，此时 8 光纤扳手"咔"的一声反弹原位，光纤锁定。

4. 通过 3 运行/待机模式选择按钮将光源机从待机模式切换到运行模式，同时面板上的 4 运行模式指示灯亮。

5. 利用面板上 6 光源亮度上下调节按钮，将亮度调节到合适的大小。

6. 手术完毕，先通过 3 运行/待机模式选择按钮将光源切换到待机模式，取下光纤灯泡自动熄灭，待光源风扇运行至少 1min 以冷却光源，再按 1 电源开关关闭电源。

（三）故障处理指南

常见故障及处理措施见表 7-6。

表 7-6　常见故障及处理措施

故　障	说　明	迹　象	措　施
氙灯与风扇不工作	装置无电压	插头未插进插口	插头插进插口
	保险丝烧断	指示灯不亮	更换保险丝
	供电系统故障	更换保险丝指示灯仍不亮	联系厂家维修
氙灯不亮	电源开关未开	不出光	打开电源开关
	氙灯故障	不出光	更换氙灯
	供电系统故障	不出光	联系厂家维修
	氙灯过热	不出光	稍等片刻，待氙灯亮
风扇不工作	风扇故障	右侧通风孔不出风	联系厂家维修
亮度明显减弱	光纤插入不到位	光纤不能拔出	使用正确的光纤接头
	热防护过滤器弄脏或故障	检查过滤器	清洁过滤器或联系厂家维修

（四）使用注意事项

1. 冷光源在长时间不使用的时候，将光源切换到待机模式，以防止引起灼烧和烫伤。

2. 使用后分离光纤和光源机的过程中，医护人员应一手紧握光源机，另一只手拔除光纤，以防止光源机滑动坠落。

第三节 加温设备操作流程及注意事项

一、输血输液加温仪的操作流程及注意事项

（一）功能介绍

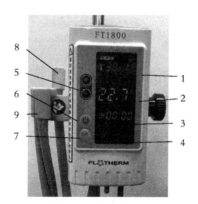

图 7-9 输血输液加温仪的操作流程图

主机：

1. 设定的温度数值；2. 实时的温度数值；3. 当次加温时间；4. 超温、低温、传感器故障显示；5. 温度调节键；6. 待机 / 运行键；7. 摄氏度 / 华氏度转换键；8. 加热管尾部－液体流出端；9. 加热管头部－液体流入端

（二）操作说明

1. 将仪器固定在稳定的输液架上，高度距输液（血）袋口下 20 ～ 30 cm，与茂菲氏滴管平齐。

2. 连接电源，显示屏全部点亮并伴随蜂鸣声 2s，仪器完成自检。

3.将输液（血）器管路自近留置针端起逐步卡入加热管凹槽内。

4.调节好输液速度，再通过7摄氏度/华氏度转换键和5温度调节键调节所需温度（通常选择38℃～42℃），最后按6待机/运行键开始加热。

5.使用完毕按6待机/运行键进入待机状态。将输液（血）器管路从仪器上取出，并按规定处置一次性使用的输液（血）器管路。

6.拔除电源插头，按要求清洁和消毒设备。

（三）故障处理指南

常见故障及处理措施见表7-7。

表7-7 常见故障及处理措施

故 障	说 明	措 施
连接电源后显示屏不亮灯	电源故障；仪器故障	电源线是否连接正确，电插座是否供电；联系维修
超温图标点亮，声光报警	加温温度超过42℃	仪器自动关闭加热功能，切断电源且停止输液
低温图标点亮，声光报警	温度低于32℃	重新调节温度
传感器图标点亮，声光报警	传感器故障	仪器自动关闭加热功能，切断电源停止使用该仪器，联系维修

（四）使用注意事项

1.加温过程中，如果输液暂停时间超过3min以上，应该同时停止加温，按压6待机/运行键进入待机状态，待重新开始输液时，再开始加温。

2.如果输液管路过短不能填满加热管，需保证先压入加热管尾部（病人端），加热管头部可不填充。

3.输液管填充入加热管的长度决定了液体加温效果，需要尽可能减少裸露的管路。

4.在加温过程中要改变设定温度时，需按压6待机/运行键进入待机状态，才可重新设定温度。

二、加温垫的操作流程及注意事项

（一）功能介绍

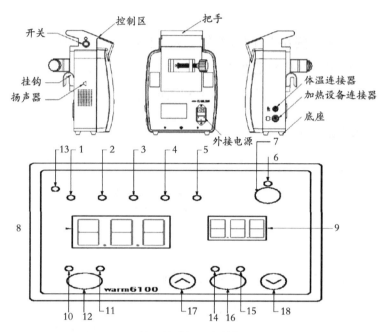

图 7-10　输血输液加温仪的操作流程图

主机：

1. 传感器失效报警指示灯；2. 超温报警指示灯；3. 温度波动报警指示灯；4. 系统故障报警指示灯；5. 电源故障报警指示灯；6. 声音暂停指示灯；7. 声音暂停键；8. 显示温度窗口；9. 设定温度窗口；10. 皮肤温度指示灯；11. 垫子温度指示灯；12. 显示切换键；13. 电源指示灯；14. 手动模式指示灯；15. 自动模式指示灯；16. 加温模式切换键／加温参数设置键；17 ～ 18. 加温参数调节键（增加键或减少键）

（二）操作说明

1. 安装加温垫：清洁后，将加温垫正面（有 ⬛ 标记面）朝上纵向平铺于手术床上，并用绑带扎紧、固定，一次性床罩铺于加温垫上。

2. 安装恒温器：将恒温器夹在输液架上或直立于手术床旁。

3. 连接设备、启动开机：将加温垫连接线、电源连接线和主机恒温器连接好后打开电源开关、工作开关。

4. 开机自检：打开工作开关后，对恒温器的报警显示部件进行自检，所有的指示灯将被点亮，2个显示窗口将显示软件版本号，扬声器发出一次声音，指示灯状态正常，自检完成可进行下一步操作。若无进一步操作，恒温器将进入自动加温模式，工作状态默认上次关机时的设定温度，自行进行加热调节（自动加温模式在33.0℃到39.0℃按温度设置进行加温，设定步长为0.1℃）。

5. 设置温度：根据需要设置加温垫的目标温度（自动模式）和加热功率百分比（手动模式），但一般不建议使用手动模式。恒温器温度控制的设置范围为33.0℃～39.0℃。具体设置步骤如下：

（1）长按16加温参数设置键达3s以上切换选择工作模式，

（2）短按16加温参数设置键，此时显示窗口的数值会闪烁，按17～18加温参数调节键设置所需参数，再次短按16加温参数设置键确认，参数设置完成。

（3）若恒温器处于参数设置模式而10s内又未按下16加温参数设置键，则自动退出参数设置模式，此参数设置无效。

6. 连接体温传感器：将体温传感器连接在恒温器上，将体温传感器的另一头贴于患者皮肤表面上并用医用胶带粘接好，可切换显示窗口观察当前患者的体温数值（只用于临床参考）。注：体温传感器可以不用，不影响设备工作。

7. 关机整理：按下恒温器左侧的工作开关，恒温器控制区的显示均变暗，再关闭恒温器后部的电源开关，断开加温垫及恒温器，整理设备，归位。

（三）故障处理指南

常见故障及处理措施见表7-8。

表7-8 常见故障及处理措施

故 障	说 明	措 施
显示屏不亮灯	电源故障；仪器故障	电源线是否连接正确，电插座是否供电；若仍故障需联系维修
超温报警	加温温度超过42℃	仪器自动关闭加热功能，待自行冷却，报警解除；若此报警反复出现，需联系维修
温度波动报警	当前温度与目标温度误差超过±1℃，恒温器内部参数设置与外部加温垫负载不匹配；患者身体未覆盖在加温垫的传感器图标之上	等待30s，若报警消除，且此后出现的概率小于5%，则不影响使用 检查患者身体是否覆盖在传感器标识之上；纠正后，若报警继续，可关机重启，消除遗留报警
系统故障报警	系统故障	重启机器，重新启动后，故障依然存在，需联系维修
传感器失效报警	传感器故障	检查传感器的连接是否完好，否则及时更换传感器
按键故障	按键失灵	重启机器

（四）使用注意事项

1.患者应按 指示方向，平躺在加温垫上，尽量躺在垫子的中央靠上的位置；务必使患者身体覆盖加温垫的传感器图标 之上，如果未正确操作，将有可能温度波动报警，甚至温度监测失效。

2.设备运行过程中，恒温器外壳可能轻微发热，建议操作者不要接触其表面超过1min，以免烫伤。

3.加温垫应放在平整牢固的平面上，如手术床，防止由于支撑力不足使其产生弯曲或折叠，避免锐利的物体刺穿，或反复折叠。

4.使用加热设备前，应对加热设备进行清洁消毒；使用垫子时，应在其上铺至少一层医用铺单或床罩。

5.设备长期没有使用时，隔2个月通电加热一次，以保证设备干燥。

6.当发现加温垫内部存在多余空气时，可按以下步骤排出：

（1）把加温垫反面向上，在垫子下部可找到一个排气阀。

（2）拔出排气阀塞子后，用手按压排气阀中心的圆钮，空气就会从加热垫内部排出。

（3）空气排尽后，把排气阀塞子盖紧，防止杂物进入。

三、恒温箱的操作流程及注意事项

（一）功能说明

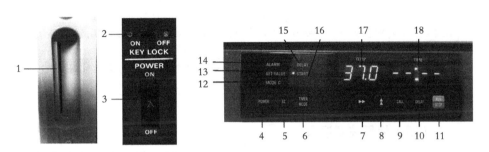

图 7-11　恒温箱的操作流程图

主机：

1. 把手：箱门右侧；2. 键锁定开关；3. 电源主开关；4. 控制面板电源开关；5. 报警声停止键；
6. 计时器模式选择键；7. 数位移动键；8. 数值移动键：数值移动；9. CALL 键：设备进
入设置模式，同时设定数字闪烁；10. 延时计时器键：进行演延时开机；11. 运行 / 停止键；
12. 计时器模式 C 指示灯；13. 设置值指示灯；14. 报警指示；15. 延时计时器指示灯：
使可变数位移动；16. 运行指示灯；17. 数字式温度显示器；18. 数字式计时器显示器

（二）操作说明

1. 打开主机右下角的 3 电源主开关，并检查 2 键锁定开关是否处
于 OFF 状态，再通过 4 控制面板电源开关打开控制面板，同时显示屏
显示当前箱内温度。

2. 按 10 延时计时器键 3 次，过程中注意检查设置延时时间为 0：
00，显示屏显示当前箱内温度。

3. 按 9 CALL 键，温度显示器左面数字闪烁。

4. 通过 7 数位移动键和 8 数值移动键设置所需温度值。

5. 按 11 运行 / 停止键设置模式结束，设备运行且 16 运行指示灯亮
绿色。

（三）故障处理指南

常见故障及处理措施见表 7-9。

表 7-9　常见故障及处理措施

故　障	检查和处理
设备完全不能运行	设备电源插头是否正确插入，电源断路器是否工作，电源是否发生故障，保险丝是否被熔断
按键操作失效	2 键锁定开关是否处于 ON 位置
报警功能和蜂鸣器工作	温度未达到设定温度，设定温度被更改，或箱门长时间未关闭，内部有低温负载。让设备维持该状况，报警会自动消除，按 5 报警声停止键解除报警
箱内温度不等于设定温度	环境温度太高，比设定温度低 5 度，设备被倾斜安装，按要求安装设备

（四）使用注意事项

1. 严禁将水直接泼在恒温器内部，并不得使用挥发性或易燃性的化学物品清洁设备内部。

2. 清洁箱体内部时请使用浸过中性洗涤剂的软布，清洁后务必使用湿布完全擦干净。

3. 严禁使用刷子、抛光粉、肥皂、汽油、酸、稀释剂清洁设备，因其可引起设备内部的塑料和橡胶部件变质，产生褪色或老化。

4. 80℃恒温箱内严禁存放塑料包装的液体。

5. 术中加温液体的温度设置不得超过 37℃。

第四节 术中超声诊断设备操作流程及注意事项

一、功能介绍

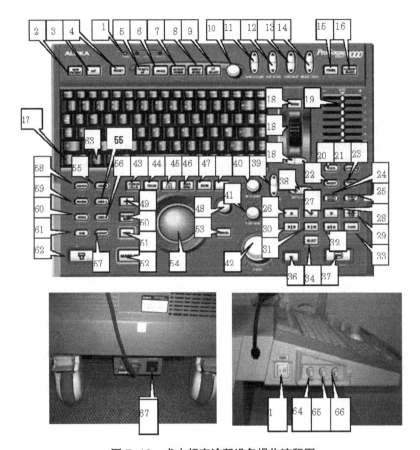

图 7-12 术中超声诊断设备操作流程图

主机：

1. POWER —分电源开关及指示灯（1分电源键）

2. NEW PATIENT—（选择）新病人

3. EXT —外接设备（打印机等）

4. PRESET —预置

5. FRAME RATE —帧频

6. ANGLE—多普勒角度校正

7. ACCOUST POWER—超声输出功率

8. SWEEP SPEED —多普勒、M型扫描速度

9. I.P SELECT —图像处理一键优化

10. 调节旋钮

11. SAMPLE VOLUME —多普勒取样容积

12. DOP FILTER —多普勒滤波

13. CONTRAST —图像对比度调节

14. IMAGE/FREQ —图像/频率调节

15. PROBE —探头选择

16. ELEMENT SELECT —阵面选择（多平面经食道探头）

17. ID —病人信息键

18. MENU —功能调节菜单

19. STC —分段增益控制

20. DDD —双幅动态实时显示，彩色、灰阶图像同步显示

21. ACQUIRE—获取，三维探测、存储动态图像

22. INVERT —图像左、右和上、下翻转

23. HARMONIC ECHO- 自然组织谐波

24. STEER/ROTAT —线阵：彩色取样框或多普勒取样线变角；凸阵、相控阵：图像旋转

25. POWER FLOW —能量图

26. B- 进入二维图像显示

27. M —进入全屏 M 型显示

28. D —进入全屏多普勒频谱显示

29. PW/CW —脉冲波 / 连续波多普勒

30. B/B —双幅二维分别显示

31. B/M —进入二维和 M 型分屏显示

32. B/D —进入二维和多普勒分屏显示

33. FLOW —彩色多普勒血流框

34. SELECT — B、M、D、B/B、B/M、B/D 图像显示及电影回放时的切换

35. DOPPLER VOLUME —多普勒音量调节

36. REC —录像

37. FREEZE —冻结 / 解冻

38. DEPTH/RANGE —扫描深度 / 范围

39. VEL RANGE —速度范围，对彩色多普勒、多普勒频谱分别调节

40. M/D GAIN — M 型增益

41. FLOW GIAN —彩色多普勒增益

42. B GAIN —二维图像增益

44. FOCUS —聚焦点移动

45. BODY MARK—体位标记

46. SCAN AREA —扫描角度

47. ZOOM —局部放大图像

48. 旋钮

49. ＋键—基本（距离）测量

50. MEASUREMENT —特殊测量

51. SET —测量结果确认

52. MARK REF —测量操作键或全方位 M 型的多条取样线定标

53. CANCEL —取消自动测量，该用手工测量

54. TRACK BALL —轨迹球，用于测量、调节移动 ROI、多普勒取样线等

55. USER 1、USER 2 —用户自定义快捷键

56. CLEAR —清除测量结果

57. REPORT —测量结果报告

58. SEARCH —电影回放

59. REVIEW —重新复看

60. STORE —图像存储

61. VCM —视频电影回放存储器

62. PRINT —打印

63. COMMENT：屏幕注释键

64. PULSE SENS-POSI —博动图增益和基线调节

65. PCG SENS-POSI —心音图增益和基线调节

66. ECG SENS-POSI —心电图增益和基线调节

67. 总电源

二、操作说明

1.巡回护士根据手术需要选择合适的 B 超探头，检查并确定 B 超探头主机端的锁定旋钮是否处于"LOCK"位置。

2.连接电源线，检查主机后轮中间的 67 总电源键是否开启，再打开键盘左侧的 1 分电源键，仪器开机自检。

3.巡回护士将 B 超探头小心递给术者，术者使用无菌保护套包裹探头。

4.巡回护士在B超探头上均匀涂抹耦合剂，术者用橡皮筋固定B超探头头侧。

5.探头切换时，先通过37冻结/解冻键冻结画面，按下15探头选择键后再通过F1、F2或F3进行探头切换。

三、故障处理指南

常见故障及处理措施见表7-10。

表7-10 常见故障及处理措施

故　障	说　明	措　施
电源开关打开后，电源指示灯不亮，屏幕上无图像显示	检查电源电缆线是否接通	确认后面板电缆线是否牢固连接
电源灯亮，但屏幕上无图像显示（屏幕上显示有灰阶杆和字符）	1.检查GAIN（增益）控制是否调到最低； 2.检查超声电源是否调到最低； 3.检查FREEZE（冻结）开关是否打开	1.调节GAIN（增益）旋钮； 2.提高超声功率设定值； 3.按压FREEZE（冻结键）； 4.将主电源切断50s后再开机
电源灯亮，但屏幕上无图像，无字符显示	1.监视器对比度和亮灯异常； 2.EXT开关是否调到EXT的位置； 3.检查电源电缆和视频信号电缆都已接好； 4.检查设定值	1.调整监视器的对比度和亮度； 2.调到INT,进行正常工作; 3.牢固地连接各电缆线
监视器上的图像质量变差	POST PROCESS（后处理）或AGC（自动增益控制）电平设定不正常	将控制设定在正常设定值或OFF。

四、使用注意事项

1.使用前请检查探头是否有可造成敏感组织受损的锐角或粗糙表面，以及外罩、紧固带、镜头或密封是否有损坏;损坏或有缺陷的探头，可导致误伤患者或设备损坏。

2.不要将探头浸入到其他的非指定的液体中，不要用含有乙醇、漂白质、氨氯化合物或过氧氢化物的溶液来浸泡换能器。

3.不要扭曲、缠紧或对探头电缆过分用力，否则将会引起绝缘故障。

4.避免在超过60℃的环境下使用，避免接触到含有矿物油或羊毛脂的溶液或耦合剂。

5.神经操作用探头不得用液体化学灭菌剂来灭菌，可能导致神经毒性物残留在探头上。

6.使用完毕后应用软布将所有的导声胶（耦合剂）清除干净，然后用流水冲洗。

7.使用过程中严禁直接切换探头，必须先冻结再进行探头切换。

第五节　动力系统操作流程及注意事项

一、功能介绍

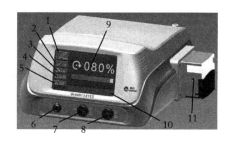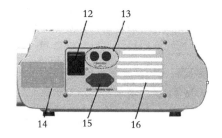

图 7-13　动力系统操作流程图

主机：

1.电机切换；2.刀具选择；3.正反转切换；4.最高转速设定；5.流量设定；6.脚控开关接口；7.电机输出端口 A；8.电机输出端口 B；9.实时转速显示；10.故障提示栏；11.蠕动泵；12.电源开关；13.主电路熔断器；14.铭牌；15.电源接口；16.排风口

二、操作说明

1.连接电源线。

2.将脚控开关连接于主机 6 脚控开关接口，注意插头上的箭头对准 6 脚控开关接口的白点。拆卸时，握住插头活动外套向外拉出即可。

3.主机与微电机／刨削手柄连接，注意插头上的箭头对准 7 电机输出端口 A/8 电机输出端口 B 的白点。拆卸时，握住插头活动外套向外拉出即可。

4.颅骨钻手柄安装

（1）颅骨钻头组装（图7-14）。将装有弹簧的内钻头组件插入外钻头组件内；再将连接柱插入装有内钻头组件的外钻头组件内；最后从连接柱上方插入外壳体，通过外壳体和外钻头相互间的螺纹进行连接，外壳体向右旋转至外钻头组件台阶位置时表示已紧固到位，外壳体旋到位后仍可继续旋转；拆卸颅骨钻头时，按安装顺序相反进行。

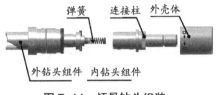

图7-14 颅骨钻头组装

（2）颅骨钻头与颅骨钻手柄连接（图7-15）。安装时将颅骨钻手柄的锁套按图7-15箭头方向往回拉并保持，把已装好的颅骨钻头上的扁方对准颅骨钻手柄前端孔的扁方插入，松开锁套，往外拉颅骨钻头，若脱不出来，安装即完毕。拆卸时，先将锁套按图示方向往回拉，再将颅骨钻头向外拔出，松开锁套即可。

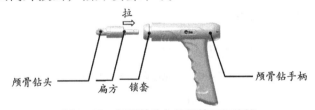

图7-15 颅骨钻头与颅骨钻手柄连接

5.颅骨铣手柄安装（图7-16）

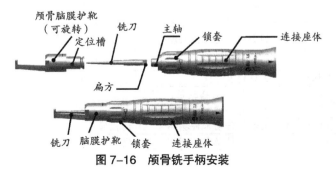

图7-16 颅骨铣手柄安装

将锁套按 ⌂ 图示方向旋松到极限位置后取下脑膜护靴，用手扶住主轴使其不转动，铣刀的扁方对准主轴内的扁方插入，使铣刀的台阶面与主轴的端面齐平，再将脑膜护靴插入锁套，向 ⌂ 方向旋紧锁套即可。拆卸时旋出锁套，取下脑膜护靴，抽出铣刀即可。

6. 微电机与颅骨钻 / 铣手柄安装（图 7-17）。

将手柄安装孔与微电机接口对准，同时使微电机的定位销对准手柄上的定位孔，插入即可。拆卸时，将手柄向外拔出。

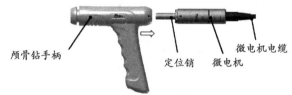

颅骨钻手柄　　　　定位销　微电机　微电机电缆

图 7-17　微电机与颅骨钻 / 铣手柄安装

7. 打开 12 主机电源开关，术者脚踩脚控开关，将颅骨钻 / 铣手柄悬空，测试其性能。

8. 术毕关闭电源开关，及时清洗各部件，整理导线，设备归位。

三、故障处理指南

常见故障及处理措施见表 7-11。

表 7-11　常见故障及处理措施

故　障	说　明	措　施
无输出转动	微电机与手机未正确连接	按说明书检查和连接
	轴承腐蚀卡死	酶清洗剂浸泡后冲洗，若仍不能转动送检修
	内部零件损坏	送检修
锁套有卡滞	锁套内部有血渍或渣屑	喷清洁润滑剂，必要时使用酶清洗剂浸泡锁套处
	锁套变形	送检修
钻头不能插到位	夹口内有渣渍	喷清洁剂刷洗，去除渣渍
钻头不能安装到位	颅骨钻头未插到位，锁套不能完全弹回	将颅骨钻头插到位，送检修
工作时内部有异响	轴承等传动零件损坏	送检修
工作时发热异常	轴承等传动零件损坏	送检修

（续表）

故 障	说 明	措 施
微电机过热	持续高负载切削	降低切削量，间歇工作
	血渍或碎片堆积堵塞卡滞	用酶清洗剂清洁刷洗后喷清洁润滑剂
	高速轴承损坏卡滞	清洁并润滑后，拨动电机输出轴，若旋转不畅送检修
	风冷失效未排风冷却	运转检查排风口是否往外排风，否则送检修
微电机不运转	微电机电缆接触不良	与主机正确连接，检查微电机后端电缆是否松动，否则送检修
	微电机线缆芯线折断	送检修
	未干燥电机即运行导致内部电路烧损	送检修

四、使用注意事项

1. 颅骨钻孔

（1）使用时颅骨钻头必须垂直于颅骨。

（2）颅骨钻即将钻穿时要减小轴向用力。

（3）颅骨钻头机械结构不灵活时，禁止使用。

（4）使用颅骨钻头时尽量避免触碰到周边组织。

2. 颅骨铣

（1）脑膜护靴或铣刀如有折弯应停止使用。

（2）使用铣刀时不能直角转弯。

（3）铣刀护靴应钩住颅骨板，均衡用力。

（4）在使用过程中，如果铣刀卡住，可轻踩脚踏，让铣刀低速转动，原路退回后，再重新铣切。

3. 为减小手柄发热，连续运转不能超过 5min，在达到要求连续运转时间时，应冷却手柄至接近工作环境温度后再操作。

4. 术后清洁润滑

（1）拆卸可拆卸部分：①颅骨钻头与钻手柄分离；②颅骨钻头小部件分离；③铣刀、铣手机、护靴分离等。

（2）术后立即清洁预处理：①喷专用清洁剂于擦拭布上用以擦拭所有配件表面血渍；②手柄头端朝下用清洁剂冲洗手柄内部，按 1～3s，如果头端有脏物喷出可重复此步骤直至头端喷出透明无色的清洁剂；③润滑剂喷洗手柄；④拆卸的钻头、铣刀头等刀具部件可用多酶清洗液浸泡，其他部件严禁浸泡。

（3）灭菌前深度清洁：用毛刷刷洗颅骨钻／铣手柄、刀头等部件，禁止冲洗电机接口。

（4）干燥所有部件。

（5）用专用润滑剂对各类手柄／配件的活动部位进行润滑保养。

（6）高温高压灭菌后，立即真空干燥，储存于干燥洁净的环境中。

第六节　手术中显微设备操作流程及注意事项

一、功能介绍

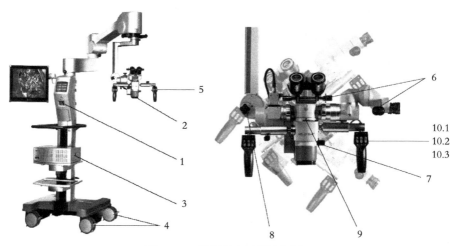

图 7-18　微手术中显微设备图示

主机：

1. 电源总开关；2. 物镜保护盖；3. 氙灯光源；4. 脚轮锁；5. 电磁锁开关

操作功能键：

6. 瞳距调节钮；7. 照明光斑大小调节钮；8. 平衡调节钮；9. 景深调节器按钮；10.1. 焦距调节钮；10.2. 变倍调节钮；10.3. 亮度调节钮

二、操作说明

1. 松开底座刹车，将显微镜推到手术床旁的合适位置，并固定底座刹车。

2. 连接电源线，取下2物镜保护盖和目镜保护盖。打开1电源总开关，电源开关键灯亮。

3. 按住显微镜手柄后部的5电磁锁开关，将显微镜头部与前臂调节至合适位置，然后松开5电磁锁开关。

4. 洗手护士协助手术台上医生，将显微镜套上无菌保护套。

5. 打开3氙灯光源，将灯泡从最小亮度调节到合适亮度。

6. 功能键调节

（1）通过手柄上的F、Z、L按钮，进行聚焦、倍率、亮度调节。

（2）通过调节8平衡调节钮调节平衡，保持显微镜头处于平衡状态。

（3）通过调节9景深增强器按钮，增加1/2景深度。

（4）通过调节7照明光斑大小调节钮，改变光斑大小。

（5）通过助手镜上的三个关节旋转到助手合适的位置。

7. 术毕，将灯泡亮度调到最小，再关闭3氙灯光源。

8. 取下显微镜套，按住显微镜手柄后部的5电磁锁开关收拢显微镜各节横臂（尽量内收），以便移动显微镜时不受碰撞。

9. 关闭电源，拔除电源线并绕好，带好保护盖，归还原处，锁好刹车装置。

三、故障处理指南

常见故障及处理措施见表7-12。

表 7-12 常见故障及处理措施

故障	说明	措施
完全无功能	没有打开电源开关	按下电源开关，电源开关键灯亮
	电源开关中的自动断路器激活；电源故障	再次按下电源开关；联系维修
灯泡不亮	光源没有打开；灯泡故障	重新开启光源；更换灯泡
显示错误消息：灯泡过热－设备关闭	光源的通风槽被堵塞	打开光源的通风口
灯泡照明弱	亮度水平设置过低	重新调节亮度
	灯泡老化导致照明度降低	更换灯泡
手术显微镜的电动调焦或缩放功能失效	显微镜系统电气故障	手动调节手术显微镜上的调焦或缩放，联系维修
无视频图像	连接线没有正确连接；视频输出故障	按说明书正确连接；联系维修

四、使用注意事项

1. 显微镜防尘、防潮、防高温或温差巨变，手术间的相对湿度不超过 50%，以保持仪器的干燥。

2. 防止显微镜震动和撞击，宜固定手术间，减少移动。

3. 操作轻柔，避免过度牵拉导致仪器损坏。

4. 使用过程中注意无菌操作，传递器械时应将器械传至术野，方便术者使用，使其眼睛不离开目镜。

5. 使用 50% 普通酒精 +50% 蒸馏水擦拭机械表面残余污垢。

6. 光学表面的灰尘、细纹等微小污垢应用纤维清洁布去除。如对光学表面进行彻底的清洁，使用专门的光学清洁套装。

下篇
外科手术配合流程及护理要点

| 第八章 |

神经外科手术配合流程及术中管理

第一节　神经外科手术常规配合流程及术中管理要点

一、术日晨准备

1. 患者入室前调整手术间温度与湿度（温度 21℃～25℃、湿度 50%～60%），做好手术间平面卫生，检查手术间用物、仪器设备。

2. 手术室护士与病房护士双方床旁核对手术排程表、病历、腕带标识，至少同时使用两种及以上的方法确认患者身份，确保患者正确。昏迷、意识不清、无自主能力、新生儿、儿童、精神病等无法陈述自己姓名的患者，交接双方应根据病历、腕带与家属共同确认患者的身份及手术部位。

3. 手术室护士与病房护士双方床旁检查手术同意书、麻醉同意书、输血同意书、授权委托书签字情况。查对手术部位体表标识及备皮情况、术前用药、皮试结果、过敏史、既往史、心脏起搏器、植入物、抗凝药服用史、影像检验学资料、安全核查表、风险评估单。交接患者生命体征、皮肤完整性、引流管路、输液情况、术中用物等重点内容。

4. 接送患者务必使用平车或轮椅，遵守使用规范，防止患者坠床跌倒。转运中，手术病人头部必须在推床的头端，转运人员在患者头侧，坡道平车患者保持头部处于高位，轮椅患者将轮椅靠背朝向下坡方向，系好安全带。确保患者身体不伸出推车或轮椅外缘，避免车速过快、转弯过急，导致意外伤害患者。

5. 急危重症患者需由主管医师陪同护送至手术部与手术部工作人员当面交接。

6. 将患者安全过渡至手术床上妥善固定，防止坠床，医务人员务必在床旁守护患者。

二、手术用物准备

1. 基本用物：开颅手术器械、骨科布类、衣包、盆包。

2. 一次性用物：电刀笔、双极电凝镊、吸引器连接管、吸引头、神外科套针、22 号刀片、11 号刀片、0/2-0/3-0 号丝线、盐水垫、C-P 型手术切口膜、无菌显微镜保护套、脑棉片、头皮夹、明胶海绵、敷贴、骨蜡、负压引流管、无菌手套。

3. 特殊用物：神外自动牵开器、显微器械、开颅电钻、磨钻、可吸收性缝线、10-0 无损伤线、颅骨内固定材料、人工硬脑膜、CUSA 手柄及连线、TEFLON 垫片、动脉夹。

4. 仪器设备：电刀主机、CUSA 主机、颅骨动力系统、显微镜、自体血回收机、保温毯、液体加温仪、多普勒血管探测仪、电生理监测仪。

5. 体位用物：多功能头架、头钉、凝胶垫、侧卧位/俯卧位体位用物、减压贴、托盘。

三、术前工作流程

1. 检查患者全身皮肤情况，根据手术时间、体位及患者自身情况采取压疮预防措施；规范实施术中低体温、深静脉血栓、静脉液体外渗等不良事件的预防。

2. 根据手术部位及患者情况选择合适的静脉和留置针，首选上肢静脉血管为穿刺部位，选用较大号留置针。

3.麻醉实施前：三方按《手术安全核查表》依次核对患者身份（姓名、性别、年龄、病案号）、手术方式、知情同意情况、手术部位与标识、麻醉安全检查、皮肤是否完整、术野皮肤准备、静脉通道建立情况、患者过敏史、抗菌药物皮试结果、术前备血情况、假体、体内植入物、影像学资料等内容。

4.查对抗菌药物皮试结果，遵医嘱于切皮前 30 ～ 60min 内使用抗菌药物。

5.协助麻醉医生连接心电监护、血氧饱和度、有创动脉压、体温监测，实施麻醉诱导、气管插管、中心静脉置管等各项工作。

6.患者麻醉后留置导尿管，与麻醉医生、手术医生一起安置合适的手术体位，粘贴电刀负极板。闭合患者眼睑，贴眼膜保护眼睛，耳道塞入棉球，防止消毒液进入耳内。

7.洗手护士严格查对无菌包及物品的完整性、灭菌效果、有效期。洗手护士提前 15 ～ 30min 洗手上台，检查手术器械及物品的性能、完整性，按使用先后顺序摆好器械台。

8.洗手护士与巡回护士严格执行手术物品清点制度，巡回护士进行记录并复述，洗手护士确认。

9.洗手护士协助医生消毒铺单，贴手术切口膜;依次连接好电刀笔、吸引器、动力系统并调节好参数，检测其功能状态。

四、术中工作流程

1.手术开始前：三方共同核查患者身份（姓名、性别、年龄）、手术方式、手术部位与标识，并确认风险预警等内容。手术物品准备情况的核查由手术室护士执行并向手术医师和麻醉医师报告。

2.切开皮肤、皮下组织及帽状腱膜，提前准备头皮夹、双极电凝镊进行止血。

3.准备颅骨钻与铣刀、骨蜡、小刮匙开颅去骨瓣，备咬骨钳咬平骨缘，骨蜡涂抹骨窗，脑棉片、明胶海绵或双极电凝脑膜止血。骨瓣用盐水垫包裹保存。

4. 切开硬脑膜，准备显微镜，进行颅内操作，准备双极镊、颅内显微器械、与手术部位合适的脑棉片及明胶海绵，紧密配合医生处理病变和损伤部位，充分止血。

5. 依据手术计划和术中实际情况实施手术，具体手术实施详见本章节各手术配合流程及要点。

6. 颅内操作结束后在缝合硬脑膜前清点缝针和敷料，备 5×12 的圆针 3-0 丝线缝合硬脑膜，置引流管于硬膜下、硬膜外，钛板钛钉固定骨瓣。

7. 缝合皮肤前清点缝针、敷料、脑棉片、头皮夹及杂项物品，使用消毒剂消毒切口周围皮肤，备 13×24 圆针 0 丝线或 2-0 可吸收性缝线缝合帽状腱膜，用 10×34 角针 2-0 丝线缝合皮肤后，再次清点手术物品，覆盖敷料，绷带包扎。

8. 术中随时观察患者生命体征，尿量，留置针、中心静脉穿刺部位皮肤及输液状况。遵医嘱用药、输血。

9. 及时补充台上用物，并在护理记录单上填写补充物品的数量，植入物使用后，将合格证粘贴至植入物记录栏内存档。

10. 观察手术进程，随时调整灯光或显微镜的位置，保持手术间整齐清洁。

11. 术中协助留取标本，与洗手护士、主刀医生核对检查后由巡回护士本人浸泡，并在标本登记本上准确登记并签名。需立即送检的标本（如快速病检标本、交叉配血标本等）应连同送检单交由外勤人员及时送检登记，并追踪检查结果。

12. 严格执行手术物品清点制度，完善术中护理文书。

13. 整理手术间，清理用后包布、地面的血渍及杂物。

五、术后工作流程

1. 患者离开手术室前：三方共同核查患者身份（姓名、性别、年龄）、实际手术方式、术中用药及输血情况，清点手术用物，确认手术标本，检查皮肤完整性、动静脉通路、引流管，确认患者去向等内容。

2.手术医生、麻醉医生、巡回护士送患者出手术室，与相应科室护士做好交接。

3.正确处理各类术后用物，完善各项登记及计费，整理手术间，指导清洁工作人员做好术后卫生处置，补充手术间常用物品。

六、手术配合要点

1.提高手术室护理人员急救能力和专科配合水平。

2.神经外科手术复杂、病情变化快，紧急情况下迅速开台，必要时备血，做好充分的术前准备和应急预案。

3.昏迷无意识患者把头部偏向一侧，应及时吸除痰液或呕吐物，避免误吸。有义齿的患者应立即取出义齿，对躁动不安的患者适当约束。

4.检查电刀主机、开颅电钻等仪器设备是否完好，中心负压吸引是否通畅。

5.搬动患者时确保麻醉医生、手术医生和手术室护士三方同时协调进行，避免头颈、躯干扭伤。

6.术中如需调整手术床，应告知医生，暂停手术操作，同时关注患者体位是否安全，避免床调整造成其肢体受压。

7.观察患者生命体征、尿量、出血量，根据病情适当调整药物与输液的速度。

8.保持各种管道通畅，妥善固定，避免意外脱出。

第二节 颅脑损伤手术配合流程及术中管理要点

一、术日晨准备

同神经外科手术常规配合流程。

二、手术用物准备

同神经外科手术常规配合流程。

三、术前工作流程

1. 颅脑损伤手术急诊较多，接听手术电话者应了解患者病情、伤势、致伤部位，立即安排人员做好抢救准备，检查除颤仪、心电监护仪、吸引器、神经外科动力系统、电刀笔及电凝系统的功能状态；迅速准备手术用物、急救药品、手术仪器，根据出血部位准备体位用物、多功能头架。

2. 患者到达手术室后，巡回护士立即查看患者意识及生命体征，向护送的医生和护士详细了解病情，双方按照手术患者交接制度进行详细交接。

3. 麻醉医生和洗手护士将患者迅速推至手术间并搬移到手术台上，搬移患者时防止其颈部扭曲和头部震荡加压，重点保护复合外伤处，防止再度损伤；对烦躁不安、意识不清的患者，妥善约束固定以防坠床和加重损伤，立即连接心电监护并吸氧，为其保暖。

4. 严格按照安全核查制度实施麻醉前三方核查。

5. 根据颅脑损伤部位安置合适的手术体位。仰卧位：额顶颞部的损伤；侧卧位：顶枕部的损伤；俯卧位：后颅窝、小脑的损伤。

6. 其他术前工作同神经外科手术配合流程。

四、术中工作流程

1. 严格按照安全核查制度实施手术开始前进行三方安全核查。

2. 切开皮肤、皮下组织及帽状腱膜：22 号刀片切开头皮，备头皮夹、双极电凝进行止血，电刀切开皮下组织及帽状腱膜，头皮和帽状筋腱膜翻转后用头皮拉钩进行牵引。

3. 切除骨瓣：准备开颅电钻、骨蜡进行钻孔，颅骨钻孔时使用无菌生理盐水冲洗、清理创面，局部降温保护脑组织。钻孔后更换铣刀分离颅骨骨瓣，取出骨瓣用湿盐水垫包裹保存。打开硬膜前准备不同大小的明胶海绵和脑棉片，准备5×12圆针、3-0丝线以悬吊硬膜。

4. 准备显微镜及器械：如颅内血肿部位较深需要显微镜操作时，洗手护士将显微镜套好显微镜保护套，巡回护士提供显微器械、自动牵开器，移开手术灯，推显微镜至术野，打开显微镜，调节合适的亮度。

5. 探查止血，关闭硬脑膜：显微镊探查，双极电凝镊电凝止血，脑棉片和明胶海绵压迫止血，生理盐水反复冲洗创面至清亮，确认无活动性出血后，准备5×12圆针带3-0丝线将硬膜边缘与骨窗边缘的骨膜加以缝合悬吊，使用人工硬膜补片修补缺损硬脑膜。

6. 骨瓣复位：颅内血肿清除以后，根据脑组织水肿情况行颅骨瓣去除或复位。

7. 缝合切口：取下头皮夹，出血部位用双极电凝镊止血，逐层缝合切口。

8. 颅脑外伤患者短时间内快速输入大量的晶体时会加重脑水肿，术中巡回护士应严密观察患者病情，动态分析动脉血压、中心静脉压、尿量，正确估计出血量，维持输液、输血的通畅。

9. 脑外伤的患者常伴有颅内压升高，在打开脑膜前，遵医嘱15min内快速输入20%甘露醇100～250mL，防止脑组织膨出，输注前仔细检查溶液是否有结晶。

10. 其他术中配合同神经外科手术常规工作流程。

五、术后工作流程

1. 患者离开手术室前严格按照安全核查制度实施三方核查。

2. 术毕麻醉师根据患者的病情及反应情况综合分析决定是否拔除气管导管，对术前有严重误吸、呼吸反应差、无呼吸或深昏迷的患者，以及估计术后昏迷时间较长、预后较差者，应保留气管导管。

3. 术毕患者生命体征平稳后，巡回护士与麻醉师、手术医师一起护送患者出手术室，途中使用氧气袋、小型指脉氧监护仪，并随带急救药品，与相应科室护士做好交接工作。

4. 其他术后工作同神经外科手术常规配合流程。

六、手术配合要点

1. 接收病人时核对病人各项资料，查看瞳孔、意识状态及生命体征，有无其他外伤骨折。观察患者有无躁动、呛咳等情况，避免因兴奋、挣扎、呛咳增高颅内压而增加颅内出血的机会。

2. 过床后面罩供氧，改善缺氧状态；行心电监护，观察血压情况，保证脑组织正常灌注，防止外伤性脑缺血和脑梗死的发生。

3. 颅内压升高容易引起恶心、呕吐，如合并有颅底骨折，鼻腔、口腔外伤出血，易引起误吸，严重者可致呼吸道梗阻、窒息，患者入室后，应快速清除口咽分泌物、呕吐物等异物。

4. 大脑存在血脑屏障，多数抗生素不易通过，因此应严格遵循无菌原则，预防出现颅内感染的现象。

5. 颅脑损伤合并低血压休克是最常见的二次脑损伤因素，脑损伤患者血肿清除后，颅内压降低的同时可使血压迅速降低。巡回护士应随时观察病人血压、脉搏、血氧饱和度，并根据血压和术中出血情况随时调整输液、输血的量和速度，维持正常的脑灌注压。

6. 打开脑膜之后准备足量的明胶海绵和脑棉片，脑棉片体积小，术中使用易被血渍浸透，且浸透后不易与血块、脑组织区分，必须注意保持脑棉片附带线留在术野外，以及一用一收回原则，以防异物遗留。

7. 患者遭受意外事故、病情急重使家属身心遭受巨大的打击和折磨，护理人员应安抚好家属，使其积极配合耐心等待手术救治。

第三节　脑血管疾病手术配合流程及术中管理要点

一、术日晨准备

同神经外科常规配合流程。

二、手术用物准备

1.基本用物、一次性用物、体位用物准备同神经外科常规配合流程。

2.特殊用物：动脉瘤临时阻断夹、动脉瘤永久夹、施夹钳、其他同神经外科常规配合流程。

3.仪器设备：多普勒血液检测仪、两套负压吸引器，其他设备同神经外科常规配合流程。

三、术前工作流程

1.动脉瘤可因情绪波动、过度紧张等因素而破裂危及生命，医护人员主动向患者及家属详细介绍手术目的、注意事项、麻醉方法、大致手术过程，使其以积极的心态配合手术。

2.动脉瘤破裂表现为突发全脑爆裂样剧痛，伴恶心呕吐、颈项强直等症状，遵医嘱予以镇静，减少护理操作避免刺激患者加重病情，紧急完成术前准备，手术室护士及麻醉医生接到急诊手术通知后，立即做好手术开台的准备。

3.严格按照安全核查制度实施麻醉前三方核查。

4.体位安置：搬动患者时注意保护患者头部，防止外力及震动引起瘤体出血，根据动脉瘤部位安置体位，平卧位头部略高于心脏，减少出血；侧卧位时患侧上方肩部用肩带牵拉，使颈部平直。

5.头部用多功能头架固定，头架安装前检查各部件是否完整，关节是否灵活，螺丝有无松动。头钉固定时患者头稍下垂，肩下垫软枕，以利脑的额叶因自然重力下垂离开眶顶，便于术中动脉瘤暴露和减轻牵拉力量，妥善固定头架。

6.其他术前工作流程同神经外科手术配合流程。

四、术中工作流程

1.严格按照安全核查制度实施手术开始前三方安全核查。

2.切开头皮、帽状腱膜、硬脑膜、骨瓣取出等手术步骤的配合同颅脑损伤手术配合流程。

3.调节显微镜物镜焦距、目镜位置和放大倍数，安置无菌显微镜套，打开硬脑膜后，协助术者将显微镜移至床前，对准术野。

4.分离、夹闭动脉瘤

（1）破裂动脉瘤

①在显微镜下解剖脑池、载瘤动脉，分离动脉瘤颈，选择合适的动脉瘤夹夹闭动脉瘤。

②使用颅内自动牵开器牵开脑组织，蛛网膜用镊子、小剥离子分离，遇到粘连增厚处用显微刀或剪锐性离断，切忌撕拉，以免牵动动脉瘤壁；暴露动脉瘤前首先要找到载瘤动脉，以便术中动脉瘤出血时能及时置放无损伤血管夹予以控制。

（2）未破裂动脉瘤

①分离动脉瘤：准备临时阻断夹、显微分离器械，分离顺序为瘤颈对侧、近侧角、远侧角，彻底分离开动脉瘤周围的神经、血管及其他组织，清楚暴露瘤颈。

②瘤颈处夹闭动脉瘤：根据瘤颈大小对采用的动脉瘤夹在大小、角度、长短及质量上进行认真选择，并使用合适的持夹钳，安放瘤夹在显微镜下进行，防止瘤夹过度伸到对侧误夹神经和血管，避免仅夹闭部分瘤颈或未夹在瘤颈的根部，使手术失败。

③探查夹闭效果：确保瘤夹夹闭的完整性或减轻巨大动脉瘤的占位效应，夹闭动脉瘤后用细针穿刺瘤体抽吸有无活动出血，证明瘤颈

夹闭的程度是否完全。

④术中动脉瘤有破裂出血的可能,一旦破裂出血要冷静、耐心,用瘤夹夹住瘤颈,若不能夹住瘤颈,则用临时血管夹阻断载瘤动脉后再处理瘤颈,术中出血较多时及时连接自体血回输装置。

⑤记录临时阻断夹阻断时间,5min/次提醒手术医生。使手术者对阻断时间做到心中有数,尽可能在阻断时间内夹闭动脉瘤,避免超时阻断引起血管痉挛缺血致脑供血不足。洗手护士提前准备3%罂粟碱溶液脑棉片,临时阻断结束后立即湿敷载瘤动脉,以松弛血管平滑肌,术中最大限度地保护血管和脑组织。

5. 密切观察患者血压,解剖动脉瘤颈、阻断载瘤动脉循环和夹闭动脉瘤时精确控制血压,可减少术中出血和顺利放置动脉瘤夹。

6. 观察患者尿量,防止肾小球滤过率降低,引起尿量减少甚至无尿,防止降压引起急性肾功能衰竭。

7. 动脉瘤夹闭后,用双极电凝、脑棉片、明胶海绵彻底止血,明胶海绵填充动脉瘤夹周围,以保护及固定瘤夹。

8. 缝合硬脑膜,放置引流管,覆盖骨瓣,缝合切口。

9. 其他术中工作同神经外科手术常规配合流程。

五、术后工作流程

1. 患者离开手术室前严格按照安全核查制度实施三方核查。

2. 其他术后工作同神经外科手术常规配合流程。

六、手术配合要点

1. 器械护士配合医生选择合适的动脉瘤夹、施夹钳,对动脉瘤夹夹力进行提前测试,动脉瘤夹按照顺序在器械台上摆放。吸引器头及时更换为1.5mm或2mm并确保吸引器头端的光滑性。根据手术步骤为医生传递器械,手术医生在术中双眼不离开目镜,所以显微镜下传递器械须做到传递方法正确,轻、稳、准地将器械传递到术者手中,避免因器械传递不断造成误伤。

2. 如动脉瘤破裂，立即加快输液输血速度，进行自体血回输，指导台下人员徒手压迫颈总动脉。阻断载瘤动脉时将血压及时回升至正常范围，防止患者脑缺血，并准确记录阻断时间。因手术刺激可引起反射性脑血管痉挛，需准备罂粟碱盐水。

3. 老年及高血压患者血压控制不可过低，否则可致脑缺血。同时观察降压时术野渗血有无明显减少，肢端皮肤温度、颜色及心率有无变化，并及时提醒术者血压值及降压时间。

4. 正确配制肝素盐水和罂粟碱生理盐水。

第四节　脑肿瘤疾病手术配合流程及术中管理要点

一、术日晨准备

同神经外科手术常规配合流程。

二、手术用物准备

1. 基本用物、一次性用物、体位用物准备同神经外科手术常规配合流程。

2. 特殊用物：显微器械、头钉，自动牵开器、CUSA 手柄及连线、一次性电生理监测线、负压引流管、可吸收缝线、颅骨固定材料、人工硬脑膜，其他同神经外科常规配合流程。

3. 仪器设备：显微镜、血液回收机、CUSA 主机、电生理监测仪，其他设备同神经外科常规配合流程。

三、术前工作流程

1. 接患者入室后仔细查阅术前核磁共振（MRI）检查结果，了解重要静脉与肿瘤的关系、通畅性、回流情况、侧支循环的建立情况，以明确手术入路的选择及术中重要血管的取舍，防止过度用力牵拉枕叶内侧面，以免损伤视觉中枢。

2.严格按照安全核查制度实施麻醉前三方核查。

3.额顶颞部的肿瘤取仰卧位；顶枕部的肿瘤取侧卧位；后颅窝的肿瘤取俯卧位。

4.其他术前工作流程同神经外科手术配合流程。

四、术中工作流程

1.严格按照安全核查制度实施手术开始前三方安全核查。

2.切开头皮、帽状腱膜、硬脑膜、骨瓣取出、显微镜准备等步骤的配合同颅脑损伤手术配合流程。

3.器械护士协助医生安置自动牵开器和显微脑压板，备显微器械（包括弹簧剪、各型号显微吸引器头、显微神经剥离器、取瘤钳或取瘤镊）。

4.显露肿瘤：显微镜下，沿肿瘤边缘用双极电凝镊电凝蛛网膜上的血管止血，用弹簧剪剪开蛛网膜，再用吸引器头和电凝镊轻轻分离肿瘤和周围的脑组织，暴露肿瘤。

5.切除肿瘤：肿瘤较大者，先用电凝镊、显微神经剥离器分离肿瘤周围的粘连并切断；暴露一部分肿瘤之后，用 CUSA 进行瘤内切除；瘤体缩小后再用显微神经剥离器、电凝镊分离肿瘤与周围粘连，反复进行，直至将肿瘤的黏着区完全分离，切除肿瘤。切除的肿瘤妥善置于标本盘内，及时交与巡回护士送病理检查并登记。

6.电生理监测、探查：用电生理刺激器探头详细辨认肿瘤表面有无神经及重要血管后，再做瘤体切除。

7.止血：用电凝镊电凝出血点，或止血明胶海绵和脑棉片压迫止血，明胶海绵填充动脉瘤夹周围，冲洗器冲洗创面至冲洗水清亮，必要时安置颅内压监护传感器，确定无活动性出血后，器械护士和巡回护士共同清点手术器械、脑棉片、手术刀片、注射器针头、缝针等数目，检查其完整性，并准确记录在术中用物清点记录单上，准备关颅。

8.肿瘤切除时，器械护士准备各种大小的脑棉片、明胶海绵、止血纱备用，及时止血、填塞防止脑组织过度塌陷，手术位置小而深，术中多备小体积的脑棉片。

9.其他术中工作同神经外科手术常规配合流程。

五、术后工作流程

1.患者离开手术室前严格按照安全核查制度实施三方核查。

2.其他术后工作同神经外科手术常规配合流程。

六、手术配合要点

1.颅内肿瘤切除手术时间长，安置体位确保不影响呼吸及循环功能，充分显露手术视野的前提下，注意病人的舒适、安全，避免因时间过长导致患者神经、血管、皮肤的损伤。

2.术中禁止移动手术床，必须变换体位者，告知手术者，避免突然震动造成显微镜下操作者失误。

3.准确传递器械，不影响医生显微镜视野下操作。

4.准备各种类型及大小的取瘤器械，避免影响肿瘤的切取。

5.密切观察术中患者尿量，输液、输血反应，根据出血量调整输血、输液速度，发现问题及时告知手术医生。鞍区手术注意患者尿量，脑干手术注意患者心率变化。

6.术中双极电凝镊及时擦拭干净，确保有效电凝，时连续滴水，避免局部温度过高加重脑血管痉挛。

7.精细的显微器械防止投掷或互相碰撞，锐利的刀剪应保护其利刃部位。

第五节　神经功能手术配合流程及术中管理要点

一、术日晨准备

同神经外科手术常规配合流程。

二、准备手术用物。

1. 基本用物、一次性用物、体位用物准备同神经外科常规配合流程。

2. 特殊用物：teflon补片、一次性电生理监测线，其他同神经外科常规配合流程。

3. 仪器设备：电生理监测仪，其他同神经外科常规配合流程。

4. 体位用物：侧卧位用物、凝胶垫、减压贴、多功能头架、托盘。

三、术前工作流程

1. 严格按照安全核查制度实施麻醉前三方核查。

2. 三叉神经、面神经减压安置侧卧位。

3. 其他术前工作流程同神经外科手术配合流程。

四、术中工作流程

1. 严格按照安全核查制度实施手术开始前三方安全核查。

2. 开颅手术步骤同脑肿瘤手术，切开硬膜后，在显微镜下探查，如有粘连带或桥静脉则用双极电凝烧灼后用显微剪剪断，直至充分暴露神经。

3. 面神经微血管减压手术：器械护士协助手术医生安置自动牵开器、显微脑压板，更换显微平口吸引器头，备显微神经剥离器、弹簧剪和小规格脑棉片。用脑压板将小脑外下部轻轻抬起，电凝镊电凝桥静脉1～2支并切断，打开小脑髓池侧角吸去脑脊液；备神经探针探查桥小脑角，辨认副神经、迷走神经、舌咽神经；准备脑压板，将小脑近一步抬起，将小脑与后组脑神经之间的蛛网膜束带用电凝镊电凝后切断；暴露第四脑室侧隐窝脉络丛抬起小脑绒球。探查面神经游离出周围血管，准备显微剥离器、弹簧剪、显微吸引头分离血管和神经压迫处；准备止血明胶海绵嵌于神经与血管之间；准备 teflon 补片，将teflon 补片剪成手术所需大小，将面神经出脑干段包裹，再用外用冻干人纤维蛋白黏合剂进行黏合固定。

4.三叉神经显露及减压手术：巡回护士协助手术医生将备好的显微镜移置于术野上方，依照手术医生需求调节显微镜光源，并锁定显微镜；将电凝功率调小至 8～10W；器械护士协助安置自动牵开器及显微脑压板，更换显微 1.5mm 斜口吸引器头，备弹簧剪、球形剥离器和小规格脑棉片。准备神经电生理监测仪，在电生理的监测下，分辨出三叉神经并观察神经根部血管压迫情况，用显微剪刀或动脉瘤探针钝性分离三叉神经周围蛛网膜，彻底检查三叉神经各部位，确定责任血管。暴露面神经和位于上方深部的三叉神经根和脑桥，确认血管压迫三叉神经后，递球形剥离器和显微平口吸引器头分离血管和三叉神经压迫处，在三叉神经前垫小块止血明胶海绵。准备合适的 teflon 补片，垫入止血明胶海绵和三叉神经之间，并先后环绕神经，用外用冻干人纤维蛋白黏合剂进行黏合，即与周围血管隔离。再用小块 teflon 补片覆盖在神经上的蛛网膜破口上，用外用冻干人纤维蛋白黏合剂固定。轻轻分离松解神经与压迫神经的血管，在两者之间垫上 teflon 垫片。

5.止血：用电凝镊电凝手术创面出血部位，0.8cm 脑棉和止血明胶海绵压迫止血，纤丝速即纱覆盖手术创面，冲洗器冲洗创面至冲洗水清亮。必要时安置颅内压监护传感器。物品清点无误后，缝合硬脑膜。

6.准备好 5×12 圆针穿 3-0 丝线将硬膜边缘与骨窗边缘的骨膜加以缝合悬吊，再使用人工硬膜补片修补缺损硬脑膜，放置引流管，覆盖骨瓣，缝合皮肤。

7.其他术中工作同神经外科手术常规配合流程。

五、术后工作流程

1. 患者离开手术室前严格按照安全核查制度实施三方核查。

2. 其他术后工作同神经外科手术常规配合流程。

六、手术配合要点

1. 侧卧位时，腋垫放置上缘距腋下一拳头距离为宜，避免臂丛神经受压；男性患者避免压迫阴茎、阴囊；女性患者避免压迫乳房；确保各管路畅通及固定稳妥。

2. 术前检查电生理监测电极的有效期及包装的完整性，待手术医生穿刺后，认真检查电极针的位置，勿扎入眼眶、口腔黏膜，用无菌贴膜固定。在拔出电极针时，检查电极针的完整性，避免电极针断裂在皮下，观察穿刺处皮肤有无瘀斑或出血点。

3. 三叉神经减压时，岩静脉壁薄、形态各异，使用前确认双极电凝功率，电凝岩静脉时，应从小功率开始，避免电凝镊与静脉的粘连、牵拉；避免因功率过大，使血管受热过快而不均，导致血管破裂。

4. 分离三叉神经压迫血管时可出现三叉神经—心脏反射，导致心率减慢，血压降低。出现心率降低，立即提醒手术医生暂停手术并及时处理，遵医嘱给予适量阿托品静脉注射，心率恢复正常后方可继续进行手术。

第六节　椎管与脊髓疾病手术配合流程及术中管理要点

一、术日晨准备

同神经外科手术常规配合流程。

二、手术用物准备

1. 基本用物：脊柱手术器械包、开颅手术器械、骨科布类包、衣包、盆包。

2. 仪器设备、一次性用物同神经外科手术常规配合流程。

3. 特殊用物：神经外科显微器械、脊柱手术显微器械、磨钻、脊柱内固定器械、可吸收性缝线、人工硬脊膜、负压引流管。

4. 体位用物：俯卧位／侧卧位体位用物、约束带、神经外科头架。

三、术前工作流程

1. 严格按照安全核查制度实施麻醉前三方核查。

2. 枕骨大孔处背侧病灶切除安置健侧卧位，椎管部肿瘤后路手术安置俯卧位。

3. 其他术前工作流程同神经外科手术配合流程。

四、术中工作流程

1. 严格按照安全核查制度实施手术开始前三方安全核查。

2. 切开皮肤、皮下组织：22 号刀片切开皮肤，电刀笔切开皮下组织分离肌肉，暴露横突；使用后颅凹撑开器，充分暴露棘突；使用磨钻打开椎板，在使用时应给予无菌生理盐水冲洗，以达到清理创面和局部降温保护脑组织的目的。

3. 准备显微镜及显微器械：切开硬脊膜前器械护士套好显微镜保护套，巡回护士提供特殊显微器械，移开手术灯，推显微镜至术野，打开显微镜，调节合适的亮度。

4.切开硬脊膜：切开硬脊膜前准备不同大小的明胶海绵和脑棉片，在手术显微镜下纵行切开硬脊膜，至软脊层时，准备11号尖刀片将其切开一个小口，再备显微剪纵行剪开；准备5×12小圆针0号丝线将软脊膜悬吊在硬脊膜上。

5.切除肿瘤：暴露脊髓后准备有侧孔的显微吸引头，准备小棉片用于吸引时保护好娇嫩的脊髓组织；用显微剥离子沿后正中沟钝性分离脊髓背侧，准备神经剥离子沿肿瘤上、下极寻找与正常脊髓的分界面，准备取瘤镊和吸引器将肿瘤摘除，切除或次全切除肿瘤。切肿瘤时最好不用电凝止血，器械护士将止血纱、明胶海绵剪成1cm×1cm大小配合止血。

6.止血、缝合硬脊膜：出血点用双极或蛋白海绵止血，常规准备好冰冻的生理盐水冲洗，暴露术野，促进术区血管收缩，减少出血。无出血后，准备好5×12圆针、3-0丝线缝合硬脊膜，硬脊膜张力过大，可选择使用人造硬脊膜补片覆盖，严密缝合硬脊膜。

7.关闭硬脊膜前后，巡回护士与洗手护士共同核对手术器械、缝针、敷料等并签名。关闭硬脊膜后，用生理盐水冲洗伤口，根据手术需要进行椎管重建内固定，确保引流管通畅，关闭切口，连接引流装置，包扎伤口。

8.其他术中配合同神经外科手术常规工作流程。

五、术后工作流程

1.患者离开手术室前严格按照安全核查制度实施三方核查。

2.其他术后工作同神经外科手术常规配合流程。

六、手术配合要点

1.脊柱内手术必须控制参观人数，减少不必要的人员流动，在使用内固定器械时，器械护士不可用手拿内固定器械，应用持棒器及带锁螺丝刀拿取，以防螺钉脱落污染；保证手术器械的干燥无菌，缩短手术时间，减少伤口和器械外露时间。

2. 吸引器的吸力应随时调节，在未进入髓腔内操作吸引力可大，及时吸取渗出血液以便暴露术野；进入髓腔内操作时应换小号吸引头，并采用减压吸引，以免对神经根造成损伤，对肿瘤组织进行吸引时，要保证通畅，及时更换或疏通吸引头。

3. 单、双极电凝大小应随时调节，单极电凝功率大，止血快，用于皮下组织和肌肉止血；而髓腔内组织结构复杂，有肿瘤组织及背神经，操作时应使用双极电凝。

4. 由于肿瘤和手术切除造成的脊柱结构完整性的破坏，可出现脊柱不稳定，注意保护，搬动患者动作轻柔，防止损伤脊柱。

5. 注意用盐水纱布妥善保护好取下的椎板结构，以便利用钛板、钛钉做椎板成形术。

| 第九章 |

心脏外科手术配合流程及术中管理

第一节　心脏外科手术常规配合流程及术中管理要点

一、术日晨准备

1. 患者入室前调整手术间温度与湿度（温度 21℃～25℃、湿度50%～60%），做好手术间平面卫生，检查手术间用物、仪器设备。

2. 手术室护士与病房护士双方在床旁核对手术排程表、病历、腕带标识，至少同时使用两种及以上的方法确认患者身份，确保患者正确。对于昏迷、意识不清、无自主能力、新生儿、儿童、精神病等无法陈述自己姓名的患者，交接双方应根据其病历、腕带与家属共同确认患者的身份及手术部位。

3. 手术室护士与病房护士双方床旁检查手术同意书、麻醉同意书、输血同意书、授权委托书等签字情况。查对患者体重、术前用药、皮试结果、过敏史、既往史、心脏起搏器、植入物、抗凝药服用史、心脏彩超及影像检验学资料、安全核查表、风险评估单。交接患者生命体征、皮肤完整性、引流管路、输液情况、术中用物等重点内容。

4. 接送患者务必使用心脏外科监护室（EICU）病床，并携带双微量注射泵至手术室，转运中，手术病人头部必须在床的头端，转运人员在头侧，坡道平车患者保持头部处于高位，身体不伸出病床外缘，避免速度过快、转弯过急，导致意外伤害患者。

5. 急危重症患者需由主管医师陪同护送至手术部并与手术部工作人员当面交接。

6. 巡回护士将水循环变温毯铺于手术床上，调节温度为38℃并开机自检运行，协助患者过渡到手术床，并适当约束，防止坠床，注意做好保暖和心理护理，医务人员务必在床旁守护患者。

二、手术用物准备

1. 基本用物：体外循环手术器械包、大血管手术附加器械、胸科布类、衣包、盆包。

2. 一次性用物：电刀笔、吸引器连接管、吸引头、体外套针、22号刀片、11号刀片、1/0/2-0/3-0号丝线、盐水垫、A-P型手术切口膜、一次性使用冲洗器、14号红色尿管2根、橡胶引流管、硅胶引流管、灯柄套、敷贴、骨蜡、软袋盐水、无菌冰、带针钢丝1包、无菌手套。

3. 特殊用物：胸骨锯及备用电池、除颤手柄连线及电极板、可吸收缝线、血管缝线、涤纶线、起搏导线、涤纶片、毛毡片、体外循环用物（动脉插管、腔静脉插管、心内吸引管2套、心内吸引头1根、灌注管1根、灌注针1根）、胸腔闭式引流瓶。

4. 仪器设备：电刀主机、除颤仪、经食道超声心动图机、活化凝血时间（ACT）监测仪、血气分析仪、体外循环机、自体血回输机、水循环变温水毯。

5. 体位用物：软枕/沙袋、凝胶垫。

三、术前工作流程

1. 检查患者全身皮肤情况，根据手术时间、体位及患者自身情况采取压疮预防措施；规范实施术中低体温、深静脉血栓、静脉液体外渗等不良事件的预防。

2. 建立静脉通道，根据手术部位及患者情况选择合适的静脉和留置针，首选上肢静脉血管为穿刺部位，选用较大号留置针（18号、20号），另外准备2组中心静脉液体通路，确认微量泵处于完好备用状态。

3. 常用药物准备

（1）血管活性药物的配制及使用：①多巴胺用量为（患者公斤体重 ×3）mg配入生理盐水稀释至50mL；②硝普钠用量为（患者公斤体重 ×0.3）mg配入5%葡萄糖稀释至50mL；③肾上腺素用量为（患者公斤体重 ×0.03）mg配入生理盐水稀释至50mL。根据血压变化情况使用微量注射泵泵入。

（2）肝素的配制及使用：肝素用量为（患者公斤体重 ×3）mg，按5mg/mL或20mg/mL的浓度进行稀释，巡回护士遵医嘱于使用前配制，药物名称、剂量标识正确。手术开始由麻醉医师经中心静脉缓慢推注肝素，同时密切监测患者生命体征。

4. 麻醉实施前：三方按《手术安全核查表》依次核对患者身份（姓名、性别、年龄、病案号）、手术方式、知情同意情况、手术部位与标识、麻醉安全检查、皮肤是否完整、术野皮肤准备、静脉通道建立情况、患者过敏史、抗菌药物皮试结果、术前备血情况、假体、体内植入物、影像学资料等内容。

5. 查对抗菌药物皮试结果，遵医嘱于切皮前30～60min内使用抗菌药物。

6. 协助麻醉医生连接心电监护、血氧饱和度、有创动脉压、体温监测，实施麻醉诱导、气管插管、中心静脉置管等各项工作。

7. 患者麻醉后用膀胱测温导尿管导尿，连接精密尿袋，与麻醉医生、手术医生一起安置合适的手术体位（仰卧位，胸骨正中切口，肩下垫小枕抬高胸部15°～20°，上肢置于身体两侧包好），正确粘贴电刀负极板。闭合患者眼睑，贴眼膜保护患者眼睛。

8. 检查电刀主机、胸骨锯、除颤仪等仪器设备是否完好，中心负压吸引是否通畅。

9. 洗手护士需严格查对各种无菌包及物品的有效期、灭菌效果、无菌包的完整性。洗手护士需提前 15 ～ 30min 洗手，检查和清点器械的完整性，按使用先后顺序摆好器械台。

10. 洗手护士与巡回护士严格执行手术物品清点制度，巡回护士进行记录并复述，洗手护士确认。

11. 洗手护士协助医生消毒铺单，贴手术切口膜。依次连接固定好电刀笔、吸引器并调节好参数，检测其功能状态。

四、术中工作流程

1. 手术开始前：三方共同核查患者身份（姓名、性别、年龄）、手术方式、手术部位与标识，并确认风险预警等内容。手术物品准备情况的核查由手术室护士执行并向手术医师和麻醉医师报告。

2. 切开皮肤及皮下组织、肌肉：成人用 22 号刀片，小儿用 10 号刀片切开皮肤，用电刀切开皮下组织、肌肉。

3. 锯开胸骨：取胸骨正中切口，洗手护士正确安装胸骨锯，检查电池是否有电，确保胸骨锯处于备用状态，用齿钳夹住剑突，锯开胸骨。

4. 切开并固定心包，心外探查：用小胸骨撑开器撑开胸骨，骨蜡、盐水垫止血，取下小胸骨撑开器，用干盐水垫保护切口；大胸骨撑开器撑开胸骨，暴露前纵隔、胸腺及心包；无损伤镊提起心包，电刀或组织剪切开心包，成人用 7×20 圆针带 0 号丝线 / 小儿用 6×14 圆针带 2-0 丝线悬吊心包，显露心脏，备生理盐水洗手，探查心脏及大血管。

5. 建立体外循环

（1）游离主动脉及上、下腔静脉并套阻断带：用血管镊和直角钳游离主动脉及上腔静脉，用血管镊和肾蒂钳游离下腔静脉，用中弯钳带阻断带并固定。

（2）缝荷包

① 主动脉插管荷包：成人用 2-0 涤纶线或者 4-0 血管缝线，小儿

用 4-0 血管缝线，婴儿用 5-0 血管缝线两根于无名动脉开口下方缝主动脉内外荷包，剪去缝针，使用过带勾把缝线套入备好的 8～10cm 长的橡皮管，蚊氏钳两把分别牵引。

②右心耳插管荷包：成人用 2-0 涤纶线，小儿用 4-0 血管缝线一根于右心耳缝合包，套橡皮管，蚊氏钳一把牵引。

③下腔静脉插管荷包：成人用 2-0 涤纶线，小儿用 4-0 血管缝线一根于右心房外侧壁下方下腔静脉入口处缝合包，套橡皮管，蚊氏钳一把牵引。

④主动脉灌注荷包：成人用 2-0 涤纶线，小儿用 4-0 血管缝线一根于主动脉根部缝合包，套橡皮管，蚊氏钳一把牵引。

（3）插管：全身肝素化后，用绷带、组织钳、管道钳固定机器管道后即插管。

①主动脉插管：用解剖剪、血管镊剪去荷包内主动脉外膜，11 号手术刀切出插管口径大小的切口，插入主动脉管，收紧荷包，带 1 号丝线固定，连接机器管道，测动脉压，巾钳（组织钳）固定主动脉插管管道。

②上腔静脉插管：用心耳钳夹住右心耳，组织剪剪开，插入上腔静脉管，收紧荷包，带 1 号丝线固定，连接机器管道。

③下腔静脉插管：用 11 号手术刀做小切口，血管钳将小切口撑开，插入下腔静脉，收紧荷包，带 1 号丝线固定，连接机器管道。

④灌注针插管：切开荷包内主动脉外膜，灌注针插入，拔出针芯，收紧荷包，备小量杯排气，带 1 号丝线固定，连接灌注管道。

（4）开始体外循环：松开所有管道钳，人工心肺转流开始，拉紧上下腔阻断带，中弯血管钳固定，主动脉阻断钳阻升断主动脉，灌注心肌保护液，心脏停跳，敷冰泥使心脏表面降温，保护心脏。

6. 依据手术计划和术中实际情况实施手术，具体手术实施详见本章节各手术配合流程及要点。

7. 缝合心脏

（1）右心房切口：成人用 2-0（26mm 针）血管缝合线缝合房间

隔及房间沟切口，5-0（17mm 针）血管缝合线缝合右心房；小儿用 5-0（13mm 针）血管缝合线缝合房间隔切口，用 5-0（13mm 针）血管缝合线缝合右心房。

（2）左心房切口：成人用 4-0（26mm 针）血管缝合线从切口的两侧向中间缝合左心房切口；小儿用 5-0（13mm 针）血管缝合线缝合左心房切口。

（3）心室切口：成人连续缝合用 2-0（26mm 针）血管缝合线缝合，小儿用 4-0（26mm 针）血管缝合线缝合心室切口。

（4）主动脉切口：用 4-0（17mm 针）血管缝合线 2 根缝合。

8. 心脏手术完成后，开放循环，并行循环，将腔静脉管分别退回右心房，1 号丝线重新固定。

9. 心脏复跳：复温，心脏自动复跳，不能自主复跳者，进行心内按压，仍不能自主复跳者，递心内除颤器电击复跳。

10. 撤机，拔管：依次拔出灌注管、下腔静脉管、上腔静脉管、主动脉管，每次拔管后荷包线打结，必要时缝扎，拔上腔静脉管时，用沙丁氏钳夹右心耳之后用 1 号丝线结扎。

11. 心包止血、缝合：全面止血，用 7×20 圆针带 2-0 丝线缝合部分心包。

12. 放置引流管：心包及前纵膈放置一引流管，按需放置胸膜引流管，选择合适的三角针带丝线固定，连接胸腔闭式引流瓶，引流瓶内注入生理盐水 500mL。

13. 关胸缝合：关胸前清点器械、敷料、缝针等，清点对数后关胸，医生根据患者体重选择合适型号的带针钢丝，婴幼儿可选择 0 号 PDS 线关闭胸骨，13×24 圆针带 7 号线缝合肌层、2-0/3-0/4-0 可吸收线缝合皮下组织、皮肤。关胸后、缝合皮肤前和缝合皮肤后需各再次清点器械、敷料、缝针等。

14. 严格执行参观制度，维护手术间的安静整洁。术中密切关注手术进展，随时调整手术灯的位置，根据手术需要调整手术床，及时补充台上用物，并在护理记录单上填写补充物品的数量，一次性植入物核查与存档，高值耗材需再次与主刀医生核对后再使用。

15. 术中随时观察生命体征、留置针、中心静脉穿刺部位皮肤及输液状况，心肺转流开机和停机时记录尿量，并告知体外循环医师。遵医嘱用药、输血。

16. 术中注意心肌保护

（1）巡回护士将室温降至20℃左右。

（2）根据手术需要实施低温技术，浅低温（32℃～35℃）；中低温（26℃～31℃）；深低温（20℃～25℃）；超深低温（15℃～20℃）。

（3）利用4℃低温心脏停搏液行心肌灌注。

（4）在心脏表面敷冰水或冰泥降温。

17. 术中协助留取标本，与洗手护士、主刀医生核对检查后由巡回护士本人浸泡，并在标本登记本上准确登记并签名。需立即送检的标本（如快速病检标本、交叉配血标本等）应连同送检单交由外勤人员及时送检登记，并追踪检查结果。

18. 严格执行手术物品清点制度，完善术中护理文书。

19. 整理手术间，清理用后包布、地面的血渍及杂物。

五、术后工作流程

1. 患者离开手术室前：三方共同核查患者身份（姓名、性别、年龄）、实际手术方式、术中用药及输血情况，清点手术用物，确认手术标本，检查皮肤完整性、动静脉通路、引流管，确认患者去向等内容。

2. 手术结束前电话通知EICU，术后使用EICU病床将患者直接转运至EICU，减少搬运次数，减少患者出血和心律失常的危险。搬动患者时确保麻醉医生、手术医生和手术室护士三方同时协调进行，动作要轻，确保平稳搬运患者。

3. 术后转运使用EICU的微量注射泵，保证血管活性药物的持续输注，确保血压平稳。

4. 安置了心脏临时起搏器的患者注意保持起搏器的正常功能。

5. 手术医师、麻醉医师、巡回护士送患者至相应科室，患者术后转运的过程中，密切观察生命体征变化，维持各种通路和管道的通畅，避免意外脱出，固定好胸腔闭式引流瓶，水封瓶内的玻璃管没入水中 3～4 cm，注意胸腔引流瓶内水柱波动情况；胸腔闭式引流瓶一定要放于病床之下，悬挂于病床旁边（保持引流瓶低于胸壁引流口平面 60～100 cm），需与相应科室护士严格交班。

6. 正确处理各类术后用物，完善各项登记及计费，整理手术间，指导清洁工作人员做好术后卫生处置，补充手术间常用物品。

六、手术配合要点

1. 心脏手术难度大、风险高，因此术前 1 日，手术室护士应进行术前访视，仔细翻阅患者病历，必要时参加术前讨论，了解患者病情及手术方式，与患者亲切沟通交谈，了解患者的身心状况等，并向患者及其家属简单介绍手术室环境、手术过程、术前注意事项，消除患者的顾虑，使得患者能够主动配合手术。

2. 严格执行手术安全核查制度、手术物品清点制度、消毒隔离制度等。

3. 在患者入室前将循环变温水毯铺于手术床上，开机运行，注意患者的保暖，同时注意心理支持。

4. 心脏外科手术术前常规备血，做好膀胱温和鼻咽温监测，准备至少两套吸引器，做好充分的术前准备和应急预案。

5. 心脏破裂、主动脉夹层等急救手术时，立即安排人员紧急到位，迅速准备急救仪器设备、药物、手术用物确保开台，建立体外循环。

6. 在关闭房间隔切口前在主动脉根部放置排气针，手术床呈头低左倾位，暂停左心引流，麻醉医生膨肺，使左心室、左心房充满血液，并将左心气体经二尖瓣、左心房和房间隔排除，极少量残余气体经主动脉根部排气针排出，排气后关闭房间隔，调整手术床时，应告知医生，暂停手术操作，同时关注体位是否安全，避免床调整造成肢体受压。

7.洗手护士应掌握手术流程，熟悉医生个人习惯，提高专科配合水平，术中缝针用量多，需妥善保管，随时清点与检查。

8.密切观察患者生命体征、出血量，根据患者病情适当调整药物与输液的速度。

9.注射鱼精蛋白时注意患者有无过敏反应，保持静脉通畅，备好各种抢救药品，密切观察各项生命体征、尿量及颜色。

10.妥善固定动、静脉通路，保持各种管道通畅，避免其意外脱出。

11.当术中使用胸内除颤时，建议成人首次能量为10J，之后增至20J，最大为30J；儿童首次能量为5J，之后增至10J，最大为20J。除颤前用生理盐水湿润电极板的金属面，将电极板分别放置在左、右心室处，使电极板与心脏表面紧密接触。操作者应提示周围人员不要触碰患者及手术床，暂不使用时将电极板妥善放置于器械台上，避免置于潮湿环境中；电极板应反方向放置，避免不慎触发；避免电极板与患者皮肤直接接触，以免发生漏电。

第二节 小儿先天性心脏病手术配合流程及术中管理要点

一、术日晨准备

同心脏外科手术常规配合流程，小儿患者的基本信息需与监护人核对确认。

二、手术用物准备

1.基本用物：婴幼儿体外循环手术器械包（15kg以下）、小儿体外循环手术器械包（15～30kg）、婴幼儿附加精细器械包、胸科布类、衣包、盆包。

2.一次性用物：电刀笔、吸引器连接管、吸引头、婴幼儿/小儿体外套针、10 号刀片、11 号刀片、1/0/2-0/3-0 号丝线、小号 / 婴幼儿盐水垫、A-P 型手术切口膜、一次性使用冲洗器、12 号红色尿管、18 号橡胶管、灯柄套、敷贴、骨蜡、软袋盐水、无菌冰泥、0 号 PDS 线或 2 号带针钢丝、无菌手套。

3. 特殊用物：胸骨锯、胸骨锯备用电池、流出道扩张器、除颤手柄连线、婴幼儿 / 小儿除颤板、插管缝线、3-0/4-0 可吸收缝线、血管缝线、起搏导线、涤纶片、毛毡片、心脏修补材料、体外循环用物（动脉插管、腔静脉插管、心内吸引管、心内吸引头、灌注管、灌注针）。

4. 仪器设备：电刀主机、除颤仪、体外循环机、水循环变温水毯。

5. 体位用物：软枕。

三、术前工作流程

1. 严格按照安全核查制度实施麻醉前三方安全核查。

2. 小儿患者可允许一名监护人在患者等候区陪同，待术前准备充分完善后将患儿接入手术间，减少患儿在手术间独自等待的时间，有利于稳定患儿的情绪。

3. 注意保暖与皮肤的保护，术前室温预热至 24℃～ 26℃，变温水毯调至 38℃。

4. 术前及时与手术医师沟通，准备合适的外科生物补片。

5. 患者仰卧于手术台中线偏右侧，如为低龄、低体重患者，床上平铺大棉垫 1～2 张，肩胛部用软枕垫高使患者胸部上抬 5cm，枕部放置头圈，足跟处放置脚垫或棉垫悬空保护，防止术后压疮的形成。双上肢平放于身体左右两侧，在保证双上肢各穿刺通道通畅、安全的情况下，用中单将双上肢包裹、保护、固定。

6. 电刀负极板置于患者肌肉丰富处，贴于患者腰背部，体重小于 5kg 患者可将小儿负极板置于其臀部。

7. 头架固定于主刀医师对侧床头，高度为 30cm，下缘平头顶部。

8. 患者双下肢膝部用棉垫保暖并固定。

9. 其他术前工作流程同心脏外科手术常规配合流程。

四、术中工作流程

1. 严格按照安全核查制度实施手术开始前三方安全核查。

2. 依次切开皮肤及皮下组织、肌肉，锯开胸骨，切开并固定心包，心外探查，建立体外循环。

3. 切开心脏，心内探查：在右心房、右心室、肺动脉做切口，牵开隔瓣，探查病变部位状况，确定手术方式。

4. 房间隔缺损修补

（1）直接缝合：房间隔缺损较小，边缘整齐时，用5-0血管缝线连续缝合。

（2）补片修补：当房间隔缺损较大不能直接缝合时，根据缺损大小，将涤纶片或生物外科补片修剪成合适大小形状，用5-0血管缝线缝合补片。

5. 室间隔缺损修补

（1）直接缝合：当膜部、膜周部小缺损时用5-0血管缝线连续缝合。

（2）补片修补：隔瓣后及大型膜周缺损时，根据缺损大小，将涤纶片或心包片剪成相应大小，用5-0血管缝线缝合补片。若显露不佳，则需用组织剪剪开三尖瓣，修补完毕后，缝合三尖瓣。

6. 法洛四联症根治术

（1）疏通右心室流出道及肺动脉：充分暴露右室流出道，用无损伤组织钳夹持肥厚肌束，手术刀切除肥厚的右心室漏斗部肌肉，疏通流出道后，若肺动脉有狭窄，需用探条测量左右肺动脉内径。

（2）修补室缺：同室间隔缺损修补流程。

（3）右心室流出道补片加宽：剪合适大小的心包片，用5-0血管缝线带垫片连续缝合心包与右心室切口，若有瓣环或肺动脉干狭窄，则应跨过瓣环，加宽肺动脉。

7.检查：麻醉医生鼓肺，检查有无漏血，如有漏血则用 5-0 血管缝合线缝合。

8.缝合心脏，心脏复跳，撤机，拔管，心包止血、缝合，放置引流管，依次关胸缝合，严格执行手术物品清点制度。

9.其他术中配合均同心脏外科常规手术配合流程。

五、术后工作流程

1.患儿离开手术室前严格按照安全核查制度实施三方核查。

2.患儿通常带气管导管离开手术室，巡回护士需提前通知病房 / ICU 告知患儿情况、备好呼吸机，待病房 /ICU 做好相应准备后才转运患儿离开手术室。

3.转运过程中密切观察患儿生命体征，持续做好保暖护理，保持各个管道通路通畅，避免带气管导管脱出，保证患儿的安全，与相应科室护士详细交接班。

4.注意术后皮肤完整性观察。

5.其他术后工作流程同心脏外科手术常规配合流程。

六、手术配合要点

1.严格执行查对制度，婴幼儿患者需与监护人共同核对患者信息。

2.针对婴幼儿与父母分离的焦虑，及时提供心理支持，减轻患儿对手术的恐惧感，有效缓解患儿术前焦虑。

3.严格控制患儿输液速度及输液总量，注意围术期的温度调控，术中密切观察患儿尿量。

4.及时提供所需的外科生物补片，打开包装前再次与医生核对，将合格证粘贴至植入物记录栏内存档。

5.儿童胸内除颤时根据心脏大小选择幼儿 / 小儿电极板，能量选择应从 5J 开始，最大不超过 20J。

第三节　心脏瓣膜手术配合流程及术中管理要点

一、术日晨准备

同心脏外科手术常规配合流程。

二、手术用物准备

1. 基本用物：体外循环手术器械包、换瓣器械包、测瓣器包、胸科布类、衣包、盆包。

2. 一次性用物：电刀笔、吸引器连接管、吸引头、体外套针、22号刀片、11号刀片、1/0/2-0/3-0号丝线、盐水垫、A-P型手术切口膜、一次性使用冲洗器、14号红色尿管2根、橡胶和硅胶引流管、灯柄套、敷贴、骨蜡、软袋盐水、无菌冰泥、5/7号带针钢丝、无菌手套。

3. 特殊用物：同心脏外科手术常规配合，另加人工心脏瓣膜。

4. 仪器设备、体位用物同心脏外科手术常规配合。

三、术前工作流程

1. 严格按照安全核查制度实施麻醉前三方安全核查。

2. 此类手术患者通常心功能差、病情重，易发生心律失常、急性心衰，所以患者入室前必须备好抢救药品，使急救设备处于备用状态。

3. 患者入室后，保持室内安静，患者绝对卧床休息，提供心理支持，稳定患者情绪，密切观察患者生命体征，避免过多的操作，保持患者血压平稳，严禁将患者单独留在手术间。

4. 准备两路负压吸引装置，备好自体血回输机。

5. 再次核对患者病历，了解患者病情及手术方式，备全相应种类、不同型号的心脏瓣膜。

6. 其他术前工作同心脏外科手术常规配合流程。

四、术中工作流程

1. 严格按照安全核查制度实施手术开始前三方安全核查。

2. 依次切开皮肤及皮下组织、肌肉，锯开胸骨，切开并固定心包，进行心外探查，建立体外循环，切开心脏。

3. 二尖瓣置换术

（1）二尖瓣探查：心脏切口可在左心房、右心房、房间隔。探查左心耳、左房，清理血栓，心脏拉钩牵开显露二尖瓣，探查二尖瓣。

（2）二尖瓣切除：持瓣钳夹持瓣膜，用瓣膜剪或 11 号刀片切除腱索及瓣膜，清除钙化斑块，生理盐水反复冲洗左心腔，防止脱落组织残留心腔导致动脉栓塞。

（3）二尖瓣置入：用瓣膜测量器测量瓣口直径，确定瓣膜型号，准备相应型号的人工二尖瓣，缝合二尖瓣。用 11 号手术刀片切断人工瓣膜上的固定线，退出瓣膜支架，打结，检查瓣膜功能，确认功能正常后剪线。二尖瓣的缝合有连续缝合和间断缝合两种方式。

①连续缝合：用 2-0（长针 26mm）血管缝合线连续缝合。

②间断缝合：用 2-0 双色换瓣线（12～16 对）在瓣环上间断缝合，用蚊氏钳夹住缝线，剪下缝针并立即清点，确保缝针数目正确。

4. 主动脉瓣置换

（1）主动脉切口：主动脉根部做一斜行切口，主动脉拉钩牵开显露主动脉瓣。

（2）主动脉瓣切除：心内吸引器吸尽主动脉腔内残留血液，无损伤镊夹持瓣膜，用瓣膜剪或 11 号刀片切除瓣膜，清除钙化斑块，生理盐水反复冲洗心腔。

（3）主动脉瓣置入：用瓣膜测量器测量瓣口直径，确定瓣膜型号，准备相应型号的人工主动脉瓣，缝合主动脉瓣。用 11 号手术刀片切断人工瓣膜上的固定线，退出瓣膜支架，打结，检查瓣膜功能，确认功能正常后剪线。主动脉瓣的缝合有连续缝合和间断缝合两种方式。

①连续缝合：用 2-0（短针 17mm）血管缝合线三对连续缝合。

②间断缝合：用 2-0 双色换瓣线（10～14 对）在瓣环上间断缝合，用蚊氏钳夹住缝线，剪下缝针并立即清点，确保缝针数目正确。

5. 三尖瓣成形与置换

（1）三尖瓣探查：右心房切口，心脏拉钩、无损伤镊暴露三尖瓣，将冲洗器装满生理盐水，通过三尖瓣环向右心室注水，观察三尖瓣叶状况，若瓣叶无器质性病变首先行瓣膜成形术，成形失败再行瓣膜置换术。

（2）三尖瓣成形术

① Kay 瓣环成形手术：用 2-0 涤纶线带垫片缝合。

② Devega 瓣膜成形术：用 2-0 涤纶线带垫片缝合。

③人工瓣环置入三尖瓣成形术：用瓣膜测量器测量瓣环大小，确定瓣环型号，准备相应的人工瓣环，用 2-0 双色瓣膜成形线（10～14 对）在瓣环上间断缝合，用蚊氏钳夹住缝线，剪下缝针并立即清点，确保缝针数目正确，待心脏复跳后做注水试验，检查瓣环功能。

（3）三尖瓣置入：持瓣钳夹持瓣膜，用瓣膜剪或 11 号刀片切除三尖瓣，用瓣膜测量器测量瓣口直径，确定瓣膜型号，准备相应型号的人工三尖瓣，缝合三尖瓣。用 11 号手术刀片切断人工瓣膜上的固定线，退出瓣膜支架，打结，检查瓣膜功能，确认功能正常后剪线。三尖瓣的缝合有连续缝合和间断缝合两种方式。

①连续缝合：用 2-0（长针 26mm）血管缝合线两对连续缝合。

②间断缝合：用 2-0 双色换瓣线（12～16 对）在瓣环上间断缝合，用蚊氏钳夹住缝线，剪下缝针并立即清点，确保缝针数目正确。

6. 缝合心脏，心脏复跳，撤机，拔管，心包止血、缝合，放置引流管，关胸同心脏外科常规配合流程。

7. 术中将无菌瓣膜打开包装前，必须与主刀医生共同核对瓣膜类型及型号，以免开错瓣膜，将合格证粘贴至植入物记录栏内存档。

8. 切除的瓣膜组织遵医嘱送病理检查，并在标本登记本上正确记录。

9. 其他术中配合均同心脏外科常规手术配合流程。

五、术后工作流程

1. 患者离开手术室前严格按照安全核查制度实施三方核查。

2. 患者通常带气管导管离开手术室，巡回护士需提前通知病房 / ICU 告知患者情况、备好呼吸机，待病房 /ICU 做好相应准备后才转运患儿离开手术室。

3. 转运过程中密切观察患者生命体征，保持各个管道通路通畅，避免气管导管脱出，保证患者的安全，与相应科室护士详细交接班。

4. 其他同心脏外科手术常规配合流程。

六、手术配合要点

1. 术中换瓣线用量多，洗手护士应及时清点，妥善保管。

2. 切除瓣膜及腱索时，需用生理盐水冲洗心腔，防止瓣膜组织再次带入心脏。

3. 如换瓣线断裂，注意清点缝线上的垫片。

4. 传递瓣膜时，避免手直接接触瓣膜，操作须轻柔，避免损坏和污染瓣膜。

5. 如患者有左房血栓，需备纱布球若干；如为心内膜炎患者，需备络合碘纱布。

6. 三瓣膜联合手术时，置换顺序为：二尖瓣置换→主动脉置换→复跳→三尖瓣置换。

第四节 非体外循环下冠状动脉搭桥手术配合流程及术中管理要点

一、术日晨准备

同心脏外科手术护理常规。

二、手术用物准备

1.基本用物：搭桥手术器械包、搭桥显微器械、乳内牵开器，胸骨牵开器、大磁盘、胸科布类、搭桥布类、衣包、盆包。

2.一次性用物：可伸缩电刀笔、吸引器连接管、吸引头、体外套针、22号刀片、11号刀片、15号刀片、一次性冠脉刀、主动脉打孔器、银夹、1/0/2-0/3-0号丝线、盐水垫、A-P型手术切口膜、一次性使用冲洗器、20G和22G留置针（直针）、20mL注射器、50mL注射器、橡胶和硅胶引流管、可吸收线、钛夹/银钉、灯柄套、敷贴、骨蜡、软袋盐水、5/7号带针钢丝、无菌手套。

3.特殊用物：胸骨锯、除颤手柄连线及电极板、胸骨锯备用电池、血管缝线（6-0、7-0、8-0）、涤纶线、二氧化碳吹气管路、心脏固定器、各型号冠脉分流栓、体外循环用物（动脉插管、腔静脉插管、心内吸引管、心内吸引头、灌注管、灌注针）、起搏导线。

4.仪器设备、体位用物同心脏外科手术常规配合。

三、术前工作流程

1.严格按照安全核查制度实施麻醉前三方安全核查。

2.患者入室后，绝对卧床休息，提供心理支持，稳定患者情绪，密切观察患者生命体征，避免过多的操作，保持患者血压平稳，严禁将患者单独留在手术间。

3.头架固定于主刀医师对侧床头，调整到合适高度，术中根据手术需要及时调整手术床。

4.准备两套电刀，负极板分别粘贴于患者腰背部、肩胛部外侧。备好腿架用于患者取静脉侧下肢的消毒。

5.非体外循环下冠脉搭桥手术，需备好自体血回输机。

6.准备两路负压吸引装置，体外循环机处于备用状态，备好无菌冰、体外循环用物，以便术中术式改变时能够及时配合插管建立体外循环。

7.其他同心脏外科手术常规配合流程。

四、术中工作流程

1.严格按照安全核查制度实施手术开始前三方安全核查。

2.切开皮肤及皮下组织、肌肉：用22号刀片切开皮肤，电刀切开皮下组织、肌肉，干盐水垫止血。

3.锯开胸骨：在胸骨正中切口，洗手护士正确安装胸骨锯，确保胸骨锯处于备用状态，有齿钳夹住剑突，锯开胸骨，用骨蜡、盐水垫止血。

4.游离乳内动脉：用乳内撑开器撑开左侧胸骨，手术床左侧倾斜，电刀游离乳内动脉，动脉侧支钳夹止血，动脉近心端用"哈巴狗"血管夹夹闭，远心端用10号丝线结扎，用组织剪剪断乳内动脉。在游离乳内动脉时，需备好罂粟碱盐水，用以解除乳内动脉痉挛。游离的乳内动脉用罂粟碱溶液浸湿的盐水垫包裹好备用，取出乳内撑开器。

5.切开心包，显露心脏。

6.切取自体大隐静脉（与游离乳内动脉同时进行）：

（1）传统取大隐静脉：用22号手术刀片沿下肢内踝内侧做一纵行切口以显露大隐静脉，用组织剪沿大隐静脉走向游离至所需长度，静脉侧支用银夹钳钳夹或2-0丝线结扎剪断，静脉远端插入橄榄状针头用2-0丝线结扎固定。并将配好的肝素盐水注入血管内抗凝及检查取出的大隐静脉有无漏孔，如有漏孔，可用银夹钳钳夹或用7-0血管缝线缝合，静脉近端用"哈巴狗"血管夹夹闭。确认完好的静脉放在肝素盐水中备用，静脉断端用2-0丝线结扎，用2-0可吸收线缝合皮下组织，3-0可吸收线缝合皮内组织，用烧伤纱布和无菌弹性绷带包扎。

（2）腔镜辅助下取大隐静脉：在膝关节后内侧上方或下方，作一2cm左右横行切口，找到并游离出小段大隐静脉。置入球囊套管并接通CO_2气腹机注入20mL气体使其密闭，插入锥形剥脱器钝性沿大隐静脉走形向上分离出皮下隧道，在腔镜引导下，充分游离大隐静脉及其主要分支。游离出所需静脉长度后，电凝静脉属支并切断，游离完毕后，于游离大隐静脉近端处做2cm皮肤切口，夹住大隐静脉近心端，用C形环将大隐静脉取出，在大隐静脉远心端插入橄榄头，注入肝素盐水，冲洗并扩张大隐静脉，重新结扎分支。将皮下隧道内的积血充分挤出，缝合切口，弹力绷带加压包扎48h。

7.血管桥与冠状动脉分支跨病变远端吻合：

（1）修剪动脉：手术医生检查修剪乳内动脉、大隐静脉断端后备用。

（2）乳内动脉与冠状动脉前降支远端吻合：用2～3块中号温盐水垫垫放心脏底部，抬高心脏，显露吻合处，心脏固定器固定心脏。用15号刀片切开心外膜及脂肪，冠脉刀切开冠状动脉前壁，角度剪扩大切口，冠脉探条探查冠脉远端状况，用7-0/8-0血管缝线行端侧连续吻合。吻合时用吹雾管吹吻合口，保持手术野清晰，吻合完毕，开放乳内动脉"哈巴狗"血管夹，测试吻合口有无漏血并排气打结。

（3）大隐静脉与冠状动脉远端吻合：同乳内动脉与冠状动脉前降支远端吻合。

8.血管桥近端与主动脉近端吻合：备好主动脉侧壁钳钳夹部分主动脉前壁，用11号手术刀片切开主动脉外膜，用主动脉打孔器在相应部位打孔，用6-0血管缝线行大隐静脉与主动脉端侧连续吻合，吻合完毕后排气打结。

9.放置引流管，关胸缝合同心脏外科常规手术配合流程。

10.术中洗手护士要及时清除器械上的血迹，防止影响器械性能。

11.术中缝针型号小，注意清点及检查。

12. 其他术中配合同心脏外科常规手术配合流程。

五、术后工作流程

1. 患者离开手术室前严格按照安全核查制度实施三方核查。

2. 术后转运患者时，要轻轻抬放患者，转运途中严密观察患者生命体征，保护各种管道。

3. 冠脉搭桥器械及仪器比较精细、贵重，术后应做好保养，选择合适的消毒灭菌方法，延长其使用寿命。

4. 其他术后工作流程同心脏常规手术配合流程。

六、手术配合要点

1. 患者取正中仰卧位，肩下垫软枕，抬高胸部 15°～20°，术中使用变温水毯，保持患者体温在 36℃ 以上，预防低体温的发生。

2. 巡回护士协助手术医生连接电刀线，中心吸引及电锯，电刀的功率需根据手术操作部位不同随时调节功率，游离乳内动脉时需调低其功率。

3. 肝素配制及使用：肝素用量为（患者公斤体重 ×1）mg，巡回护士遵医嘱于使用前配制，药物名称、剂量标识正确。手术开始由麻醉医师经中心静脉缓慢推注肝素，同时密切监测患者生命体征。

4. 血管活性药物的配制及使用：

（1）多巴胺用量为（患者公斤体重 ×3）mg，配入生理盐水稀释至 50mL。

（2）硝酸甘油用量为（患者公斤体重 ×0.3）mg，配入生理盐水稀释至 50mL，根据血压变化情况微量泵泵入。

5. 术中密切关注手术进展，及时准确提供手术台上所需用物。高值耗材需再次与主刀核对后再提供，将合格证粘贴至特殊用物记录栏内存档。

6.确保吻合部位无血视野的方法：

（1）用2支50mL注射器接留置针软芯，交替抽取无菌温生理盐水，用微细水流冲洗切开的冠状动脉开口。

（2）用二氧化碳吹气管连接二氧化碳气体及林格注射液，建立气雾喷射系统持续吹吸，保证吻合视野无血。

（3）向冠状动脉血管腔内送分流栓，使血流从分流器中央通过，保持吻合部位无血状态，同时保证吻合时冠状动脉的血运不中断。

（4）将欲做吻合的冠状动脉近远端用特制的弹力缝线（冠脉阻断线）暂时缝合阻断。

7.加强桥血管的保护，保证血管桥质量。常用冲洗药物的配制方法：

（1）胸廓内动脉冲洗液：20mL生理盐水 + 罂粟碱60mg。

（2）静脉冲洗液：100mL生理盐水 + 肝素20mg。

8.取血管的肢体须贴切口膜，不取血管的肢体须进行遮盖，注意术中保护肢体皮肤，防止电刀烧伤。

9.术中注意保护好桥血管，轻拿轻放，避免利器损伤，剩余的桥血管要保留至手术结束，切勿随手丢弃。

第五节　主动脉夹层手术配合流程及术中管理要点

一、术日晨准备

同心脏外科手术护理常规。

二、手术用物准备

1.基本用物:体外循环手术器械、大血管手术附加器械、胸科布类、衣包、盆包。

2.一次性用物：电刀笔、吸引器连接管、体外套针、22号刀片、11号刀片、1/0/2-0/3-0号丝线、盐水垫、A-P型手术切口膜、一次性冲洗器、20mL 注射器、50mL 注射器、14 号红色尿管、橡胶和硅胶引流管、可吸收线、灯柄套、敷贴、骨蜡、无菌冰泥、5/7 号带针钢丝、无菌手套。

3. 特殊用物：胸骨锯、除颤手柄连线、电极板、胸骨锯备用电池、各型人工血管、心内吸引头、左及右冠状动脉灌注头、Y 形心脏停跳灌注管、直型灌注连接管、电灼器，其他同心脏外科手术常规。

4. 仪器设备：电刀主机、除颤仪、循环变温水毯、输液输血加温仪。

5. 体位用物：软枕、头圈、脚踝垫。

三、术前工作流程

1. 严格按照安全核查制度实施麻醉前三方安全核查。

2. 手术复杂，应充分准备各种应急抢救措施及药物；手术时间长，需注意患者皮肤的压疮预防。

3. 患者入室后，绝对卧床休息。医护人员提供心理支持，稳定患者情绪，避免过多的操作，保持患者血压平稳。

4. 患者仰卧于手术台中线偏右侧，双上肢包裹于身体两侧。肩胛部用软枕垫高使患者胸部上抬15°～ 30°，在患者枕部处放置头圈，脚踝处放置脚踝垫悬空保护，防止患者术后局部皮肤血肿、压疮的形成。

5. 孙氏手术需要在患者左侧上、下肢同时动脉穿刺测压，右侧颈内静脉置三腔中心静脉管。

6. 准备好相应型号的人工血管、带瓣人工血管及支架血管。

7. 急诊需加快开台速度，为手术抢救患者争取时间。

8. 皮肤消毒铺单同冠状动脉搭桥手术，需留出腋动脉和股动脉游离插管的范围。

9. 其他术前工作流程同心脏外科常规手术配合流程。

四、术中工作流程

1. 严格按照安全核查制度实施手术开始前三方安全核查。

2. 游离右腋动脉：用22号刀片于患者右侧锁骨下切开皮肤及皮下组织，用皮肤撑开器牵开皮肤，钝性分离胸大肌，游离腋静脉，套纱带牵开，游离腋动脉，套纱带备用。

3. 切开皮肤及皮下组织、肌肉，锯开胸骨，切开并固定心包，心外探查，经腋动脉插管建立体外循环，配合均同心脏外科常规手术配合流程，增加左心房引流管。

4. 主动脉瓣与升主动脉置换并冠状动脉原位移植术（bentall 术）：

（1）阻断升主动脉远端：用主动脉阻断钳阻断，灌注停跳液，心脏表面敷冰泥降温。

（2）纵形切开主动脉：用主动脉拉钩牵开主动脉壁，持冷灌注头置入冠脉口直接灌注停跳液。

（3）切除病变组织，置换带瓣管道：用2-0无损伤缝线缝主动脉中央做牵引，用组织剪剪除主动脉瓣及瘤体，选择并修剪人工血管。行主动脉近端与人工血管的吻合，配合方法同主动脉瓣置换。

（4）吻合左右冠状动脉：用电灼器在人工血管的左右冠状动脉开口相应位置打孔，用5-0/6-0血管缝线将冠状动脉连续缝合于人工血管相应打孔处。

（5）吻合人造血管与升主动脉远端：用4-0血管缝线将人工血管远端与升主动脉远端吻合。

（6）排气，开放升主动脉阻断钳，止血：用排气针插入人造血管，开放升主动脉阻断钳，充分排气后，用4-0血管缝线缝合排气针处，检查各吻合口有无出血，充分止血。

（7）心脏复跳，撤机，拔管，心包止血、缝合，放置引流管，关胸缝合同心脏外科常规手术配合流程。

5. 孙氏手术：

（1）建立体外循环：同bentall术，动脉泵管常规选用单泵双管，呈Y形连接，用作停循环期同行选择性脑灌注（此通道在选择性脑灌注前保持双管道钳夹闭）。

（2）主动脉近端处理：用主动脉阻断钳在无名静脉近端阻断主动脉，纵形切开主动脉，主动脉拉钩牵开主动脉壁，清除假腔内血栓，于左、右冠状动脉开口直接灌注停跳液，心脏表面敷冰泥降温。医生根据主动脉近端的病理改变，可选择主动脉根部置换或保留主动脉瓣的根部置换，必要时行主动脉瓣置换或部分主动脉窦置换，右冠状动脉缺血及开口受累时，可缝闭右冠脉开口，进行右冠状动脉旁路移植。

（3）主动脉弓置换和支架血管植入：鼻温降至20℃，调节床头低位30°，逐渐停止体外循环，血管钳依次阻断头臂干、左颈总动脉、左锁骨下动脉。此时通过右腋动脉插管进行选择性脑灌注，剖开主动脉弓，横断3支头臂血管，左锁骨下动脉近端用4-0 prolene线缝闭，选择适当型号的支架血管生理盐水湿润后，植入降主动脉真腔，用组织剪修剪多余的主动脉弓组织，使其边缘与支架血管近端的人工血管平齐。选择直径与支架血管相当的四分叉人工血管，其主血管远端与带支架血管的降主动脉吻合，用3-0 prolene线连续缝合，动脉泵管的另一端插入人工血管灌注分支，恢复下半身循环，将对应的头臂血管分支先与左颈总动脉吻合，用5-0 prolene线连续缝合，排气开放后开始复温，随后将人工血管主血管近端与主动脉近端吻合。用4-0 prolene线连续缝合，恢复心脏循环，再吻合左侧锁骨下动脉分支，最后吻合无名动脉分支。

（4）主动脉近端吻合：对于保留主动脉根部的患者，于窦管交界上方0.5～1cm处横断主动脉，与四分叉人工血管近端吻合，用3-0 prolene线连续缝合。对根部置换的患者在完成根部手术后将两人工血管行端端吻合，用4-0 prolene线连续缝合。

（5）复苏及脱离体外循环：完成全部的血管吻合后，充分排气，开放主动脉阻断钳，心脏电击复跳，鼻温至37.5℃、肛温至35℃即可缓慢撤离体外循环，复温过程中检查止血。

（6）放置引流管，关胸缝合同心脏外科常规手术配合流程。

7.其他术中配合均同心脏外科常规手术配合流程。

五、术后工作流程

1. 患者离开手术室前严格按照安全核查制度实施三方核查。

2. 患者携带气管导管离开手术室，巡回护士需提前通知病房/EICU 告知患者情况、备好呼吸机，待病房/EICU 做好相应准备后送患者离开手术室。

3. 转运过程中密切观察患者生命体征，保持各个管道通路通畅，避免气管导管脱出，保证患者的安全，与相应科室护士详细交接班。

4. 其他术后工作流程同心脏常规手术配合流程。

六、手术配合要点

1. 术中根据手术医师的探查结果，及时做相应手术准备。

2. 人工血管的保护：使用人工血管时注意不能用裸手拿持，以免手上血迹污染人工血管，未使用的部分应保持干净。

3. 在深低温停循环时协助麻醉医生、体外循环组医生做好降温和复温的护理，注意脑保护，将冰袋置于患者颈部、头顶及前额等部位，注意患者皮肤与冰袋接触处，防止冻伤。

4. 术中缝线需求多，洗手护士应随时注意缝线的清点。

5. 进行复温时备好足够的干纱布、热生理盐水、除颤仪。

6. 此类患者术中往往出血较多，对吻合口、创面出血的处理也比较棘手，术中需备好血液回收机，同时根据医生的需求准备相应的血液制品（血小板、新鲜血浆），迅速恢复患者的凝血功能，必要时准备生物蛋白胶等进行止血。

| 第十章 |

普胸外科手术配合流程及术中管理

第一节 普胸手术配合流程及术中管理要点

一、术日晨准备

1. 在患者入室前调整手术间温度与湿度（温度 22℃～25℃、湿度 50%～60%），做好手术间平面卫生，检查手术间用物、仪器设备。

2. 手术室护士与病房护士双方床旁核对手术排程表、患者病历、腕带标识，至少同时使用两种及以上的方法确认患者身份，确保患者正确。昏迷、意识不清、无自主能力、新生儿、儿童、精神病等无法陈述自己姓名的患者，交接双方应根据病历、腕带与家属共同确认患者的身份及手术部位。

3. 手术室护士与病房护士双方床旁检查手术同意书、麻醉同意书、输血同意书、授权委托书等签字情况。查对患者体重、术前用药、皮试结果、过敏史、既往史、心脏起搏器、植入物、抗凝药服用史、心脏彩超及影像检验学资料、安全核查表、风险评估单。交接患者生命体征、皮肤完整性、引流管路、输液情况、术中用物等重点内容。

4. 接送患者务必使用平车或轮椅，遵守使用规范，防止患者坠床或跌倒。转运中，手术病人头部必须在推床的头端，转运人员在头侧，坡道平车患者保持头部处于高位，轮椅患者将轮椅靠背朝向下坡方向，系好安全带。确保患者身体不伸出推车或轮椅外缘，避免车速过快、转弯过急，导致意外伤害患者。

5.急危重症患者需由主管医师陪同护送至手术部与手术部工作人员当面交接。

6.巡回护士将保温毯铺于手术床上，协助患者过渡到手术床，并适当约束，防止患者坠床，注意做好保暖和心理护理，医务人员务必床旁守护患者。

7.接患者入室前核对患者戒烟时间在2周以上，查对肺功能检查和血气分析测定结果，如有异常及时与管床医生沟通。

二、手术用物准备

1.基本用物：普胸手术器械包、切十二肋包、胸科布类包、衣包、盆包。

2.一次性用物：可伸缩电刀笔、吸引管、普胸套针、22号刀片、11号刀片、1/0/2-0/3-0号丝线、盐水垫、A-P型手术切口膜、一次性使用冲洗器、橡胶和硅胶引流管、灯柄套、敷贴、骨蜡、带针钢丝1包、无菌手套。

3.特殊用物：胸骨锯及备用电池、超声刀主机、可吸收线、血管缝线、直线型切割闭合器、明胶海绵、胸腔闭式引流瓶。

4.仪器设备：电刀主机、超声刀主机、保温毯。

5.体位用物：沙袋、头圈或枕头、凝胶垫、侧卧位用物、减压贴。

三、术前工作流程

1.检查患者全身皮肤情况，根据手术时间、体位及患者自身情况采取压疮预防措施；规范实施术中低体温、深静脉血栓、静脉液体外渗等不良事件的预防。

2.建立静脉通道，根据手术部位及患者情况选择合适的静脉和留置针,首选上肢静脉血管为穿刺部位,选用较大号留置针(18号、20号),根据需要准备颈内静脉通路液体。

3. 麻醉实施前:三方按《手术安全核查表》依次核对患者身份(姓名、性别、年龄、病案号)、手术方式、知情同意情况、手术部位与标识、麻醉安全检查、皮肤是否完整、术野皮肤准备、静脉通道建立情况、患者过敏史、抗菌药物皮试结果、术前备血情况、假体、体内植入物、影像学资料等内容。

4. 查对抗菌药物皮试结果,遵医嘱于切皮前30 ～ 60min内使用抗菌药物,手术时间超过3h,追加术中抗生素。

5. 协助麻醉医生连接心电监护、血氧饱和度、有创动脉压、体温监测,实施麻醉诱导、气管插管、中心静脉置管等各项工作。

6. 患者麻醉后留置导尿,与手术医生对照患者的CT片再次核对手术部位,摆放手术体位,评估患者皮肤,做好压疮预防措施,正确粘贴电刀负极板。闭合患者眼睑,贴眼膜保护眼睛。

7. 洗手护士严格查对无菌包及物品的完整性、灭菌效果、有效期。洗手护士提前15 ～ 30min洗手上台,检查手术器械及物品的性能、完整性,按使用先后顺序摆好器械台。

8. 洗手护士与巡回护士严格执行手术物品清点制度,巡回护士进行记录并复述,洗手护士确认。

9. 洗手护士协助医生消毒铺单,贴手术切口膜。依次连接固定好电刀笔、吸引器并调节好参数,检测其功能状态。

四、术中工作流程

1. 手术开始前:三方共同核查患者身份(姓名、性别、年龄)、手术方式、手术部位与标识,并确认风险预警等内容。手术物品准备情况的核查由手术室护士执行并向手术医师和麻醉医师报告。

2. 切开皮肤及皮下组织、肌肉:用22号刀片切开皮肤,电刀切开皮下组织、肌肉,用干盐水垫止血。

3. 依据手术计划和术中实际情况实施手术，具体手术实施流程详见本章节各手术配合流程及要点。

4. 严格执行参观制度，维护手术间的安静整洁。术中密切关注手术进展，随时调整手术灯的位置，根据手术需要调整手术床，及时补充台上用物，并在护理记录单上填写补充物品的数量，高值耗材需再次与主刀医生核对后再提供。

5. 术中随时观察生命体征、尿量、留置针、中心静脉穿刺部位皮肤及输液状况。遵医嘱用药、输血。

6. 术中标本较多，及时协助准确留取标本，与洗手护士、主刀医生核对检查后由巡回护士本人浸泡，并在标本登记本上准确登记并签名。需立即送检的标本（如快速病检标本、交叉配血标本等）应连同送检单交由外勤人员及时送检登记，并追踪检查结果。

7. 严格执行手术物品清点制度，完善术中护理文书。

8. 整理手术间，清理用后包布、地面的血渍及杂物。

五、术后工作流程

1. 患者离开手术室前：三方共同核查患者身份（姓名、性别、年龄）、实际手术方式、术中用药及输血情况，清点手术用物，确认手术标本，检查皮肤完整性、动静脉通路、引流管，确认患者去向等内容。

2. 手术医师、麻醉医师、巡回护士送患者至复苏室，患者术后转运的过程中，密切观察生命体征变化，维持各种通路和管道的通畅，避免意外脱出，固定好胸腔闭式引流瓶，水封瓶内的玻璃管没入水中 3～4cm，注意胸腔引流瓶内水柱波动情况；胸腔闭式引流瓶一定要放于病床之下，悬挂于病床旁边（保持引流瓶低于胸壁引流口平面 60～100cm），需与相应科室护士严格交班。

3. 正确处理各类术后用物，完善各项登记及计费，整理手术间，指导清洁工作人员做好术后卫生处置，补充手术间常用物品。

六、手术配合要点

1. 严格执行手术安全核查制度、手术物品清点制度、消毒隔离制度等。

2. 在患者入室前将保温毯铺于手术床上预热，注意患者的保暖，同时注意心理支持。

3. 携带胸腔闭式引流瓶进入手术室的患者，在搬运患者时用血管钳双向夹闭引流管，防止空气进入，放松止血钳时，先将引流瓶安置在低于胸壁引流口平面的位置。

4. 洗手护士应掌握手术流程，熟悉医生习惯，掌握线性切割闭合器的使用。

5. 切割闭合钉打开包装前需再次与主刀医生核对确认后再提供，将合格证粘贴至植入物记录栏内存档。

6. 患者术后转运至复苏室的过程中，需维持各种通路和管道的通畅，固定好胸腔闭式引流瓶，水封瓶内的玻璃管没入水中 3～4cm，注意胸腔引流瓶内水柱波动情况；胸腔闭式引流瓶放于病床下，悬挂于病床旁边（保持引流瓶低于胸壁引流口平面 60～100cm），需与复苏室护士严格交班。

第二节　心包手术配合流程及术中管理要点

一、术日晨准备

同普胸手术配合常规。

二、手术用物准备

1. 基本用物：普胸手术器械包、胸科布类包、衣包、盆包。

2. 一次性用物：可伸缩电刀笔、吸引器连接管、吸引头、普胸套

300

针、22 号刀片、11 号刀片、15 号刀片、1/0/2-0/3-0 号丝线、盐水垫、显影纱布、A-P 型手术切口膜、一次性使用冲洗器、橡胶和硅胶引流管、灯柄套、敷贴、骨蜡、带针钢丝（胸骨正中切口）、无菌手套。

3. 特殊用物：胸骨锯及备用电池、血管缝线、可吸收线、胸腔闭式引流瓶。

4. 仪器设备：电刀主机、超声刀主机、保温毯。

5. 体位用物：沙袋、头圈或枕头、凝胶垫、侧卧位用物、减压贴。

三、术前工作流程

1. 严格按照安全核查制度实施麻醉前三方安全核查。

2. 患者术中体位为平卧位或者半侧卧位，手术切口有胸骨正中切口或左胸第 4～5 肋间前外侧切口。

3. 患者入室后限制活动量，采用半坐位，解除腹水对肺脏的压迫；防止患者受凉感冒加重心脏的负担。

4. 缩窄性心包炎患者通常伴有全身水肿，需特别注意术中压疮的预防。

5. 其他术前工作同普胸手术配合流程。

四、术中工作流程（以胸骨正中切口为例）

1. 严格按照安全核查制度实施手术开始前三方安全核查。

2. 切开皮肤及皮下组织、肌肉：用 22 号刀片切开皮肤，电刀切开皮下组织、肌肉，干盐水垫止血。

3. 锯开胸骨：洗手护士正确安装胸骨锯，检查电池是否有电，用有齿钳夹住剑突，胸骨锯锯开胸骨，骨蜡、盐水垫止血。

4. 剥离心包：用胸骨撑开器撑开胸骨，暴露术野，准备扁桃腺剪切开左心前区增厚的心包显微组织，切开脏心包显露心肌后，可见心肌向外膨出，沿界面继续剥离左心室前壁和心尖部的心包，采用锐性钝性相结合的方法剥离心包，需备好组织钳夹持小纱布用于钝性分离。

术中根据心包钙化嵌入心肌或心包与心肌紧密粘连严重程度，可采取部分或局部多处缩窄心包松解术。心包剥离两侧至左、右膈神经前方，上端剥离至主、肺动脉血管根部，下至心隔面，并保证心尖游离。剥离心包时避免损伤心肌和冠状血管。

5. 检查止血：用温生理盐水冲洗心脏表面，检查有无出血，如发现出血点就用丝线结扎或电凝止血。注意观察生命体征，心率过快时用 2% 利多卡因滴于心脏表面。

6. 放置引流：放置纵膈引流管连接胸腔闭式引流瓶，三角针带 0 号丝线固定，引流瓶内注入生理盐水 500mL。

7. 关胸缝合：关胸前清点器械、敷料、缝针等，清点对数后关胸，带针钢丝缝合胸骨后，逐层缝合肌层、皮下组织、皮肤。关胸后、缝合皮肤前和缝合皮肤后需各再次清点器械、敷料、缝针等。

8. 切除的心包组织遵医嘱送病理检查，并在标本登记本上正确记录。

9. 其他同普胸手术配合流程。

五、术后工作流程

1. 患者离开手术室前严格按照安全核查制度实施三方核查。

2. 其他术后工作流程同普胸手术配合常规流程。

六、手术配合要点

1. 术中剥离心包时若出现心动过缓、血压下降或频发室性早搏时，应告知医生暂停操作，以免发生严重的心率紊乱，找出原因处理后再继续剥离。

2. 术中常规颈内静脉置管，术中动态监测中心静脉压以指导心包剥离范围和评价手术效果。

3. 严格控制患者的液体入量，避免液体负荷过度，导致左心衰竭。

4. 严密监控心率变化，心包手术患者极易发生心律失常，需随时做好抢救准备。

5.手术中备好西地兰（每支0.4mg稀释成20mL）及利尿剂，控制心力衰竭。

第三节 纵膈肿瘤切除手术配合流程及术中管理要点

一、术日晨准备

同普胸手术护理常规。

二、手术用物准备

1.基本用物：纵膈手术器械包、胸科布类包、衣包、盆包。

2.特殊用物、一次性用物、仪器设备、体位用物同心包手术配合流程。

三、术前工作流程

1.严格按照安全核查制度实施麻醉前三方安全核查。

2.术前需核对手术切口标识，与手术医生对照患者的CT片再次核对手术部位，确认手术体位。患者取平卧位或健侧卧位，手术切口有胸骨正中切口或前（后）外侧切口。

3.评估患者皮肤，做好压疮预防措施。

4.其他术前工作同普胸手术配合流程。

四、术中工作流程（以胸骨正中切口为例）

1.严格按照安全核查制度实施手术开始前三方安全核查。

2.切开皮肤及皮下组织、肌肉：用22号刀片切开皮肤，电刀切开皮下组织、肌肉，干盐水垫止血。

3.锯开胸骨：洗手护士正确安装胸骨锯，检查电池是否有电，用有齿钳夹住剑突，胸骨锯锯开胸骨，骨蜡、盐水垫止血。

4.游离瘤体并切除：用组织钳夹持小方纱配合无齿镊、组织剪、超声刀主机、电刀沿肿瘤边缘钝性分离瘤体，2-0/3-0 丝线结扎出血点，肿瘤完全游离后切下瘤体，洗手护士妥善保管好标本，做好无瘤技术，及时与主刀医生、巡回护士核对标本来源，交给巡回护士送检。

5.检查止血，放置引流：用温生理盐水冲洗切口，如发现出血点就用丝线结扎或电凝止血，放置胸腔纵膈引流管连接胸腔闭式引流瓶，用三角针带 0 号丝线固定，引流瓶内注入生理盐水 500 mL。

6.关胸缝合：关胸前清点器械、敷料、缝针等，清点对数后关胸，带针钢丝缝合胸骨后，逐层缝合肌层、皮下组织、皮肤。缝合皮肤前和缝合皮肤后需各再次清点器械、敷料、缝针等。

7.其他工作同普胸手术配合流程。

五、术后工作流程

1.患者离开手术室前严格按照安全核查制度实施三方核查。

2.其他术后工作同普胸手术配合常规流程。

六、手术配合要点

1.纵膈肿瘤患者的手术体位根据肿瘤部位不同，通常有平卧位和侧卧位，手术切口通常有胸骨正中切口、肋间前外侧切口、肋间后外侧切口。

2.术中注意保暖，冲洗液用加温生理盐水或者灭菌注射用水。

3.做好急救预防措施。

第四节 肺叶手术配合流程及术中管理要点

一、术日晨准备

同普胸手术护理常规。

二、手术用物准备

1. 基本用物:肺叶手术器械、切十二肋包、胸科布类包、衣包、盆包。

2. 一次性用物:可伸缩电刀笔、吸引器连接管、吸引头、普胸套针、22 号刀片、11 号刀片、1/0/2-0/3-0 号丝线、盐水垫、A-P 型手术切口膜、一次性使用冲洗器、橡胶和硅胶引流管、灯柄套、敷贴、骨蜡、无菌手套。

3. 特殊用物:血管缝线、可吸收线、胸腔闭式引流瓶、直线型切割闭合器。

4. 仪器设备:电刀主机、超声刀主机、双极电凝。

5. 体位用物:沙袋、头圈或枕头、凝胶垫、侧卧位用物、减压贴。

三、术前工作流程

1. 严格按照安全核查制度实施麻醉前三方安全核查。

2. 患者体位为健侧卧位,将患者术侧上肢固定于麻醉头架上,使术侧肋间隙增宽,利于手术操作,避免患者上肢与麻醉头架直接接触。

3. 其他术前工作同普胸手术配合流程。

四、术中工作流程

1. 严格按照安全核查制度实施手术开始前三方安全核查。

2. 切开皮肤及皮下组织、肌肉:用 22 号刀片切开皮肤,电刀切开皮下组织、肌肉,干盐水垫止血。

3. 根据需要切除肋骨:用肋骨分离钩分离肋骨,肋骨剪剪断肋骨,电凝及干纱布止血。

4. 切开胸膜，探查胸腔：用电刀切开胸膜，切口保护圈保护切口，合适的肋骨撑开器撑开肋骨，钳夹小方纱钝性分离粘连，盐水洗手，探查胸腔，探查病变组织的部位、大小、粘连情况、浸润范围及淋巴结的肿大情况。

5. 游离结扎肺动、静脉：用血管镊、组织剪游离相应的肺动、静脉并结扎血管或者用直线切割闭合器离断血管。

6. 结扎、切除肺韧带：使用长血管钳、长电刀头切断韧带，2-0号丝线结扎断端。

7. 肺切除：用直线切割闭合器夹闭要切除的肺及相应支气管，嘱麻醉医生鼓肺检查肺膨胀良好后，夹闭并切断，妥善保管标本。做好无瘤技术，及时与主刀医生、巡回护士核对标本送检。

8. 冲洗胸腔，检查有无漏气：仔细检查胸腔内有无活动性出血，用温生理盐水/灭菌水冲洗胸腔，鼓肺检查有无气泡自残端漏出，如有漏气需缝合，吸引器吸尽冲洗液。

9. 留置引流管：放置胸腔引流管，连接胸腔闭式引流瓶，三角针带0号丝线固定，引流瓶内注入生理盐水500mL。

10. 关胸缝皮：关胸前清点器械、敷料、缝针等，清点对数后关胸，逐层缝合肌层、皮下组织、皮肤。缝合皮肤前和缝合皮肤后需各再次清点器械、敷料、缝针等。

11. 其他工作同普胸手术配合流程。

五、术后工作流程

1. 患者离开手术室前严格按照安全核查制度实施三方核查。

2. 其他术后工作流程同普胸手术配合常规流程。

六、手术配合要点

1. 安置手术体位建议在麻醉医生完成麻醉及动静脉穿刺操作之后进行，以免给麻醉操作带来不便。

2. 术中注意保暖，用冲洗液加温生理盐水或者灭菌注射用水。

3. 评估患者皮肤，安置体位时，做好患者皮肤保护措施。

4. 做好急救预防措施。

5. 直线切割闭合器需与医生确认后才打开包装，将合格证粘贴至特殊用物记录栏内存档。

第五节　腔镜肺叶手术配合流程及术中管理要点

一、术日晨准备

同普胸手术护理常规。

二、手术用物准备

1. 基本用物：肺叶包、胸科双关节器械包、胸腔镜器械、超声刀袋、无菌保温杯、胸腔镜镜头、胸科布类包、盆包、衣包。

2. 一次性用物：可伸缩电刀笔、吸引器连接管、普胸套针、22号刀片、11号刀片、1/0/2-0/3-0号丝线、显影纱布、切口保护器、腔镜保护套、50mL注射器、一次性使用冲洗器、橡胶和硅胶引流管、灯柄套、敷贴、无菌手套。

3. 特殊用物：超声刀头、超声刀连线、可吸收线、血管缝线、一次性穿刺鞘（trocar）、钛夹、可吸收夹、hemolock夹、腔镜直线型切割闭合器。

4. 仪器设备：胸腔镜设备、电刀主机、超声刀主机、保温毯。

5. 体位用物：枕头或头圈、凝胶垫、侧卧位用物、减压贴。

三、术前工作流程

1. 严格按照安全核查制度实施麻醉前三方安全核查。

2. 患者取健侧卧位，将患者术侧上肢固定于高托手架上，与躯干角度大于 90°，腋下 10 cm 处放置胸外科专用腋垫以增宽术侧肋间隙，利于手术操作，连接好胸腔镜设备。

3. 其他术前工作同普胸手术配合流程。

四、术中工作流程

1. 严格按照安全核查制度实施手术开始前三方安全核查。

2. 建立操作孔：在第 5 或 6 肋间腋中线做长约 1 ～ 1.5 cm 皮肤切口为胸腔镜观察孔，置入 10 mm 穿刺鞘，置入腔镜镜头。根据手术需要，一般于腋前线第 3/4 肋间、腋后线第 9 肋间做切口分别置入 10 mm、5 mm 穿刺鞘。依次放入无损伤钳，超声刀、吸引器等器械。

3. 胸腔探查：用无损伤抓钳或无齿卵圆钳探查胸腔内情况，确定手术方案。

4. 游离肺门血管：游离结扎肺动、静脉用无损伤钳，超声刀游离相应的肺动、静脉，直线切割闭合器离断血管。

5. 肺切除：用直线切割闭合器夹闭要切除的肺及相应支气管，嘱麻醉医生鼓肺检查肺膨胀良好后，夹闭并切断，用标本袋装好标本，从辅助口取出切除肺组织。做好无瘤技术，及时与主刀医生、巡回护士核对标本送检，依次清扫各组织淋巴结，彻底止血。

6. 冲洗胸腔，检查有无漏气：仔细检查胸腔内有无活动性出血，用温生理盐水 / 灭菌水冲洗胸腔，鼓肺检查有无气泡自残端漏出，如有漏气需缝合，用吸引器吸尽冲洗液。

7. 留置引流管：放置胸腔引流管，连接胸腔闭式引流瓶，用三角针带丝线固定，在引流瓶内注入生理盐水 500 mL。

8. 关胸缝皮：关胸前清点器械、敷料、缝针等，清点对数后关胸，逐层缝合肌层、皮下组织、皮肤。关胸后、缝合皮肤前和缝合皮肤后需各再次清点器械、敷料、缝针等。

9. 其他术中工作流程同普胸手术配合流程。

五、术后工作流程

1. 患者离开手术室前严格按照安全核查制度实施三方核查。

2. 其他术后工作流程同普胸手术配合常规流程。

六、手术配合要点

1. 术后需注意腔镜器械的维护与保养，延长其使用寿命。

2. 其他基本同开放肺叶切除手术配合。

第六节 食管癌手术配合流程及术中管理要点

一、术日晨准备

同普胸手术护理常规。

二、手术用物准备

1. **基本用物**：食管癌手术器械包、胸腔镜器械、自动拉钩、无菌保温杯、胸腔镜镜头、胸科布类包、衣包、盆包。

2. **一次性用物**：可伸缩电刀笔、吸引管、普胸套针、22 号刀片、11 号刀片、1/0/2–0/3–0 号丝线、盐水垫、显影纱布、A–P 型手术切口膜、一次性使用冲洗器、橡胶和硅胶引流管、可吸收线、灯柄套、敷贴、无菌手套。

3. **特殊用物**：30° 镜头，长、短超声刀头，超声刀连线、可吸收线、血管缝线、一次性穿刺鞘（trocar）、钛夹、可吸收夹、hemolock 夹（结扎夹）、一次性直线型切割闭合器。

4. **仪器设备**：电刀主机、超声刀主机、胸腔镜设备、气腹机、保温毯。

5. **体位用物**：枕头或头圈、凝胶垫、侧卧位用物、减压贴。

三、术前工作流程

1. 严格按照安全核查制度实施麻醉前三方安全核查。

2. 患者先左侧俯卧位，术中再变换为仰卧位。

3. 备好中转所用物品，做好中转准备。

4. 其他术前工作同普胸手术配合流程。

四、术中工作流程（以中段食管癌为例）

1. 严格按照安全核查制度实施手术开始前三方安全核查。

2. 胸部手术：

（1）置入穿刺鞘，建立气胸：备 11 号刀片在腋前线第七肋间做小切口置入 12mm trocar 为观察孔，第 3 肋间置入 12mm trocar 为主操作孔，腋后线与肩胛下角线之间置入 5mm trocar 为第二操作孔，第九肋间置入 12mm trocar 为第二观察孔，建立人工气胸，气胸压力维持在 6～8mmHg，在胸腔镜下探查肿瘤位置及活动度。

（2）游离胸段食管：胸腔镜下用长超声刀、无齿镊、直角钳游离胸段食管，肿瘤患者行淋巴结清扫，彻底止血。

（3）关胸缝皮：清洗胸腔，放置胸腔引流管，清点器械，逐层关胸缝合。

3. 腹部手术：关完胸之后，变换患者体位，由左侧俯卧位变换为仰卧位，对腹部及颈部进行常规消毒、铺巾。用 22 号刀片在剑突下作一长约 5cm 切口，用切口保护圈保护切口，安装自动拉钩牵开腹部，暴露术野。用短超声刀游离胃大小弯至幽门处，清扫腹部淋巴结，准备一次性直线型切割闭合器将部分胃小弯组织及贲门进行切除，将胃底部保留，将浆肌层包埋切缘进行缝合，将大弯侧制成管状胃，使其直径与食管相近，内径 3～4cm、长度 15～20cm，放置胃空肠营养管。

4. 颈部手术（可与腹部手术同时进行）：用 22 号刀片在左颈作一长度约 5cm 切口，将颈段食管游离，将食管与胃经过纵膈食管床上提到左颈拉出,在距肿瘤端＞5cm处切除标本,然后进行胃食管端侧吻合。

5.关闭腹部、颈部切口：清洗腹腔及腹部切口,清点器械,逐层关闭切口。

6.其他术中工作流程同普胸手术配合流程。

五、术后工作流程

1.患者离开手术室前严格按照安全核查制度实施三方核查。

2.其他术后工作流程同普胸手术配合流程。

六、手术配合要点

1.手术操作位置较深时及时更换长器械。

2.手术切口较多,关闭胸部切口、颈部切口、腹部切口之前均严格清点器械、纱布、缝针无误后方可关闭体腔。

3.腹部手术器械与颈部手术器械分开应用,避免交叉污染。术中注意对患者进行保护性隔离,消化道残端需严格消毒处理,注意吻合口局部清洁。

4.肿瘤患者应严格执行无瘤技术原则。

5.手术时间长,术中需更换体位时,注意患者皮肤的管理,预防压疮。

6.术毕妥善固定胃管、胸腔闭式引流管及空肠营养管,特别是胃管在转运时一定要保护好,因食管手术患者术后携带胃管的时间比较长,是患者围手术期间最为重要的管道。

| 第十一章 |

骨科手术配合流程及术中管理

第一节　骨科手术常规配合流程及术中管理要点

一、术日晨准备

1. 医护人员在患者入室前调整手术间温度与湿度（温度21℃～25℃、湿度50%～60%），做好手术间平面卫生，检查手术间用物、仪器设备。

2. 手术室护士与病房护士双方床旁核对手术排程表、病历、腕带标识，至少同时使用两种及以上的方法确认患者身份，确保患者正确。昏迷、意识不清、无自主能力、新生儿、儿童、精神病等无法陈述自己姓名的患者，交接双方应根据病历、腕带与家属共同确认患者的身份及手术部位。

3. 手术室护士与病房护士双方床旁检查手术同意书、麻醉同意书、输血同意书、授权委托书签字情况。查对手术部位体表标识及备皮情况、术前用药、皮试结果、过敏史、既往史、心脏起搏器、植入物、抗凝药服用史、影像检验学资料、安全核查表、风险评估单。交接患者生命体征、皮肤完整性、引流管路、输液情况、术中用物等重点内容。

4. 接送患者务必使用平车或轮椅，遵守使用规范，防止患者坠床跌倒。转运中，手术病人头部必须在推床的头端，转运人员在头侧，坡道平车患者保持头部处于高位，轮椅患者将轮椅靠背朝向下坡方向，

系好安全带。确保患者身体不伸出推车或轮椅外缘，避免车速过快、转弯过急，导致意外伤害患者。

5. 急危重症患者需由主管医师陪同护送至手术部与手术部工作人员当面交接。

6. 将患者安全过渡至手术床上妥善固定，防止坠床，医务人员务必床旁守护患者。

二、手术用物准备

1. 基本用物：骨科基础器械包、骨科专用器械包、骨科内固定器械包、骨科布类包、衣包、盆包。

2. 一次性用物：电刀笔、双极电凝镊、吸引器连接管、吸引头、骨科套针、22 号刀片、11 号刀片、0/2-0/3-0 丝线、盐水垫、A-P 型手术切口膜、敷贴、骨蜡、负压引流管、无菌手套。

3. 特殊用物：电钻、磨钻、摆锯、肢体牵引架、外固定物（上肢支具、下肢支具、脊柱支具、石膏绷带、外固定架）、内固定架（接骨板、螺丝钉、不锈钢丝、髓内钉、克氏针）、可吸收性缝线、不可吸收性缝线、人工骨、骨水泥、止血带或驱血带、X 线防护服、铅围脖、铅帽、铅屏风。

4. 手术仪器设备：电刀主机、显微镜、自体血回收机、移动式 C 型臂 X 线机、气压止血仪、超声骨刀。

5. 手术体位用物：俯卧位垫、俯卧位手术头架、凝胶垫、减压贴、记忆海绵垫、侧卧位垫。

三、术前工作流程

1. 手术前一日，查对专科内固定器械是否灭菌完成；手术当日接患者入室前，再次确认专科内固定器械是否准备到位。

2. 检查患者全身皮肤情况，根据手术时间、体位及患者自身情况采取压疮预防措施；规范实施术中低体温、深静脉血栓、静脉液体外渗等不良事件的预防。

3. 根据手术部位及患者情况选择合适的静脉和留置针。

4. 麻醉实施前：三方按《手术安全核查表》依次核对患者身份（姓名、性别、年龄、病案号）、手术方式、知情同意情况、手术部位与标识、麻醉安全检查、皮肤是否完整、术野皮肤准备、静脉通道建立情况、患者过敏史、抗菌药物皮试结果、术前备血情况、假体、体内植入物、影像学资料等内容。

5. 查对抗菌药物皮试结果，遵医嘱于切皮前 30 ～ 60min 内使用抗菌药物。

6. 协助麻醉医生连接心电监护、血氧饱和度、有创动脉压、体温监测，实施麻醉诱导、气管插管、中心静脉置管等各项工作。

7. 患者麻醉后留置导尿管，与麻醉医生、手术医生一起安置合适的手术体位，粘贴电刀负极板。闭合患者眼睑，贴眼膜保护眼睛。

8. 洗手护士严格查对无菌包及物品的完整性、灭菌效果、有效期。洗手护士提前 15 ～ 30min 洗手上台，检查手术器械及物品的性能、完整性，按使用先后顺序摆好器械台。

9. 洗手护士与巡回护士严格执行手术物品清点制度，巡回护士进行记录并复述，洗手护士确认。

10. 洗手护士协助医生消毒铺单，贴手术切口膜；依次连接好电刀笔、吸引器并调节好参数，检测其功能状态。

四、术中工作流程

1. 手术开始前：三方共同核查患者身份（姓名、性别、年龄）、手术方式、手术部位与标识，并确认风险预警等内容。手术物品准备情况的核查由手术室护士执行并向手术医师和麻醉医师报告。

2. 切开皮肤及皮下组织，准备电刀或双极进行止血，准备分离钳或骨膜剥离器分离皮下脂肪、肌肉，暴露骨折部位。

3. 依据手术计划和术中情况实施手术，具体手术步骤详见本章节各手术配合流程及要点。

4.洗手护士妥善保管术中切除的标本，与巡回护士、主刀医生进行核对后交与巡回护士浸泡、登记。

5.彻底冲洗、止血后，放置并固定伤口引流管。清点核对缝针、敷料后，备 8×20 圆针、1 号丝线缝合肌肉组织，用 8×20 三角针、2-0 丝线缝合皮肤，再次清点手术物品。

6.术中随时观察患者生命体征、尿量、留置针、中心静脉穿刺部位皮肤及输液状况，遵医嘱用药、输血。

7.严格执行参观制度，维护手术间的安静整洁。术中密切关注手术进展，随时调整手术灯的位置，根据手术需要调整手术床，及时补充台上用物，并在护理记录单上填写补充物品的数量，高值耗材需再次与主刀医生核对后再提供。

8.用 C 臂机透视定位，注意无菌原则。

9.术中遵医嘱用药，根据出血情况及麻醉师医嘱取血，按取血→输血流程执行并签名。

10.严格执行手术物品清点制度，完善术中护理文书。

11.整理手术间，清理用后包布、地面的血渍及杂物。

五、术后工作流程

1.患者离开手术室前：三方共同核查患者身份（姓名、性别、年龄）、实际手术方式、术中用药、输血等信息，清点手术用物，确认手术标本，检查患者皮肤完整性、动静脉通路、引流管情况，确认患者去向。

2.及时为患者穿好衣服，搬动时注意维持患者/患肢处于中立位。

3.腰椎手术患者用腹带固定，四肢手术患者用石膏绷带固定患肢。

4.手术医生、麻醉医生、巡回护士送患者出手术室，与相应科室护士做好交接。

5.正确处理各类术后用物，完善各项登记及计费，整理手术间，指导清洁工作人员做好术后卫生处置，补充手术间常用物品。

六、手术配合要点

1.颈椎、脊椎骨折患者，在搬动时注意保持脊柱成中立线，防止扭转导致再损伤。

2.内植入材料必须高压蒸汽灭菌、生物监测合格后才能使用，将合格证粘贴至植入物记录栏内存档。

3.四肢、脊柱手术必须严格执行患者切口标识制度，将患者妥善安置于手术床上以免坠床，注意患者的保暖。

第二节　脊柱外科手术配合流程及术中管理要点

◎ 腰椎后路手术配合工作流程 ◎

一、术日晨准备

同骨科手术常规配合流程。

二、手术用物准备

1.基本用物：腰椎器械包、腰椎后路内固定器械包、骨科布类包、衣包、盆包。

2.一次性物品：电刀笔、双极电凝镊、吸引器连接管、吸引头、1/0/2-0丝线、腰椎套针、明胶海绵、A-P型手术切口膜、脑棉片、敷贴、盐水垫、10mL注射器、C臂机无菌保护套、骨蜡、无菌手套。

3.特殊用物：可吸收缝线、人工骨。

4.仪器设备：电刀主机、C臂机、超声骨刀。

5.体位用物：俯卧位垫、俯卧位头架、手托、枕头、捆脚带、棉垫、凝胶垫。

三、术前工作流程

1.严格按照安全核查制度实施麻醉前三方安全核查。

2.与医生参照影像学资料核对脊椎节段，再次确认手术标识与切口部位。

3.患者入室前将俯卧位用物安置于手术床上，患者进入手术室后暂不过床，在平车上连接好心电监护，建立静脉通路，进行麻醉。

4.安置俯卧位：麻醉医生、巡回护士、手术医生采取轴线翻身法将病人翻转置于俯卧位垫上，使其胸腹部悬空，确保膈肌呼吸动作不受限制，保持生理弯曲，双上肢自然向前置于头部两侧手托上，保暖固定。搬动时要注意动作统一协调，避免扭曲造成患者脊椎的医源性损伤。膝关节下垫凝胶垫，两小腿胫前置枕头，双足尖悬空，使用约束带固定下肢。头部置于专用俯卧位头架上，安放好体位后检查患者眼球、鼻子、嘴唇，避免受压。固定好尿管及气管导管，保持管路通畅，贴负极板。

5.安置体位后检查女性病人的乳房、男性病人的生殖器是否受压，会阴部用棉垫进行保护，避免发生灼伤。

6.将常规器械与内固定植入器械分开放置，未使用的内固定植入器械，暂时不打开无菌包布，减少暴露时间。

7.先用 2% 碘酊消毒皮肤，再用 75% 酒精脱碘，待干后协助铺单；协助穿无菌手术衣。

8.其他术前工作同骨科手术常规配合流程。

四、术中工作流程

1.严格按照安全核查制度实施手术开始前三方安全核查。

2.备好电刀、22 号刀片、有齿镊切开皮肤、皮下组织。

3.显露椎板和关节突：准备电刀切开腰背筋膜，用 Cobb 剥离子剥离骶棘肌，椎板拉钩牵开肌肉层，显露椎板。

4. 植入螺钉：选择合适的型号螺钉，在椎弓根上安装螺钉（准备开口器、开路器、攻丝、探针、持钉器安装螺钉），洗手护士正确安装螺钉，安装万向螺钉时应注意螺钉与持钉器方向一致性，传递螺钉前再次与医生核对螺钉型号。用 C 臂机透视确认螺钉位置。

5. 摘除棘突、椎板、黄韧带：准备小刮匙分离黄韧带与椎板的附着点；递椎板咬骨钳或双关节咬骨钳咬除椎板。

6. 摘除髓核：准备神经根拉钩显露椎管，准备 11 号手术刀切开后纵韧带及纤维环，髓核钳摘除髓核，小骨刮匙清除残留髓核碎片，检查并处理其他致压物。

7. 椎间融合：修整植入的骨块，准备骨剪将植骨块修剪成所需的形状，将骨块用咬骨钳咬碎装入椎间融合器，用嵌骨器、骨锤将骨块或椎间融合器轻轻敲入椎间隙。

8. 安置固定棒，放置横梁杆。

9. 密切观察手术进程，如发生椎管内静脉出血时，可用脑棉片、明胶海绵压迫或双极镊电凝止血，如骨质内出血，使用骨蜡涂抹止血，必要时备血。

10. 术中根据实际情况使用不同型号脑棉片，确保显影条的完整性。

11. 关闭切口缝合皮肤，放置引流管。

12. 其他术中配合同骨科手术常规工作流程。

五、术后工作流程

1. 患者离开手术室前严格按照安全核查制度实施三方核查。

2. 内固定术后患者改变体位时，确保足够的人力，采取轴线翻身，避免患者身体扭曲，以免加重损伤。尤其是脊柱侧弯长棒矫正术后，需防止植入物滑脱。

3. 其他术后配合同骨科手术常规工作流程。

六、手术配合要点

1. 全身麻醉后，患者肌肉完全松弛，脊柱和大小关节均处于无支撑、无保护状态，摆放体位过程中，搬动患者时采用轴线翻身的原理，动作协调一致，以防加重或引起患者脊髓损伤，避免其头颈、躯干扭伤。

2. 俯卧位患者两侧肩峰、肋骨、髂前上棘、膝关节等部位是主要受力点，在体位放置后应检查每处受力点，使用棉垫或压疮贴加以保护。头部固定于俯卧位头架时，前额和颧骨是主要受力点，应保证两颊部与头架充分接触，受力均匀，预防皮肤压疮。

3. 患者入室后，根据患者体型调整俯卧位垫长度、宽度，使其胸腹部不受压，避免呼吸受限，下腔静脉回流不畅而引起低血压。强直性脊柱炎患者因多关节同时病变，关节僵硬，两肘部处于受力状态，应采用棉垫或薄海绵垫于其前臂，使其肘部稍悬空或减少受力，避免尺神经受压。

4. 术中严密监测患者生命体征和血氧饱和度，如发现因体位不当引发的异常情况，及时报告医生并进行适当调整。

5. 术中使用电刀、超声骨刀，避免人体与金属物品的接触。

6. 保护重要器官

（1）摆放体位前贴透明贴膜闭合双眼，术前、术中及调整头部位置后均要检查患者眼部受压情况。

（2）女性患者的乳腺组织血运丰富，在摆放体位时应将双侧乳房置于俯卧位垫的内侧悬空处，避免受压。

（3）男性患者阴茎与阴囊血运丰富，皮肤薄，摆放体位时也应避免受压。

◎ 腰椎椎间孔镜下椎间盘髓核摘除手术配合工作流程 ◎

一、术日晨准备

同骨科手术常规配合流程。

二、手术用物准备

1. 基本用物：椎间孔镜器械、椎间孔镜加用器械、骨科布类包、衣包、盆包。

2. 一次性物品：吸引器连接管、吸引头、11 号刀片、2-0 丝线、腰椎缝合针、C-P 型手术切口膜、盐水垫、一次性使用输血器、10 mL 注射器、C 臂无菌保护套。

3. 特殊用物：冲水器、定位针头、射频消融连线、冲洗管道、椎间孔镜镜头、光源线、摄像系统线。

4. 仪器设备：椎间孔镜设备（显示器，摄像、光源系统）、电外科设备、C 臂机。

5. 体位用物：俯卧位垫、枕头、四肢约束带、棉垫等。

三、术前工作流程

1. 术前应充分做好心理护理，取得患者密切配合。

2. 严格按照安全核查制度实施麻醉前三方核查。

3. 俯卧位摆放同腰椎后路内固定手术，在安放患者体位时应注意患者体位的舒适，保护肌肉神经不受损伤，避免压迫和过度牵拉，造成患者意外损伤。

4. 术前应做好开放手术的准备。

5. 术前其他工作同骨科常规配合流程。

四、术中工作流程

1. 严格按照安全核查制度实施手术开始前三方安全核查。

2.连接安装好椎间孔镜后，合理整齐安放好摄像线、光源、射频消融连线及冲洗管道。

3.在 C 臂机下定位，准备定位针，用 C 臂机辅助将定位针垂直插入至椎板下缘。

4.待定位满意后，准备 11 号刀片于定位针入口处做平行或垂直于中线的切口。

5.建立工作通道，使用逐级软组织扩张管将肌肉及软组织扩张。

6.椎间孔镜内镜插入通道管前检查镜头的清晰度，确保冲洗水路清晰，避免视野模糊。

7.利用髓核钳将通道内的软组织咬除，剥离椎板间隙软组织，扩大工作套筒操作空间，递射频电凝止血，显露椎板下缘和下关节突内侧缘，准备椎板咬骨钳咬除椎板下缘和下关节突内侧缘，器械护士随时准备好纱布垫将椎板咬骨钳上的骨头剔除干净。

8.用镜下剪刀或咬钳切开黄韧带，准备神经剥离器，探查黄韧带深面有无粘连，如椎管内有粘连，递神经剥离子和双极电凝先行松解粘连，递椎板咬骨钳由黄韧带切开处咬除黄韧带。

9.在暴露神经根和椎间盘的过程中，器械护士随时通过显示屏关注手术进展，暴露椎管内静脉丛前，准备射频电凝止血，保持视野清晰。

10.椎间盘切除过程中，找到椎间盘突出的部位后，利用工作套管保护神经根、硬脊膜。

11.准备髓核钳摘除髓核及病变椎间盘髓核组织，解除神经根的压迫。器械护士保留好摘除的髓核组织以便计量。

12.准备神经剥离子，探查患者神经根管，如有狭窄，递椎板咬骨钳行神经根管扩大。

13.彻底止血，清点器械，关闭切口缝合皮肤。

14.其他术中配合同骨科手术常规工作流程。

五、术后工作流程

1. 患者离开手术室前严格按照安全核查制度实施三方核查。

2. 其他术中配合同骨科手术常规工作流程。

六、手术配合要点

1. 术中患者神智、意识保持清醒，能够感知到手术操作的过程，易造成焦虑、抑郁不良情绪，术前应做好心理疏导，引导其面对手术及硬膜外麻醉。

2. 术中床边指导患者，有疼痛、腿麻或触电感时身体不能抽动，以避免影响医生的操作，同时询问患者的感受，分散注意力，减少其紧张恐惧情绪，使其安全平稳地度过手术期。

3. 巡回护士熟练掌握各种仪器设备性能及操作方式，协助医生调节影像，调整灌注速度，保持影像清晰。

4. 椎间孔镜手术需要在 C 臂透视下操作，手术人员必须佩带 X 线防护用物，遵守 C 臂的使用要求；病人的会阴部和颈部要用铅衣遮挡，避免不必要的损害。

5. 术中应及时擦净等离子刀头端的血迹和结痂，以免影响术中止血效果。

6. 椎间孔镜是贵重精密仪器，需专职人员保管放置，摄像头应轻拿轻放，避免磕碰；镜头应单独清洗，轻拿轻放；光导纤维线切勿折叠。手术结束后待摄像系统冷却后加罩保护，做好登记工作。

第三节　四肢创伤骨科手术配合流程及术中管理要点

◎ 股骨干骨折闭合复位髓内钉内固定术配合流程及术中管理要点 ◎

一、术日晨准备

同骨科手术常规配合流程

二、手术用物准备

1. 基本用物：骨科基本器械包、四肢器械包、股骨干骨折髓内钉器械包、衣包、骨科布类包、盆包。

2. 一次性物品：电刀笔、吸引器连接管、吸引头、0/2-0/3-0 丝线、骨科套针、22 号刀片、11 号刀片、明胶海绵、A-P/B-P 型手术切口膜、敷贴、C 臂机无菌保护套、无菌手套。

3. 特殊用物：X 线防护用物（X 线防护服、铅围脖、铅帽、铅屏风等）、电钻及电池、克氏针、0/2-0 可吸收缝线、止血材料。

4. 仪器设备：电刀主机、C 臂机。

5. 体位用物：牵引床、棉垫、绷带、托手板。

三、术前工作流程

1. 确保骨科牵引床、C 臂机处于备用状态；髓内钉器械必须进行高压蒸汽灭菌，接患者入室前再次确认相关器械设备已备至手术间。

2. 术前检查电钻的灭菌情况，电池是否已充电备用。

3. 选择健侧上肢建立静脉通路。

4. 用金属床照 C 臂时，术前用等电位线连接 C 臂机和床，避免产生电压差烧伤病人。

5. 与医生参照影像学资料核对手术部位，再次确认手术标识与切口部位。

6.严格按照安全核查制度实施麻醉前三方核查。

7.体位摆放，协助医生连接好牵引床，使患者仰卧于牵引床上，健侧手平放于托手板上，患侧手屈肘放于胸前麻醉架上固定，会阴部垫清洁棉垫保护会阴。两腿分别置于牵拉腿架上，患肢内收，在C臂机透视下调整合适位置与角度，确保骨折对合复位，两脚放在脚架内，脚底及背面垫清洁棉垫，并固定牢靠。牵引的力量要适度，过轻不利于骨折复位，过重易造成会阴区压疮。将健肢伸直，使骨盆及躯干向健侧呈30°倾斜状态，以便于C臂机透视下髓内钉进钉。

8.其他术前工作同骨科常规配合流程。

四、术中工作流程

1.严格按照安全核查制度实施手术开始前三方安全核查。

2.手术医生穿戴好X线防护用物，将C臂机推至手术间，以方便透视定位。

3.手术台上使用B–P有袋手术切口膜收集术中出血，以免血液污染手术间，保护地面和牵引床免受污染。

4.显露股骨大转子：常规切开皮肤和皮下组织显露大转子顶端外侧。

5.置入导针：插入导针，准备骨锥钻孔，进入髓腔，准备可屈性弧形导针插入髓腔至踝部，导针插入髓腔前检查可屈性弧形球头导针完整性。

6.选择髓内钉：根据患者股骨长度和髓腔的周径选择髓内钉，长度的选择方法是测量患者健侧股骨粗隆顶端至股骨外上髁的长度，钉的粗细主要是X线片测量髓腔的大小，髓腔较小的患者要准备好钢板、螺钉备用。

7.置入髓内钉：扩大髓腔，植入髓内钉，安装可屈性髓腔扩大器电钻，逐级扩大髓腔后，准备髓内钉沿导针植入髓腔，用C臂机透视查看髓内钉的位置，拔除导针。术中扩髓会造成隐性失血，巡回护士应密切关注患者术中生命体征、尿量、血气分析结果。

8. 置入髓内钉锁钉：准备近端及远端锁钉瞄准器、测深尺、电钻置入髓内钉锁钉，用 C 臂机确认锁钉长度及位置，确定患肢股骨近端和远端髓内钉的长度，骨折断端的对位对线情况。

9. 开放性骨折常伴有合并创伤，易发生伤口感染，导致骨髓炎，严重者需截肢，甚至危及生命。因此需彻底清创，使患者伤口的细菌数降到最低。合理使用抗菌素，术中严格执行无菌操作原则，使用 C 臂透视需移动位置时，严禁污染手术切口。

10. 股骨为脂肪含量丰富的长管状骨，骨折后脂肪颗粒易进入静脉，而发生脂肪栓塞综合征。术中应密切观察患者的意识、呼吸状况，出现意识障碍或呼吸窘迫立即采取急救措施。

11. 冲洗伤口、放置引流管、缝合切口、包扎。

12. 其他术中配合同骨科手术常规工作流程。

五、术后工作流程

1. 患者离开手术室前严格按照安全核查制度实施三方核查。

2. 搬动患者时注意维持患肢外展中立位，防止患肢内收产生拉力导致螺钉退出以及颈干角变小的髋内翻畸形。

3. 手术结束后 C 臂机用消毒巾擦拭一遍，双液晶屏、C 臂机透视头用专用套保护。

4. 其他术后配合同骨科手术常规工作流程。

六、手术配合要点

1. 与硬膜外麻醉患者加强术中沟通，做好其心理护理及人文关怀。

2. 熟练掌握手术体位摆放注意事项及技巧，平卧位时患侧臀部垫高 30°，摆好体位后妥善固定，防止发生压伤。

3. 牵引床安置体位时牵引的力量要适度，避免牵引过度而造成骨折部位二次损伤、会阴区损伤或压疮，定时观察肢端末梢血液循环情况。

4. 整个手术过程都在 C 臂机监测下进行，术者都应穿上防护铅衣，做好职业防护。

5. 洗手护士掌握手术步骤，器械的使用方法及性能，确保手术顺利进行，缩短手术时间。

6. 手术器械种类繁多，常规器械和特殊器械分开放置，将导针插在手柄上，扩髓器按直径大小摆放，髓内钉应按长短摆放。

7. 术中扩髓会造成失血，巡回护士应密切关注患者术中生命体征变化、出血量，积极补液，随时做好输血准备。

◎ 骨盆骨折手术配合流程及术中管理要点 ◎

一、术日晨准备

同骨科手术常规配合流程。

二、准备手术用物。

1. 基本用物：骨盆骨折器械包、四肢器械包、骨盆骨折固定器械包、衣包、骨科布类包、盆包。

2. 一次性物品：电刀笔、吸引器连接管、吸引头、0/2-0 丝线、骨科套针、22 号刀片、11 号刀片、明胶海绵、A-P 型手术切口膜、敷贴、C 臂机无菌保护套、红色橡胶管。

3. 特殊用物：克氏针、止血材料、0/2-0 可吸收性缝线、X 线防护用物（X 线防护服、铅围脖、铅帽、铅屏风等）、创伤科电钻及电池。

4. 仪器设备：电刀主机、C 臂机。

5. 体位用物：托手板、枕头、侧卧位体位用物、圆柱形海绵托、头圈。

三、术前工作流程

1. 骨盆骨折患者创伤部位疼痛剧烈，担心致残，易产生烦躁、恐惧心理，因此，接患者入室前需对其进行有效的心理疏导。

2. 手术部位靠近会阴部，污染机会增大，检查患者手术区皮肤准备情况，确保皮肤无损伤，排除局部感染的可能。

3. 外伤昏迷的患者应保持呼吸道通畅、氧气吸入，并及时清除患者呼吸道分泌物，行气管插管。

4. 骨盆骨折最严重的并发症是失血性休克，为导致患者死亡的主要原因。为此需及时建立两条以上静脉通道，密切观察患者生命体征，一旦发生失血性休克，应早期根据补液原则快速补充血容量，为患者采取有效的保暖措施。

5. 观察患者有无腹痛、腹胀、呕吐、肠鸣音亢进、腹膜刺激征、腹膜后血肿症状，如有以上症状，报告医生及时进行处理。

6. 与医生参照影像学资料核对手术部位，再次确认手术标识与切口部位。

7. 严格按照安全核查制度实施麻醉前三方核查。

8. 体位摆放：根据手术入路不同选择不同的体位。

（1）前入路取平卧位。

（2）后入路取健侧卧位或俯卧位。

（3）前入路＋后入路取漂浮体位，先后入路取健侧卧位，头下垫软枕，颈椎保持中立位；腋下垫腋垫，避免腋神经受压；健侧手放在普通托手架上，外展小于90°，患侧手放于侧卧位手托上，高度与肩平齐；短的圆柱形海绵垫放在患者前胸部位，长的海绵垫放在后背处，用中单包裹后塞入床垫下方固定；双下肢中间垫枕头，用捆脚带固定好健侧下肢；充分暴露手术野。

9. 其他术前工作同骨科常规配合流程。

四、术中工作流程

1. 严格按照安全核查制度实施手术开始前三方安全核查。

2. 手术医生穿戴好 X 线防护衣物，将 C 臂机推至手术间，以方便透视定位。

3.骨盆前环损伤采用髂腹股沟入路，骨盆后环损伤采用骶髂关节后侧入路。

（1）髂腹股沟入路手术：常规切开患者皮肤、皮下组织显露骨折部位，去除骨折端血肿后复位，准备橡胶管分别保护髂腰肌、股神经及髂外血管，压肠板保护腹腔内脏器，充分暴露术野。分离髂外血管时，注意血管后方的闭孔动脉分支，用手指触摸其是否有搏动，并小心分离并予以结扎，用橡胶管保护牵开髂外血管。分离髂外血管内侧时，最好在距髂外血管稍内侧处分离，以免损伤伴行的淋巴管。

（2）髂骨后外侧入路手术：常规在患者臀大肌、阔筋膜附着处切开约5cm，分离外旋肌群并切断，保护坐骨神经，显露髋臼后缘骨折处，复位骨折后准备钢板内固定。

4.选择合适长度的重建骨盆钢板，准备折弯器折成与骨折端贴合的弧度备用。

5.用导针定位，C臂机确认位置，评估患者患侧关节活动不受限，双下肢长度相等后，用钢板螺钉固定。

6.术中避免牵开血管时间过长，尤其是高龄手术患者，以免损伤血管，导致血管栓塞，严重者可致肢体远端坏死。

7.患者抗休克治疗后情况不见好转，应考虑有内出血的可能，探查是否存在盆腔脏器破裂并对症处理。

8.关闭切口缝合皮肤，放置引流管。

9.其他术中工作同骨科手术常规配合流程。

五、术后工作流程

1.患者离开手术室前严格按照安全核查制度实施三方核查。

2.搬动时注意维持骨盆中立位，以维持骨盆的稳定性。

3.不稳定型骨盆骨折患者因骨盆的完整性受到破坏，患者需绝对卧床休息，躯体制动，防止随意搬动，以免引起反复出血，必要时多人平托。

4.其他术中配合同骨科手术常规工作流程。

六、手术配合要点

1. 钢板的形状是根据人体的生理弧度弯曲设计，可根据患者的解剖特征进行折弯，禁止随意折弯钢板。

2. 骨盆骨折内固定专用器械复杂多样，按使用顺序摆放，配合手术时可有序拿取。

3. 骨盆骨折患者病情重，常合并有全身多发伤，失血性休克为最严重的并发症，要备好充足的血液制品及自体血回输。

4. 骨盆骨折术中出血风险大，密切观察记录患者出血量，及时向医师和麻醉师报告。

◎ 尺桡骨骨折手术配合流程及术中管理要点 ◎

一、术日晨准备

同骨科手术常规配合流程。

二、准备手术用物

1. 基本用物：骨科基本器械包、手外伤器械包、尺骨或桡骨骨折固定器械包、衣包、骨科布类包、盆包。

2. 一次性物品、手术仪器设备同骨科常规手术配合流程。

3. 特殊用物：创伤科电钻及电池、气压止血仪、止血带、驱血带、各种型号克氏针、石膏、绷带、X线防护用物（X线防护服、铅围脖、铅帽、铅屏风等）。

4. 手术体位用物：骨科手术托手架、枕头。

三、术前工作流程

1. 与医生参照影像学资料核对患者手术部位，再次确认手术标识与切口部位。

2.麻醉开始前严格按照安全核查制度执行安全核查。

3.患者平卧位，患肢外展于手术托手架上；选择健侧肢体静脉穿刺，外展小于 90°，下肢膝下垫软枕，确保下肢处于功能位。

4.协助麻醉医生对患者进行臂丛神经麻醉或全身麻醉完成后，在患者上臂安置止血带。

5.常规消毒铺单，协助穿无菌手术衣、连接电刀笔、吸引管等。

6.抬高患肢，先用驱血带驱除局部血运，再将设置好的止血带充气。

7.其他术前工作同骨科常规配合流程。

四、术中工作流程

1.严格按照安全核查制度实施手术开始前三方安全核查。

2.以骨折端为中心做背侧长 10cm 左右弧形切口，逐层切开后，准备骨膜剥离器、刀片、血管钳、神经剥离子经过尺侧腕屈肌与尺侧腕伸肌间隙，显露尺骨骨折端。

3.用 C 臂机透视确认患者尺骨骨折复位对合后，准备钢板和螺钉在尺骨外侧固定。

4.尺骨固定完成后，准备骨膜剥离器、血管钳、神经剥离子向桡侧筋膜层逐渐分离，从桡侧腕长伸肌和指伸肌间隙入路，将部分旋后肌切开。

5.神经拉钩保护桡神经和血管，显露出桡骨骨折端。用 C 臂机透视确认患者桡骨骨折复位满意后，在桡骨背侧给予钢板固定。

6.复位完成后 C 臂机再次透视，确定钢板螺钉与骨折部位是否完整复合。

7.松止血带时，放气要缓慢，时间大于 1min，密切观察患者的血压、心率、面色变化，加快输血输液速度，防止放松止血带后血压下降。去除止血带时，检查患者皮肤有无损伤。

8.冲洗伤口、缝合切口、包扎等。

9.其他术中工作同骨科手术常规配合流程。

五、术后工作流程

1.患者离开手术室前严格按照安全核查制度实施三方核查。

2.其他术中配合同骨科手术常规工作流程。

六、手术配合要点

1.认真执行患者切口标识制度。

2.掌握止血带操作方法、注意事项，根据患者年龄、肢体周径、病人体质选择合适宽度的止血带。使用前首先检查气囊和充气装置是否完好，选择肢体肌肉丰富部位，以防损伤神经，将止血带放于上臂/大腿中上 1/3 处，距离手术部位 10 ～ 15cm 以上，用棉质衬垫保护皮肤后绑扎气压止血带，然后用绷带包绕固定，贴防水保护膜。成人上肢压力为 200 ～ 250mmHg（26.67 ～ 33.33kPa）时间小于 60min；下肢 300 ～ 350mmHg（40 ～ 46.66kPa）时间小于 90min，2 次绑扎止血带时间应间隔 15min 以上，止血带袖带禁止过窄或充气压力过高，防止肢体局部的压强增大，增加患者肢体组织坏死的危险。

3.巡回护士密切观察手术进程、病情变化、出血量变化。对于清醒患者需询问其感受，牵拉不适时及时安抚患者，营造温馨手术氛围。

第四节　关节外科手术配合流程及术中管理要点

◎ 肩关节镜手术配合流程及术中管理要点 ◎

一、术日晨准备

同骨科手术常规配合流程。

二、手术用物准备

1. 基本用物：关节镜包、肩关节特殊器械包、一次性防水布类包、衣包、骨科布类包。

2. 一次性物品：电刀笔、双极电凝镊、11号刀片、10×34三角针、2-0丝线、A-P型手术切口膜、不显影纱布、吸引器连接管、吸引头、10mL注射器、冲洗管、无菌记号笔、袖套、大纱垫、无菌保护套、无菌手套。

3. 特殊用物：电钻及电池、磨钻、刨削刀、30°关节镜镜头、穿刺鞘、施乐会光源、自动牵引臂（曲玛诺）。

4. 仪器设备：视频图文工作站、刨削动力系统、磨钻、摄像光源系统、射频等离子消融系统、冲洗灌注泵。

5. 体位用物：

（1）侧卧位：侧卧位牵引架、头圈、圆柱形海绵、腋垫、臀托、胸托、捆脚带、小棉被、防水中单、长条形切口膜、80cm布胶布两条、枕头。

（2）沙滩椅位：沙滩椅体位架、棉垫、厚沙垫、四头带、枕头、捆脚带、长条形切口膜。

三、术前工作流程

1. 与医生参照X片、MRI核对患者手术部位，再次确认手术标识与切口部位。

2. 麻醉开始前严格按照安全核查制度执行安全核查。

3. 体位摆放

（1）侧卧位：患者麻醉后，褪去衣物，取健侧卧位，健侧腋下垫软枕，抬高肩部，术侧上肢用侧卧位牵引器牵引，牵引角度为外展30°～45°，前屈20°～30°，重量为2～4kg，对于肌肉发达者最大可增加到8kg，上肢放置防止压迫或过度牵引对臂丛神经造成损伤。

（2）沙滩椅位：患者仰卧，麻醉后与医生协作将其放置在沙滩椅架上，股骨大转子与手术床夹角线平齐，胸腹部放厚烧伤棉垫用中单包裹后用四头带固定躯干，将沙滩椅与手术床面推至45°夹角，保持患者头部微偏向健侧，处于功能位，不能过伸或扭曲，健侧手臂放于托手架上固定，巡回护士手拉脚板关节将其调低20°，让腿自然下垂，腘窝处垫一厚软枕，膝关节处使用约束带固定，保护腘窝处血管神经不受压迫，防止患者向下滑动。患肢游离悬空，患侧肩胛骨内侧缘位于床沿处，与肩关节一起消毒。

4. 体位摆放完毕，充分暴露术野后贴长条切口膜，防止术中冲洗液由肩部流入患者头部和上半身，避免浸湿患者身体发生术中低体温，浸湿手术床引起电动床故障。

5. 仪器设备安置在患者健侧，显示屏正对医生，方便其观看和操作。

6. 其他术前工作同骨科常规配合流程。

四、术中工作流程

1. 严格按照安全核查制度实施手术开始前三方安全核查。

2. 准备一次性防水布类进行铺单。

3. 常规切开患者皮肤、皮下组织。

4. 选择工作鞘管，根据手术器械和植入锚钉的大小选择鞘管。常用5.5mm、7.0mm和8.5mm的鞘管。

5. 手术入路：分别为后侧入路、前侧入路、5点钟位入路、前上入路和前下入路、肩峰下入路。首先建立后侧入路，再建立其他入路，皮肤切口前用穿刺针确定进入角度，交换棒在定位针的旁边向下行走，交换棒套上鞘管置入。总体原则：便于手术观察或操作，避免血管神经等重要结构损伤。

6.关节腔灌注：使用3000mL袋装生理盐水中加入肾上腺素1mg进行术中灌注；灌注液悬挂的高度距手术关节1.2～1.5m，压力控制在约100mmHg，速度控制在145mL/min；根据术中关节腔的出血情况、手术野的清晰程度，选择两路液体灌注。

7.在关节镜下探查盂肱关节腔，观察关节腔内结构，了解肩袖关节损伤的严重程度、活动度情况，根据术中探查的情况，准备探查、缝合、固定所需的特殊器械。

8.肩峰下滑囊的清理：松懈受限滑囊，准备肩峰刨削器刨除肩峰下骨赘、滑膜。

9.准备等离子刀切割软组织，松解粘连带。

10.肩峰滑膜清理止血，准备射频汽化仪，充分消融肩峰下滑囊并电凝止血。

11.检查患者肩峰间隙，调节关节镜的角度，检查滑囊清除情况，确保滑囊彻底清除，可充分暴露肩峰，肩峰成形。

12.肩袖重建：部分肩袖损伤者，用带线锚钉重建固定；L型肩袖损伤者，将折点肩袖采用带线锚钉固定于大关节，最后采用不可吸收缝合线进行缝合；U型肩袖损伤者且损伤部位粘连严重者，用不可吸收缝合线缝合，将U型肩袖损伤转变为新月形损伤，行带线锚钉重建固定。

13.术中密切观察灌注液的使用情况，液体需持续灌注，当灌注液不足时，要立即进行添加，防止液体中产生气泡进入手术视野，影响术野影像、手术进程，造成空气栓塞。

14.术中液体用量大，手术孔被上集水袋的水需及时排除，减少集水重量过大造成肩关节、上臂压疮和臂丛神经损伤。

15.严格执行物品清点制度，植入物使用后，将中文合格证粘贴至植入物记录栏内存档，完善记录单。

16. 冲洗伤口、缝合切口、包扎等操作同骨科手术常规配合流程。

17. 其他术中配合同骨科手术常规工作流程。

五、术后工作流程

1. 患者离开手术室前严格按照安全核查制度实施三方核查。

2. 其他术中配合同骨科手术常规工作流程。

3. 关节镜器械为贵重仪器应由专人保管，术后规范使用登记卡，关节镜主要由光导纤维的材料构成，除金属外套等部件按常规手术器械清洗外，光导纤维切勿打折、扭曲，采用大直径盘绕保存，清洗过程中动作要轻柔，电动刨削器使用后，用高压水枪反复冲洗，待干燥后打包消毒备用。

4. 术后关节镜摄像采集系统、仪器设备的主机及控制踏板连线等使用 75% 酒精进行擦拭消毒。

六、手术配合要点

1. 确保体位保护垫放置位置正确，防止压疮的发生，患者体位固定牢靠，维持有效牵引，妥善固定好管道，防止管道受压、扭曲、脱出。

2. 洗手护士应提前上台检查器械，选择合适的操作器械。

3. 采取沙滩椅体位，保持患者头部不能过伸和扭曲，固定时用压疮贴、棉垫保护额头和下颌，避免压疮发生。保持患者头屈曲位以便后部伸直，但下颌与胸骨之间应保持一定距离，以防脊髓缺血损伤；在患者臀下垫凝胶垫，以减少骶尾部的压力及剪切力；足跟用凝胶衬垫保护，以减小压力；健侧上肢自然曲肘置于腹部或身边，以棉垫绷带固定于床边；或者自然屈曲置于用高托手架上固定，有利于动静脉通路的管理。

4. 全身麻醉使循环代偿功能减弱，如果突然改变体位则可引血压骤然降低，心率减慢，严重者可发生心脏骤停。改变体位时，应缓慢进行，如果角度超过 30° 时，应加强呼吸与循环的监测，老年人、体质衰弱及心肺代偿功能较差者在改变体位时应谨慎小心。

5. 药物：准备术中用的肾上腺素盐水（3000mL+ 肾上腺素 1 支）。

6. 关节腔灌注时，确保持续灌注防止空气进入，当灌注液不足时，要立即进行更换，以免空气进入造成空气栓塞。

7. 肩关节镜手术无法使用止血带，应密切观察患者术前、术中的血压变化情况以及其他生命体征的变化情况，及时调整药物的类型和输注速度等。

8. 术中严格执行无菌操作，加强器械、物品、人员的管理。

◎ 膝关节置换手术配合工作流程及注意要点 ◎

一、术日晨准备

同骨科手术常规配合流程。

二、手术用物准备

1. 基本用物：骨科布类包、膝关节置换包、一次性防水布类包、衣包、盆包。

2. 一次性物品：电刀笔、吸引器连接管、吸引头、22 号刀片、11 号刀片、腰椎针、0/2-0 丝线、A-P 型手术切口膜、不显影纱布、10mL 注射器、20mL 注射器、50mL 注射器、无菌手套。

3. 特殊用物：驱血带、止血带、电钻及电池。

4. 仪器设备：电刀机、气压止血仪。

5. 体位用物：下肢约束带、挂腿架。

三、术前工作流程

1. 与医生参照 X 片核对患者手术部位，再次确认手术标识与切口部位。

2. 严格按照安全核查制度实施麻醉前三方核查。

3. 取仰卧位，将患肢悬挂于挂腿架上消毒，先用 2% 碘酊消毒皮肤，再用 75% 酒精脱碘，手术医生及器械护士均戴双层无菌手套。

4. 其他术前工作中同骨科常规配合流程。

四、术中工作流程

1. 严格按照安全核查制度实施手术开始前三方安全核查。

2. 用驱血带驱血，在患肢大腿根部绑扎止血带，并用防水贴膜将其封闭，防止液体浸湿皮肤。

3. 切开皮肤、皮下组织和筋膜。

4. 显露膝关节

（1）准备中弯钳、骨膜剥离器、电刀笔切开股四头肌肌腱，剥离髌韧带止点内 1/3 处，向外翻转髌骨，剥离髌韧带。

（2）准备有齿钳、电刀笔切开关节囊；切除部分髌下脂肪垫、前交叉韧带及部分半月板，准备中弯钳、电刀笔切除增生的滑膜及骨赘，将胫骨向前脱出，切除剩余半月板。

5. 松解膝关节软组织

（1）松解内侧软组织：准备中弯钳、骨膜剥离器、电刀笔或组织剪剥开内侧副韧带。准备有齿钳、单次髋臼拉钩、电刀笔或组织剪清除股骨、胫骨内侧骨赘，必要时将半腱肌腱延长或再松解腓肠肌在股骨下端的止点。

（2）松解外侧软组织：准备中弯钳、骨膜剥离器、电刀笔松解外侧软组织。

6. 胫骨准备：准备胫骨截骨导向器、闭合抱踝器，使导向器通过闭合抱踝器将导向器固定撑于踝关节上；准备骨锤将定位针固定于胫骨平台上；准备髓外定位杆进行髓外定位以确保正确力线；准备截骨厚度指示探针调节截骨板；准备 2 枚固定钉、骨锤固定截骨板，取下髓外定位系统；准备 1 枚固定钉，用骨锤将截骨板紧密固定于胫骨前；准备电锯截骨；准备取钉器取下固定钉及截骨器，选合适型号胫骨平台模板，安装髓外定位杆以检查力线。准备电钻钻孔。

7. 股骨准备：准备开髓电钻，用髓内定位法在股骨间凹的中心处用电钻钻髁间孔，插入股骨髓内对线导向器，安装股骨大小测量器，选择并安装远端截骨导向器和外翻导向器；准备固定钉、骨锤固定截骨器，移去导向杆和外翻导向器；准备电锯截骨，并取下远端截骨器。

8. 在股骨髁前后方截骨，准备合适型号的股骨髁截骨器，准备固定钉和骨锤固定截骨器，电锯行前后髁及倾斜截骨、髁间截骨，准备取钉器取出固定钉及截骨器。

9. 修整股骨远端，使用骨刀、骨锤、咬骨钳修整股骨远端前后缘及髁间凹骨组织，用电刀清除关节间隙软组织，准备伸直间隙测量器进行测量。

10. 髌骨准备：髌骨边缘增生者，用咬骨钳清除骨赘，电锯修整软骨，电刀行髌骨边缘去神经化。

11. 安装试模：测量间隙，分别安装胫骨试模、股骨试模、胫骨平台试模、（8～10）mm 平台垫，复位膝关节，行关节伸、屈、内外翻活动，观察膝关节内外翻稳定性以及屈伸间隙是否相等。测量下肢力线和旋转对线，用环钻和胫骨假体柄为胫骨假体柄塑形，取下关节试模，用生理盐水以脉冲式彻底清洗截骨面、手术野及关节后侧间隙的血液、骨屑，提高骨与骨水泥结合的能力。

12. 安装假体：器械护士准备好骨水泥、假体、击打器，安装假体用物准备齐全后，调制骨水泥至拉丝期，将骨水泥涂于关节假体内侧面及柄上，分别植入胫骨和股骨，并用击打器将假体嵌紧到胫骨近端和股骨远端。

13. 准备神经剥离子或者尖刀片，将假体周围的骨水泥剔除，保持手术野清洁。

14. 复位膝关节，维持在伸膝位。再次冲洗切口，放松止血带，电凝止血，放置负压引流管，认真清点用物，逐层缝合伤口，最后以弹力绷带包扎。

15. 其他术中工作同骨科手术常规配合流程。

五、术后工作流程

1. 患者离开手术室前严格按照安全核查制度实施三方核查。

2. 术后过床转运时注意采用轴线翻身法搬运患肢，保护置换的膝关节。

3. 与接班护士做好患肢的交接。

4. 其他术中配合同骨科手术常规工作流程。

六、手术配合要点

1. 预防感染，感染是人工关节置换术最严重的并发症，术中要严格执行无菌操作，尽量使用防水手术敷料，严格控制参观人数，限制人员走动，选择 I 级手术间。

2. 术中患者屈膝 90°，及时将手术床调节至合适的位置，制作无菌膝关节垫，以便医生截骨操作。

3. 由于手术过程复杂，器械种类繁多，器械护士术前要熟悉器械名称、手术步骤、手术医生的习惯，依次准备手术器械，术中密切观察手术进程，对手术步骤做到心中有数，保证器械准确及时到位。

4. 器械护士要熟悉骨水泥的性质，严格按照使用说明书进行调配。

5. 调配骨水泥前关注患者血压及循环情况，调节输液、输血速度，维持循环稳定，使用骨水泥时可能出现血压下降、过敏、脂肪栓塞等并发症，需密切关注患者生命体征变化，以便及时抢救。

6. 做好充分的术前准备，术前严格检查仪器、压力止血带的性能是否完好，注意绑扎部位及压力，保证手术顺利进行。

7. 护送病人回病房后，维持关节功能位制动，保持足高髋低位，抬高患肢 30°，促进静脉淋巴回流，消除肿胀，减轻疼痛，防止下肢静脉血栓的形成。

◎ 髋关节置换手术配合流程及术中管理要点 ◎

一、术日晨准备

同骨科手术常规配合流程

二、手术用物准备

1. 基本用物：骨科基本器械包、四肢器械包、髋关节置换器械包、衣包、骨科布类包、盆包。

2. 一次性物品、仪器设备同骨科常规手术配合流程。

3. 特殊用物：电钻及电池、摆锯、无菌脚套、0/2-0 可吸收缝线。

4. 体位用物：侧卧位体位板、凝胶垫、海绵垫、各种规格圆柱形固定器、枕头、头圈、约束带。

三、术前工作流程

1. 与医生参照 X 片核对手术部位，再次确认手术标识与切口部位。

2. 严格按照安全核查制度实施麻醉前三方核查。

3. 患者麻醉后，与医生共同安置患者体位，患者取 90° 健侧卧位。

4. 髋关节置换手术用碘酊、酒精消毒手术野，用棉垫及 A-P 型手术切口膜保护会阴部避免碘酊着伤皮肤；手术医生及器械护士均戴双层无菌手套。

5. 其他术前工作同骨科常规配合流程。

四、术中工作流程

1. 严格按照安全核查制度实施手术开始前三方安全核查。

2. 常规切开患者皮肤、皮下组织。

3. 准备电刀、有齿钳、骨膜剥离器分离肌肉与阔筋膜，显露髋关节囊后，准备摆锯行股骨颈截骨，用拔头器取出股骨头。

4. 显露髋臼，准备电刀，用有齿钳切除前后方关节囊，准备髋臼拉钩充分显露髋臼，清除髋臼周缘及髋臼窝内软组织，准备髋臼磨钻自小号开始逐一磨凿以加深髋臼。

5. 准备假体模型试模并确定大小规格，准备髋臼定位器，将髋臼假体送入臼窝内，骨锤置入，准备1～2枚螺钉进行固定，以使假体和髋臼紧密贴合。

6. 准备股骨端，准备骨撬撬起股骨近端，用开口器在股骨颈截骨面上开口。

7. 扩大股骨髓腔，准备髓腔锉从小到大依次扩大髓腔，将髓腔锉体留于髓腔内。

8. 磨平股骨颈，准备平台锉套入髓腔锉颈部，修正股骨近端截骨面。

9. 准备颈领试模和金属试模，安装在髓腔锉颈部，准备股骨头复位器复位，确定股骨假体长短、大小。

10. 准备髓腔锉柄，取出髓腔锉，用生理盐水加压脉冲冲洗髓腔，准备干盐水垫擦干髓腔。

11. 准备髓腔栓塞置入髓腔，磨平股骨颈截骨平面。

12. 调配骨水泥，注入股骨髓腔；准备股骨假体柄、骨锤、击柄器，将股骨假体柄打入股骨髓腔；准备骨水泥，用中弯钳清除多余的骨水泥；准备股骨头假体、骨锤、击头器，安装股骨头假体。

13. 准备击头器将髋关节复位，做伸直外旋，屈曲内旋活动，观察假体稳定性及活动度；准备圆针，0号丝线缝合外旋肌群，加强关节稳定。

14. 常规缝合切口，放置引流管。

15. 巡回护士、主刀医生、洗手护士仔细检查假体信息，包括产品名称、包装有无破损、规格、型号、有效期，后将人工关节开至手术台上，将其合格证贴至手术护理记录单中手术植入物标签栏内，在手术护理记录单上进行登记。

16. 假体上台后，器械护士拆去包装，应以干净的无菌盐水垫包裹植入的假体，避免用手直接接触假体，保持假体关节面平滑，避免植入困难及粘合不紧密，同时降低手术感染机会。

17. 术中将假体打开包装前，必须与主刀医生共同核对假体型号，将合格证粘贴至植入物记录栏内存档。

18. 冲洗伤口、缝合切口、包扎。

19. 其他术中配合同骨科手术常规工作流程。

五、术后工作流程

1. 患者离开手术室前严格按照安全核查制度实施三方核查。

2. 搬动时注意维持患肢外展中立位，防止患肢内收造成关节脱位。

3. 其他术后配合同骨科手术常规工作流程。

六、手术配合要点

1. 患者大多为高龄老人，术中为侧卧位，在骨隆突处涂抹皮肤保护剂后，使用压疮贴预防压疮；做好术中体温管理。

2. 限制手术间人数，严格无菌操作。

3. 侧卧位安置后，评估患者脊柱是否在一条水平线上，脊柱生理弯曲是否变形，腋窝处是否悬空，肩关节外展部是否超过90°。防止健侧眼睛、耳郭及男性患者外生殖器受压。避免固定器压迫腹股沟，导致下肢缺血或深静脉血栓的形成。

4. 体位安置完毕及拆除固定器时妥善固定患者，采用逐步放平身体的方法，即由侧卧90°至侧卧45°至平卧位，在改变体位的过程中严密观察患者循环系统变化情况，随时做好应急护理。防止坠床且专人负责保护患肢。

5. 保护各种通路和管道，避免意外脱出。

第五节　小儿骨科手术配合流程及术中管理要点

◎ 发育性髋关节脱位（DDH）手术配合流程及管理要点 ◎

一、术日晨准备

同骨科手术常规配合流程。

二、手术用物准备

1. 基本用物：先髋基本包、先髋加用包、先髋内固定器械包、截骨加用器械包、骨科布类包、衣包。

2. 一次性物品：电刀笔、吸引器连接管、吸引头、0/2-0 丝线、可吸收缝线、10×24 三角针、明胶海绵、克氏针、A-P 型手术切口膜、敷贴、10mL 注射器、C 臂机无菌保护套、无菌手套。

3. 特殊用物：电钻及电池、电锯。

4. 体位用物：臀垫（可透 X 线）、小号圆柱体海绵。

5. 仪器设备：电刀主机、C 臂机。

三、术前工作流程

1. 严格与家属核对患儿信息及腕带，认真执行患者切口标识制度，与医生参照放射线 X 片核对手术部位，再次确认手术标识与切口部位。

2. 术前父母的焦虑程度不仅影响自身的健康，更重要的是影响患儿的情绪、康复，医护人员应做好心理护理，及时与患儿、患儿父母沟通，减少患儿及其父母的焦虑情绪。

3. 小儿由于年龄及生理特点，误吸的风险高于成人两倍，应严格术前禁食禁水，降低肺误吸的风险。

4. 严格按照安全核查制度实施麻醉前三方核查。

5. 床上常规置保温毯，将患者安置于手术床上以免坠床，同时注意患者的保暖，防止感冒。注意随时使用保暖用物覆盖患儿，防止体温下降造成术中低体温。予以体温监测，防止加温过度导致患儿发热。

6. 鼓励安慰患儿，避免患儿哭闹，从而减少呼吸道分泌物。评估患者呼吸道的情况，有呼吸道感染疾病的患儿，存在麻醉后喉痉挛的风险，与医生沟通，应择期再进行手术。

7. 体位的摆放：患者取仰卧位，患侧臀部垫高，根据患儿C臂机照射部位调整手术床的位置，避免照射死角。臀部垫高 30°，双侧用小号圆柱形海绵垫固定。患侧上肢用棉质手套及棉垫固定在头架上，确保充分暴露术野，避免影响外科医生操作。健侧上肢固定于手托板上，外展不超过 90°。

8. 发育性髋关节脱位（DDH）手术复杂、创伤大，术中出血风险大，术前应备血，确保术中输血量充分。

9. 其他术前工作同骨科常规配合流程。

四、术中工作流程

1. 严格按照安全核查制度实施手术开始前三方安全核查。

2. 洗手护士和巡回护士必须了解股骨近端、骨盆截骨器械及空心钉、锁定钉、皮质骨钉、松质骨钉、锁定钢板等固定器械的用途、使用方法和注意事项以及消毒要求，按顺序拿取使用。

3. 取患侧切口，自髂嵴中点，沿髂嵴向前达髂前上棘，再转向髌骨外缘的方向做弧形切口，依次切开皮下组织、筋膜层、骨膜等，直至切开关节囊，显露患侧股骨头；关节囊外分离髂腰肌至股骨小转子处，应注意保护股神经；髋臼内的脂肪组织和圆韧带均应彻底清除。

4. 准备好电刀、干纱布止血。

5. 股骨头同心圆复位：行右侧髋关节比基尼切口，长约 10cm，切开皮肤后电凝止血，游离髂骨外侧皮神经加以保护。骨膜下剥离髂骨内外板，游离腹直肌起始部并向下翻转显露出髋关节囊。弧形切开部分髋关节囊，清理臼窝内填充的脂肪组织，切除肥厚的圆韧带，股骨头能达同心圆复位。

6. 股骨截骨：沿股骨部大腿上外侧行纵行切口，长约8cm，准备骨膜剥离子行股骨上段骨膜下剥离，显露股骨近端；将截骨摆锯安装电池并测试性能后递给医生，行股骨粗隆下截骨；准备刻度清晰的钢尺测量前倾角，测量股骨截骨短缩的长度；电钻上号克氏针，依据测量长度准备钢板、螺钉用加压钢板固定。用生理盐水冲洗切口，清点器械、敷料无误后依次缝合骨膜、股外侧肌肌肉、皮下组织、皮肤。

7. 髂骨截骨：返回至髂部切口，将髂骨内外板骨膜剥离至坐骨大孔。将假臼关节囊剥离至真臼上缘上。从坐骨大孔至髂前上、下棘之间进行楔形髂骨截骨。

8. 重建髋臼对股骨头的覆盖：持"截骨"远端向外、向前及向下翻转，中间嵌入自体髂骨楔形骨块，用2枚1.5mm克氏针固定，检查骨块嵌入的稳定性，股骨头骨性覆盖良好。用生理盐水冲洗切口，清点器械无误，切除多余的关节囊，用10号缝线缝合关节囊，将股骨切除的小骨块和切除的少量自体髂骨植入截骨的髂骨空隙内，依次缝合切口。

9. 固定完毕后用C臂机透视，确认股骨长度和髋臼角度位置是否满意。

10. 脉冲冲洗器接3000mL生理盐水，冲洗切口，清点手术器械及敷料。

11. 密切观察手术进程、患者病情变化、出血量变化、术中生命体征、尿量、输血、用药情况。台上物品的补充、手术灯的调节同骨科常规手术配合。

12. 再次用C臂机透视，确认股骨头与髋臼的位置。

13. 严格执行物品清点制度，植入物使用后将合格证粘贴至植入物记录栏内存档，完善记录单。

14. 冲洗伤口、缝合切口、包扎。

15. 石膏外固定时，确保麻醉深度，防止患者因麻醉太浅引起躁动，导致髋关节再次脱位，外展内旋位单髋人字型石膏固定骨盆。

16. 其他术中工作同骨科手术常规配合流程。

五、术后工作流程

1. 患者离开手术室前严格按照安全核查制度实施三方核查。

2. 小儿患者在手术间完成麻醉复苏，期间应准备好吸引器，保持呼吸道通畅，防止其躁动及坠床。

3. 其他术后工作同骨科手术常规配合流程。

六、手术配合要点

1. 小儿骨科患者年龄较小，除严格核对患者信息及腕带外，还应询问家属患儿姓名，认真执行患者切口标识制度，与家属核对患者手术部位，将患儿安置在手术床上以免坠床，同时注意患儿的保暖。

2. 体位摆放时应动作轻柔，保持关节的功能位，保持手术床单平整。

3. 人字型石膏固定时注意麻醉深度，避免再次脱位。

4. 石膏包扎的注意事项

（1）石膏包扎时，不能与皮肤直接接触，应预先在皮肤上（骨隆突处）放置衬垫物（棉花、棉卷、棉纸卷、棉织筒套），用以保护局部皮肤不受摩擦与压迫。将肢体关节固定在功能或所需的特殊位置。

（2）石膏应即用即拆，勿暴露于空气过久，以免石膏吸附空气中的水分，失去效能。

（3）从石膏浸湿到变硬定型只需 $2 \sim 10s$，因此浸泡石膏前应准备好一切物品，以免临时寻找用物而耽搁时间。

（3）石膏固定的松紧要适中，过紧会影响血液循环，过松则起不到固定作用。

（4）四肢石膏固定时，应露出患者指（趾）端，以便观察血运、感觉及活动功能。

（5）石膏未干搬动患者时，五指分开、用全手掌托起石膏，力量要均匀，防止手指用力时在石膏上压出凹陷形成压迫点，压伤皮肤。

◎ 脑瘫下肢肌力调整手术配合流程及术中管理要点 ◎

一、术日晨准备

同骨科手术常规配合流程

二、手术用物准备

1. 基本用物：肌松解包、骨科布类包、衣包。

2. 一次性物品：电刀笔、吸引器连接管、吸引头、可吸收缝线、敷贴。

3. 特殊用物：无菌止血带。

4. 体位用物：沙垫、肩垫。

5. 仪器设备：电刀主机、气压止血仪。

三、术前工作流程

1. 与医生参照影像资料核对手术部位，再次确认手术标识与切口部位。

2. 患儿及其家属心理护理同先天性髋关节手术配合流程。

3. 严格按照安全核查制度实施麻醉前三方核查。

4. 体位的摆放：平卧位，双上肢外展固定于手托板上，外展不超过 90°。

5. 检查气压止血带主机的功能状态及止血带袖带的完整性，绑扎止血带袖带，设置好参数。

6. 其他术前工作同骨科常规配合流程。

四、术中工作流程

1. 严格按照安全核查制度实施手术开始前安全核查。

2. 抬高患肢后巡回护士将止血带充气。

3. 腘窝肌松解，在膝关节内侧，切开皮肤，分离组织，解剖腘绳肌进行肌肉松解，松解完成后，缝合切口，对伤口进行加压包扎。

4.跟腱延长，在患者跟腱部位，切开皮肤，分离组织，解剖跟腱，延长跟腱后，缝合切口，松气压止血带，对伤口进行加压包扎。

5.石膏外固定时，用双下肢管型石膏外展固定。

6.转运搬动时，患儿平卧，双下肢石膏外展固定位后，保护超出转运床的下肢部位，防止碰撞。

7.其他术中工作同骨科手术常规配合流程。

五、术后工作流程

1.患者离开手术室前严格按照安全核查制度实施三方核查。

2.其他术后工作同骨科手术常规配合流程。

六、手术配合要点

1.妥善使用止血带。

（1）血液病患者慎用气压止血仪，若肢体有开放性伤口、感染、结核、肿瘤时，禁止用驱血带于肢体驱血；有动脉血栓形成、血栓闭塞性脉管炎、严重动脉硬化、断指再植患者应禁用止血带。

（2）根据手术部位和患儿年龄、胖瘦选择合适的袖带；儿童下肢用中号止血袖带；儿童上肢用小号止血袖带。

（3）袖带连接好（暂时不安放在患者肢体上）后低压试充气，检查装置是否有漏气，若有漏气应检查原因，修理设备或更换袖带。

（4）绑扎止血袖带时需先平整垫以一薄层衬垫以保护该部位皮肤和防滑，绑扎止血袖带可伸入1～2横指，以摸不到远端动脉搏动和出血停止为宜，袖带需加固，防止术中松开。

（5）袖带部位距离手术切口上方10～15cm以上，上肢中上1/3处或下肢中上1/3处，袖带连接口朝上，避免污染手术切口。

（6）儿童应参考说明书设置止血带压力和时间。

（7）避免皮肤消毒剂渗入止血袖带，防止肢体皮肤化学烧伤。术中约束患儿时注意被约束部位的皮肤色泽、温度及完整性。

2.石膏固定时注意留出肢体末端观察血运，转运时注意保护石膏固定肢体。

3.石膏包扎的注意事项同小儿先天性髋关节脱位手术配合流程及管理要点。

|第十二章|

五官科手术配合流程及术中管理

第一节　手术配合流程及术中管理要点

一、术日晨准备

1. 患者入室前调整手术间温度与湿度（温度 21℃～ 25℃、湿度 50%～ 60%），做好手术间平面卫生，检查手术间用物、仪器设备。

2. 手术室护士与病房护士双方床旁核对手术排程表、病历、腕带标识，至少同时使用两种及以上的方法确认患者身份，确保患者正确。昏迷、意识不清、无自主能力、新生儿、儿童、精神病等无法陈述自己姓名的患者，交接双方应根据病历、腕带与家属共同确认患者的身份及手术部位。

3. 手术室护士与病房护士双方床旁检查手术同意书、麻醉同意书、输血同意书、授权委托书签字情况。查对手术部位体表标识及备皮情况、术前用药、皮试结果、过敏史、既往史、心脏起搏器、植入物、抗凝药服用史、影像检验学资料、安全核查表、风险评估单。交接患者生命体征、皮肤完整性、引流管路、输液情况、术中用物等重点内容。

4. 接送患者务必使用平车或轮椅，遵守使用规范，防止患者坠床跌倒。转运中，手术患者头部必须在推床的头端，转运人员在头侧，坡道平车患者保持头部处于高位，轮椅患者将轮椅靠背朝向下坡方向，系好安全带。确保患者身体不伸出推车或轮椅外缘，避免车速过快、转弯过急，导致意外伤害患者。

5. 急危重症患者需由主管医师陪同护送至手术部与手术部工作人员当面交接。

6. 将患者安全过渡至手术床上妥善固定，防止坠床，医务人员务必床旁守护患者。

二、手术用物准备

1. 眼科

（1）基本用物：眼科基本器械包、眼科精细器械、眼科布类包、衣包。

（2）一次性用物：电刀笔、双极电凝镊、4×8 圆针、5×10 圆针、5×12 三角针、5–0 丝线、11 号刀片、15 号刀片、12 号刀片、明胶海绵、5mL 注射器、1mL 注射器、鼻纱条、不显影纱布、无菌手套。

（3）特殊用物：假体、玻切联合套包、透明质酸钠、6–0/7–0 可吸收缝线、10–0 聚丙烯线。

（4）仪器设备：电刀主机、显微镜、玻切机、激光机、冷冻机、超声乳化机。

（5）体位用物：头部硅胶垫、约束带、U 型凝胶垫。

2. 耳鼻喉科

（1）基本用物：扁桃体包、乳突包、头颈包、鼻侧切包、气切包、皮瓣血管吻合包、全喉包、Huppp 包、鼻内镜、支撑喉镜包、电子耳蜗专用包、鼓膜置管包、耳鼻喉科（ENT）颅底显微器械、耳显微器械、耳前瘘管包。

（2）一次性用物：电刀笔、双极电凝镊、盐水垫、纱布、吸引器连接管、吸引头、吸引头。

（3）特殊用物：0°/70° 耳镜、0°/30°/70° 鼻内镜、通风管、磨钻、手动切割器、电动切割器、彼岸颅底加用手柄等。

（4）仪器设备：磨钻、显微镜、等离子机、支撑喉镜光源、二氧化碳激光机、鼻内镜系统。

（5）体位用物：肩垫、头圈。

3. 口腔科

（1）基本用物：舌癌根治器械包、唇裂整复器械包、腭裂整复器械包、血管吻合显微器械、气管切开包、下颌骨内固定系统、腹部布类包、衣包。

（2）一次性用物：电刀笔、双极电凝镊、吸引器连接管、吸引头、唇裂针、腹部套针、22号刀片、11号刀片、0/2–0/3–0号丝线、盐水垫、骨蜡、无菌手套。

（3）特殊用物：电钻、骨锯、微型钛夹板、可吸收缝线、亚甲蓝。

（4）仪器设备：电刀主机。

（5）体位用物：头圈、海绵垫。

三、术前工作流程

1. 检查患者全身皮肤情况，根据手术时间、体位及患者自身情况采取压疮预防措施。

2. 根据手术部位及患者情况选择合适的静脉和留置针，首选上肢静脉血管为穿刺部位（建议选择左侧上肢静脉），选用较大号留置针。

3. 麻醉实施前：三方按《手术安全核查表》依次核对患者身份（姓名、性别、年龄、病案号）、手术方式、知情同意情况、手术部位与标识、麻醉安全检查、皮肤是否完整、术野皮肤准备、静脉通道建立情况、患者过敏史、抗菌药物皮试结果、术前备血情况、假体、体内植入物、影像学资料等内容。

4. 查对抗菌药物皮试结果，遵医嘱于切皮前30～60min内使用抗菌药物。

5. 眼科局麻患者协助医生用5%丙美卡因表面麻醉，联合2%利多卡因10mL、1%罗哌卡因10mL，按1∶1比例行球后视神经阻滞麻醉。

局部神经阻滞麻醉的患者处于清醒状态，术前应做好其心理护理，缓解其紧张恐惧的情绪，术中应加强观察和安抚，保持患者的情绪稳定，确保手术的顺利进行，连接氧气、心电监护，放置鼻托。

6. 全麻时协助麻醉师执行麻醉插管，妥善固定气管导管，避免术中脱出。

7. 非眼科手术麻醉完成后，闭合健侧眼睛的眼睑，贴眼膜保护眼睛。

8. 洗手护士严格查对无菌包及物品的完整性、灭菌效果、有效期。洗手护士提前15～30min洗手上台，检查手术器械及物品的性能、完整性，按使用先后顺序摆好器械台。

9. 洗手护士与巡回护士严格执行手术物品清点制度，巡回护士进行记录并复述，洗手护士确认。

10. 没有洗手护士参与的手术，巡回护士需与手术医生共同清点缝针、注射器针头等器械的数目及查看其完整性，并将其准确记录；倾倒无菌生理盐水上台。

11. 协助手术医生穿无菌手术衣，戴无菌手套，巡回护士配合手术医生消毒铺巾。

12. 玻璃体切除手术中协助医生接好玻切管道、导光灯，调节好显微镜。

四、术中工作流程

1. 手术开始前：三方共同核查患者身份（姓名、性别、年龄）、手术方式、手术部位与标识，并确认风险预警等内容。手术物品准备情况的核查由手术室护士执行并向手术医师和麻醉医师报告。

2. 依据手术计划和术中实际情况实施手术，具体手术实施详见本章节各手术配合流程及要点。

3. 术中随时观察患者生命体征、尿量，留置针、中心静脉穿刺部位皮肤及输液状况。遵医嘱用药、输血。

4. 及时补充台上用物，并及时在护理记录单上填写补充物品的数量。

5. 观察手术进程，随时调整灯光位置，保持手术间整齐清洁。

6. 严格执行手术物品清点制度，完善术中护理文书。

7. 术中标本严格按照标本管理制度及时浸泡和登记。

8. 整理手术间，清理用后包布、地面的血渍及杂物。

9. 眼科手术术眼滴抗生素眼膏，术眼绷带加压包扎。

五、术后工作流程

1. 患者离开手术室前：三方共同核查患者身份（姓名、性别、年龄）、实际手术方式、术中用药及输血情况，清点手术用物，确认手术标本，检查皮肤完整性、动静脉通路、引流管，确认患者去向等内容。

2. 手术医生、麻醉医生、巡回护士送患者出手术室，与护士做好交接。

3. 正确处理各类术后用物，完善各项登记及计费，整理手术间，指导清洁工作人员做好术后卫生处置，补充手术间常用物品。

六、手术配合要点

1. 局部神经阻滞麻醉的患者处于清醒状态，术前应对其做好心理护理，缓解其紧张恐惧。

2. 全麻者，健侧眼涂上眼膏、眼膜贴眼睛以保护角膜。

3. 安置体位时要防止拉伤颈椎，颈椎及头部不要悬空，特别是有颈椎病的患者。

4. 术中密切观察患者生命体征，眼科手术术中需随时观察患者的心率变化，警惕眼心反射的发生，尤其是加压及牵拉眼肌肉，使用激光的时刻，需密切观察心率的变化。如果心率低于 50 次 / 分，立即停止手术，观察或者静脉推注阿托品 0.5mg+ 生理盐水 5mL，待心率正常后再手术。

5. 电子耳蜗、人工听小骨、人工生物膜上台时，巡回护士应仔细检查，包括产品名称、确保包装无破损、规格、型号、批次、有效期都符合要求方可上台，将植入器械的资格证、条形码贴于病例中存档。

6.局麻患者体位应舒适，以保持患者呼吸顺畅为佳；出现眩晕摔倒时，必须使用转运工具，严格遵守患者转运制度，确保患者安全。

7.术前详细询问患者的病史及过敏史，手术间常备抢救药物，如地塞m松、阿托品、肾上腺素，防止地卡因、利多卡因过敏。

8.咽喉手术：实施麻醉时，密切观察患者生命体征，一旦发现心率下降及时提醒麻醉师或医生，并备好抢救用物及药品，防止手术插管或支撑喉镜、食道镜等手术插管或拔管时引起迷走神经反射亢进而导致心脏骤停。

9.鼾症手术：术中易出现插管困难、脱管现象、大出血（出血原因可能是术中止血不彻底或经鼻插管损伤黏膜引起），术后拔管时可能出现呼吸道痉挛及/或舌根后坠而引起呼吸道梗阻等并发症，护士应随时巡视患者，不离开手术间，特别是在插管和拔管时要密切协助麻醉师，并随时为其提供急需用物，如困难插管钳、急救药品、喉镜、面罩。

10.麻醉前做好患者的指导工作以取得其配合，术后复苏患者完全清醒后再拔管会减少意外风险，拔管前仔细查看是否有出血，鼾症严重的患者需带气管导管回病房，需与病房护士交接。

11.患者安全出室后再进行器械整理，以便出现伤口出血、意外脱管等情况时能迅速使用合适的器械进行处理。

12.术后床旁准备切开止血或立即行气管插管或气管切开的器械敷料，防止患者颈部手术后渗血压迫气管引起窒息甚至死亡。

第二节　经鼻内镜泪囊鼻腔吻合手术配合流程及术中管理要点

一、术日晨准备

同五官科常规手术配合流程。

二、手术用物准备

1. 基本用物：鼻腔泪道手术器械、眼科基本器械、眼科布类包、衣包。

2. 一次性用物：A–P型手术切口膜、泪道冲洗针头、5 mL注射器、膨胀海绵、无菌手套。

3. 特殊用物：6–0可吸收性缝线、3–0非吸收性外科缝线、泪道引流管、药物准备（呋麻滴鼻液、盐酸丙美卡因滴眼液、妥布霉素地塞米松眼药膏、盐酸利多卡因注射液、盐酸肾上腺素注射液、地塞米松注射液）。

4. 手术仪器设备：鼻内镜系统（包括显示器、动力系统、内镜摄像系统、光源系统、电凝系统）、电动磨钻。

5. 手术体位用物：头部凝胶垫。

三、术前工作流程

1. 严格按照安全核查制度实施麻醉前三方安全核查。

2. 术前予以亚甲蓝1 mL经下泪小点注入泪囊染色，1 min后用生理盐水冲洗泪囊。

3. 予以20 g/L（2%）利多卡因行筛前神经、滑车下及眶下神经阻滞麻醉，泪囊区局部浸润麻醉，准备10 g/L丁卡因20 mL加1 mg/mL肾上腺素4 mL做混合液棉片，表面麻醉鼻腔及中鼻道麻醉；20 g/L利多卡因5 mL加1 mg/mL肾上腺0.01 mL，取2 mL行鼻丘部、中鼻甲附着部、钩突前鼻黏膜浸润麻醉；疼痛敏感患者、小泪囊预计手术时间偏长的患者行气管插管全身麻醉。

4.其他术前工作同五官科手术常规配合流程。

四、术中工作流程

1.严格按照安全核查制度实施手术开始前三方安全核查。

2.鼻内镜探查，以枪状镊定位鼻腔内泪囊部位，确定鼻腔内切口部位，用镰状刀切开鼻黏膜，用耳科显微电钻，在泪囊窝内侧骨坠上磨出直径8mm左右的骨窗，充分暴露泪囊，夹取棉片充分止血。用探针指示泪囊后，用镰状刀纵行切开泪囊，用6-0无创缝线吻合1~2针吻合泪囊黏膜瓣和鼻黏膜瓣。

3.冲洗泪道、放置引流，确定吻合口通畅，固定好泪道引流管。

4.关闭切口、包扎，关闭切口前、后，巡回护士和手术医生共同核对清点手术缝针、注射器针头等物品数目无误并签名，术眼滴抗生素眼膏，术眼绷带加压包扎，鼻腔用止血绫及膨胀海绵填塞。

5.及时在护理记录单上填写补充物品的数量，完善术中护理文书。

6.其他术中护理工作同五官科手术常规配合流程。

五、术后工作流程

1.患者离开手术室前严格按照安全核查制度实施三方核查。

2.注意保持泪囊引流管通畅，观察伤口出血情况。

3.患者去枕平卧，头偏向侧，防止呕吐物堵塞气道，及时清除呼吸道分泌物，保持呼吸道通畅。

4.清醒后生命体征平稳者，改半卧位，利于伤口引流，改善通气，减轻头面部肿胀。

5.观察有无疼痛、鼻腔出血，留置硬膜外导管固定是否良好等情况。

6.麻醉苏醒后鼻腔填塞物会引起不适，嘱患者勿牵拉填塞物，勿擤鼻，尽量避免打喷嚏。

7.其他术后配合同五官科手术常规工作流程。

六、手术配合要点

1. 术中保护病人双眼，防止消毒液溅入眼睛，引起眼部不适。

2. 术中应备好保温杯装好 50℃～60℃ 的热灭菌注射用水，用于浸泡镜头，以清除气雾，防止镜头模糊。

3. 术毕卸下镜头、钻头，按使用说明清洗保养。

4. 术中出血是鼻内镜下泪囊鼻腔吻合术最常见的并发症，也是直接或间接导致手术失败的最主要原因，术中准备足量的肾上腺素棉片压迫止血，确保电刀电凝和双极电凝能有效使用。

第三节　外眼手术配合流程及术中管理要点

◎ 上睑下垂矫正手术配合流程 ◎

一、术日晨准备

同五官科手术常规配合流程。

二、手术用物准备

1. 基本用物：上睑下垂矫正手术器械、眼科布类。

2. 一次性物品：电刀笔、吸引器连接管、吸引头、双极电凝镊、3-0/4-0/6-0 缝线、5×12 小圆针、1mL/5mL 注射器。

3. 特殊用物：6-0 可吸收缝线、5-0 聚丙烯缝线、亚甲蓝、尺子（精确至毫米）。

4. 仪器设备：电刀主机。

5. 手术体位用物：头部硅胶垫。

三、术前工作流程

1. 严格按照安全核查制度实施麻醉前三方核查。

2. 与医生再次核对切口标识。

3. 体位的摆放：平卧位，双上肢固定于身体两侧。

4. 局麻手术患者入室后连接心电监护、氧气。准备 5% 丙美卡因表面麻醉，联合 2% 利多卡因加 1% 罗哌卡因按 1∶1 比例行球后视神经阻滞麻醉。

5. 局麻患者处于清醒状态时，术前应做好心理护理，缓解其紧张恐惧情绪，确保手术的顺利进行。

6. 患者全麻时协助麻醉师行麻醉插管，妥善固定气管导管，避免术中脱出。

7. 麻醉完成后对侧眼用眼膜保护眼睛。

8. 其他术前工作同五官科手术常规配合流程。

四、术中工作流程

1. 严格按照安全核查制度实施手术开始前三方核查。

2. 常规切开患者皮肤及皮下组织，准备电刀或双极电凝充分止血，保持术野清晰。

3. 额肌瓣悬吊，准备电刀及分离钳自切口上缘向上经眼轮匝肌浅层、眼轮匝肌与眶隔之间潜行剥离，范围达眉上缘上方约 10 mm × 20 mm 范围，在眶上缘额肌与轮匝肌交织处纵切口，根据上睑缘高度及弧度将额肌筋膜瓣固定在睑板上缘约 1/3 处。

4. 上睑提肌缩短，准备电刀及分离钳沿皮肤切口上缘向上分离暴露睑板前上睑提肌腱膜，暴露上睑提肌腱膜和节制韧带，分离上睑提肌，准备 3-0 丝线将上睑提肌与睑板上缘 1/3 处作 3 对缝合，检查上睑缘位于角膜上缘。

5. 用 5 × 14 圆针带 5-0 丝线缝合创口，皮肤形成重睑。

6. 关闭切口，术眼滴抗生素眼膏，术眼绷带加压包扎。

7. 术中其他工作同五官科手术常规配合流程。

五、术后工作流程

1. 患者离开手术室前严格按照安全核查制度实施三方核查。

2. 其他术后配合同五官科手术常规工作流程。

六、手术配合要点

1. 手术开始前确认眼睑上提尺寸，确保双眼眼睑尺寸大小一致。

2. 上眼睑下垂宽度覆盖瞳孔患者应在 3 岁前做上睑下垂矫正手术，防止视网膜细胞发育异常。

3. 健侧眼睛涂上眼膏或眼膜保护角膜。

◎ 斜视矫正术配合流程 ◎

一、术日晨准备

同五官科手术常规配合流程。

二、手术用物准备

1. 基本用物：斜视矫正术器械、眼科布类、手电筒。

2. 一次性物品：3–0/4–0 缝线、5×12 小圆针、11 号刀片。

3. 特殊用物：6–0 可吸收缝线、8–0 可吸收缝线。

4. 仪器设备：电刀主机。

5. 手术体位用物：头部硅胶垫。

三、术前工作流程

1. 严格按照安全核查制度实施麻醉前三方核查。

2. 与医生再次核对切口标识检查。

3. 确认患者术侧眼滴抗生素眼液 2～3 天，每天 3～4 次。

4. 首先对患者手术区域进行表面麻醉，选择剂量为 1.5g/L 的丁卡因滴眼液进行麻醉。

5. 对患者行心理护理，对侧眼保护操作同上眼睑下垂手术配合流程。

6. 手术体位为仰卧位时，患者头部放置凝胶头圈。

7. 其他术前工作同五官科手术常规配合流程。

四、术中工作流程

1. 严格按照安全核查制度实施手术开始前三方核查。

2. 球结膜切口：准备眼科刀片做球结膜切口。

3. 暴露、游离并固定眼直肌，显微镜的倍数调大 6～8 倍，准备显微器械充分暴露眼直肌，准备眼科剪在肌鞘完整的情况下把肌腱膜剪断。

4. 眼外肌缩短治疗，在眼穹隆结膜处做一条合适的切口，暴露并勾出眼外肌，给予其缩短术治疗。

5. 测量距离，准备卡尺测量眼部肌肉长度，预计后退的距离，将患者的眼直肌切断，之后将其缝合，缝合伤口时将线埋在眼结膜下。

6. 在手术完成后将妥布霉素眼膏涂抹在患者手术的眼部，进行包扎。

7. 术中其他工作同五官科手术常规工作流程。

五、术后工作流程

1. 患者离开手术室前严格按照安全核查制度实施三方核查。

2. 其他术后配合同五官科手术常规工作流程。

六、斜视手术配合要点

1. 观察术中生命体征，特别要注意眼心反射的发生，尤其是术中患者的心率，当心率低于每 50 次/min 时，立即叫医生停止手术，遵医嘱给予静脉推注阿托品 0.5mg+ 生理盐水 5mL，待心率正常后再行手术。

2.显微镜下操作精细，提高手术配合能力。

3.确保显微器械的性能，特别是眼科锐利器械必须保持锋利，避免剪开或切开血管、神经、眼部组织造成误损伤，引起术后结膜囊肿、组织粘连、瘢痕增生。

4.对于局麻手术患者，术中准备手电筒检查斜视是否调节到位。

第四节　玻璃体切除术手术配合流程及术中管理要点

一、术日晨准备

同五官科手术配合常规。

二、手术用物准备

1.基本用物：玻切器械、眼科基本器械、眼科布类包、衣包。

2.一次性用物：C-P 型手术切口膜、泪道冲洗针头、5 mL 注射器、膨胀海绵、无菌手套。

3.特殊用物：7-0 可吸收缝线、玻切套包、透明质酸钠、备重水、硅油、硅油灌注管、激光光纤。

4.仪器设备：显微镜、玻切机、激光机。

5.体位用物：头部凝胶垫、肩垫。

三、术前工作流程

1.严格按照安全核查制度实施麻醉前三方核查。

2.检查显微镜、玻切机、激光机，打开电源开机自检，确保仪器处于完好备用状态。

3.与医生再次核对切口标识检查。

4.体位的摆放：平卧位，双上肢固定于身体两侧。

5.患者全麻时协助麻醉师行麻醉插管,妥善固定气管导管,避免术中脱出。

6.麻醉完成后,对侧眼用眼膜保护眼睛。

7.其他术前工作同五官科手术常规配合流程。

四、术中工作流程

1.严格按照安全核查制度实施手术开始前三方安全核查。

2.调节显微镜,连接好玻切所用导管及灌注液。

3.玻璃体切除:贴手术膜,用开睑器牵开眼睑,冲洗术眼,用结膜剪做结膜切口,玻璃体手术预计联合巩膜扣带时,使用角膜缘后1mm的环形结膜切口,用巩膜穿刺刀做三个巩膜切口,无晶状体或拟去除晶状体时,巩膜切口应位于角膜缘后3mm处,拟保留晶状体时位于角膜缘后4mm处,儿童平坦部异常和小眼球患者例外。放置灌注管,放置角膜接触镜环用7–0可吸收缝线固定角膜环,放置角膜接触镜,用波切头和导光纤维切除切除玻璃体,根据视网膜情况处理视网膜前膜进行气—液交换,根据视网膜情况进行光凝,注入或不注入硅油进入玻璃体,关闭切口。结膜下注入地塞米松2.5mg,关闭切口前巡回护士和手术医生共同清点手术缝针、注射器针头等数目无误后关闭切口。

4.术侧眼滴抗生素眼膏,术眼用绷带加压包扎。

5.术中密切观察患者生命体征,关注手术进程,遵医嘱用药。

6.及时补充台上用物,并及时在护理记录单上填写补充物品的数量。

7.其他术前工作同五官科手术常规配合流程。

五、术后工作流程

1.患者离开手术室前严格按照安全核查制度实施三方核查。

2.其他术后配合同五官科手术常规工作流程。

六、手术配合要点

1. 手术床保持水平位，不可头低脚高，以免使患者眼压增高。

2. 角膜接触镜有多种角度和型号，术中应根据手术需要及时准确地更换，角膜接触镜需用灭菌注射水擦拭干净，不能用生理盐水擦拭。

3. 术中注意眼内压变化，眼内压需维持在 35～45 mmHg，术中过高的眼内压会造成视网膜缺血或角膜水肿，过低的眼压会造成脉络膜脱离和虹膜出血，或瞳孔缩小，不利于手术的进行。

4. 术中牵拉眼外肌和压迫眼球时可发生眼心反射，引起患者心动过缓或心脏骤停，对此应准备阿托品静脉推注，密切关注患者生命体征变化。

5. 术中使用的药物如麻醉药、散瞳药、肾上腺素等均为无色透明液体，所以需要标记区分，确认无误。

6. 熟练掌握玻璃体切割机的使用方法。

第五节　乳突改良根治术手术配合流程及术中管理要点

一、术日晨准备

同五官科手术配合常规，耳后三指需备皮；如乳突术腔需植皮时，大腿内侧需备皮。

二、手术用物准备

1. 基本用物：乳突包、耳显微器械包、磨钻包、五官科布类包、衣包。

2. 一次性用物：电刀笔、双极电凝镊、吸引器连接管、五官科套针、15 号刀片、灯柄套、5 mL 注射器、20 mL 注射器、明胶海绵、显微镜保护套和橡皮筋（根据医生需要）、无菌手套。

3. 特殊用物：3-0 可吸收线、药物准备（3000 mL 盐水、盐酸肾上腺素、利多卡因）。

4. 仪器设备：电刀主机、磨钻主机、显微镜、吸引器。

5. 体位用物：头部凝胶垫。

三、术前工作流程

1. 严格按照安全核查制度实施麻醉前三方核查。

2. 与医生再次核对切口标识检查。

3. 患者手术体位：患者取去枕仰卧位，术耳朝上，同时注意勿使手术对侧耳受压，体位要满足手术要求。患者麻醉后留置导尿。

4. 调节好显微镜至主刀医生及手术一助的瞳距后，用无菌方法将显微镜罩上无菌保护套，待手术需要时推至手术野最佳位置，将显微镜亮度调至灯泡功率的 30% ～ 40%，手术结束时，显微镜亮度调至最低，安全移开手术野至固定位置，关闭光源、电源，锁定显微镜。

5. 其他术前工作同五官科手术常规配合流程。

四、术中工作流程

1. 严格按照安全核查制度实施手术开始前三方安全核查。

2. 用 15 号手术刀做耳郭后沟外切口或耳郭后沟切口，切开皮肤及皮下组织，乳突撑开器撑开切口，分离鼓膜，暴露上鼓室，关闭无影灯，在显微镜直视下，用电钻磨开或用小骨锤和 3 号圆凿凿开骨壁，清除乳突病变组织，用生理盐水冲洗，纱布止血，耳后或大腿皮肤修补鼓膜，耳道皮片复位，碘仿纱条填充外耳道。

3. 缝合包扎，关闭切口前、后，巡回护士和手术医生共同核对清点手术缝针、注射器针头等数目无误后，用 6×17 三角针带 3-0 丝线缝合切口，用无菌纱布覆盖，胶布固定，绷带包扎，完善术中护理记录。

4. 术中密切观察患者生命体征，关注手术进程，遵医嘱用药。

5. 及时补充台上用物，并及时在护理记录单上填写补充物品的数量，完善术中护理文书。

6.控制参观人数，保持手术间整齐清洁。

五、术后工作流程

1.患者离开手术室前严格按照安全核查制度实施三方核查。

2.其他术后配合同五官科手术常规工作流程。

六、手术配合要点

1.患者头部自然偏向健侧，枕于圆孔形硅胶头垫上，避免健侧耳受压，保持耳后与同侧肩峰在同一平面上。

2.患者颈下平塞支撑软垫，防止颈椎悬空，以免损伤颈椎，头部不能过度伸仰以免患者手术后颈部疼痛。

3.眼睛的保护：在全麻的患者麻醉实施后，协助其双眼自然闭合保护角膜，贴透明防水贴膜保护眼睛。消毒铺巾后用透明防水切口保护贴膜将手术野贴起来，保证术中严格无菌操作。

4.术后耳科电钻的清洗与保养：耳科电钻使用完后，将耳科电钻手柄、钻头和连接线分离。电钻手柄用专用清洗油清洗干净，直到无黑色污水流出；电钻手柄表面及钻头用清洗油擦拭；连接线用蘸清水毛巾擦拭，电钻手柄及线需使用高压消毒。

第六节　扁桃体摘除术手术配合流程及术中管理要点

一、术日晨准备

同五官科手术常规配合流程。

二、手术用物准备

1.基本用物：扁桃体包、五官科布类包、衣包。

2.一次性用物：吸引管、无菌手套、灯柄套、保护套、单极电刀（备用）。

3. 特殊用物：扁桃体缝线（备用）、3000 mL 盐水。

4. 仪器设备：等离子主机、电刀主机（备用）。

5. 体位用物：头部凝胶垫、肩垫。

三、术前工作流程

1. 严格按照安全核查制度实施麻醉前三方核查。

2. 巡回护士保持吸引器通畅，接吸痰管放置在手术床的右侧，随时清除患者口鼻腔、咽喉部的分泌物和呕吐物。

3. 扁桃体摘除术小儿患者居多，应根据患儿年龄及身材选择大小、厚薄适宜的体位垫。

4. 取仰卧位，肩下放软枕（肩枕应高约10 cm，避免太低，出血易流入呼吸道；太高，可妨碍静脉回流，增加喉头水肿的发生率），局部麻醉患者采用半卧位，将其双侧膝部用束带固定于手术床上，放置器械托盘于患者膝部上方。

5. 局部麻醉时用压舌板将舌背压下，注射器连接扁桃体注射针头，实施麻醉药注射。

6. 其他术前工作同五官科手术常规配合流程。

四、术中工作流程

1. 严格按照安全核查制度实施手术开始前三方安全核查。

2. 剥离和切除扁桃体：用扁桃体钳钳住扁桃体，向前、向内牵拉，以扁桃体刀切开黏膜，用扁桃体剥离器剥离舌腭弓和扁桃体，用扁桃体圈套器通过扁桃体钳由上而下套住扁桃体根部，慢慢收紧圈套器，将扁桃体完整摘除，或者使用等离子刀沿着扁桃体边缘整个切除扁桃体。

3. 检查止血：检查有无扁桃体残留及扁桃体窝有无出血，等离子刀进行充分止血。

4. 同法摘除对侧扁桃体。

5. 术中其他工作同五官科手术常规工作流程。

五、术后工作流程

1. 患者离开手术室前严格按照安全核查制度实施三方核查。

2. 手术结束后保持患者呼吸道通畅，及时吸出口腔内的血液及分泌物，对于清醒患者嘱其及时清除口咽部积血和积液，以防误吸。

3. 其他术后配合同五官科手术常规工作流程。

六、手术配合要点

1. 全麻手术时，开口器的近门齿端应使用门齿保护套，使用时避开口唇，以保护患者门齿及牙龈。

2. 局麻手术时，注意患者主述，如有不适积极配合医生处理，做好患者的心理护理，加强沟通，禁止随意移动患者四肢及身体各个部位，以免污染无菌区。

3. 手术结束时检查患者伤口内棉球是否及时取出并止血彻底。

4. 消毒手术区皮肤前，给患者双外耳道塞棉球，用透明防水贴膜贴合上下眼睑和耳郭，防止术中各种液体流到眼睛和耳腔，手术结束即可拆除。

5. 等离子刀打开使用后，将合格证粘贴至病例内存档。

第七节　喉部手术配合流程及术中管理要点

◎ 显微支撑喉镜下二氧化碳激光喉癌手术 ◎

一、术日晨准备

同五官科常规配合流程。

二、手术用物准备

1. 基本用物：喉显微手术器械、支撑喉镜激光专用器械、衣包、腹部布类包。

2. 一次性物品：吸引管、手套、10mL注射器、无菌保护套、11/12号刀片（备用）。

3. 特殊用物：防护镜、激光安全警示牌。

4. 体位用物：各种保护垫、头圈。

5. 仪器设备：二氧化碳激光器、手术显微镜、支撑喉镜、单极电凝器、两套吸引装置、摄像系统、吸引器。

三、术前工作流程

1. 术前检查患者有无高血压、糖尿病，有无门齿松动、颞下颌关节紊乱、脱位，颈椎病及椎间盘突出等疾病和手术史，以免术后发生高血压、低氧血症、牙齿脱落、肺部感染、颞下颌关节脱位、颈椎损伤等并发症。

2. 术前了解患者口腔情况，有龋齿、牙周炎、咽喉炎的患者，对症治疗处理后再行手术；有义齿的患者，术前于病房取下置于冷开水中。

3. 术前30min皮下注射阿托品0.5mg，以减少呼吸道腺体的分泌物，防止吸入性肺炎；术前可肌肉注射止血药（如注射用血凝酶、立止血等）减少术中出血。

4. 患者取仰卧位，肩下垫一软枕头后仰，头部用凝胶头圈固定；双眼涂眼膏，用无菌敷贴覆盖双眼，以免角膜暴露造成损伤。

5. 连接电刀、电凝镊、吸引器连接管、吸引头、二氧化碳激光仪器线路、摄像系统。

6. 术前打开显微镜、二氧化碳激光器进行自检，确保仪器正常运行。

7. 其他术前工作同五官科手术常规配合流程。

四、术中工作流程

1. 严格按照安全核查制度实施手术开始前三方核查。

2. 使用浸湿的无菌纱布遮住患者面部，防止激光误伤患者面部皮肤。

3. 准备好支撑喉镜，经口腔进入咽喉后在气管插管的上面挑起会厌，进入喉前庭，暴露术野，固定支撑架。

4. 将显微镜移至手术野，调试目镜，将术野放大 20 倍至最佳状态。

5. 准备二氧化碳激光器连接手术显微镜。

6. 湿盐水纱布将暴露在显微镜下的气管插管及套囊包裹好。

7. 显微镜辅助在 He-Ne 激光的指引下选择功率 5～15 W，连续或脉冲输出方式用二氧化碳激光在肿瘤外缘约 3 mm 处将肿瘤整块切除干净。取出标本，及时与主刀医生核对并交由巡回护士浸泡与登记。

8. 检查止血：用二氧化碳激光彻底止血。

9. 术中浸湿盐水棉片将创面的碳化颗粒仔细清除，以减少术后肉芽组织。

10. 将小纱条取出，防止遗留于气管内造成气管异物。

11. 其他术中工作同五官科手术常规配合流程。

五、术后工作流程

1. 患者离开手术室前严格按照安全核查制度实施三方核查。

2. 全身麻醉未清醒患者采取去枕平卧 4～6h，头偏向一侧，保持呼吸道通畅，预防患者喉头水肿。

3. 观察口腔内有无黏膜破损，有无血性分泌物；防止抑制喉头反射，预防患者术后气道梗阻。

4. 其他术后配合同五官科手术常规工作流程。

六、手术配合要点

1. 严密监测患者生命体征，观察气管插管、支撑喉镜、气管导管拔管前后的血流动力学、血氧饱和度，如出现异常，及时采取有效的抢救措施。

2. 用带线小纱条浸入生理盐水，放入患者喉咽腔内挡住插管的气囊，以防手术时激光光束不慎将气管套囊打破，外泄的氧气与激光接触发生爆炸，造成患者气道烧伤。

3. 调节激光运行模式、输出器功率、曝光模式及光斑大小，并使激光机处于"stand-by（准备）"状态，每次使用前均需同术者再次核对其功率。暂时不用时使激光机处于"stand-by"状态，使用时方可按下"ready 键"。术中切不可碰撞术者的手臂、患者头部、显微镜等，以免激光对位不准，造成周围组织损伤。

4. 气管插管及喉镜的插入可引起拔管后喉头水肿、喉痉挛等并发症，密切观察患者有无胸闷、气急、呼吸困难或氧饱和度下降等异常情况，有缺氧症状立即进行抢救。

5. 激光仪器应由专人管理，定期检查与维护，确保仪器处于最佳状态，使用激光的手术间常规备好灭火器，激光使用间歇时，要将其设置为"stand-dy"模式，这样可避免无意中激发激光，避免使用易燃的消毒液，使用激光喉部手术的专用器械防反射，防止激光光束的偏离而误伤医务人员或患者。

◎ 喉全切除术手术配合流程 ◎

一、术日晨准备

同五官科手术常规配合流程。

二、手术用物准备

1. 基本用物：气管切开包、全喉器械包、头颈肿瘤隔离包、衣包、腹部布类包。

2. 一次性物品：电刀、双极电凝镊、吸引器连接管、吸引头、头颈套针、2-0 丝线、3-0 丝线、11 号刀片、12 号刀片、10 号刀片、灯柄套、10mL 注射器、保护套、导尿包、7 号无菌气管导管、无菌手套。

3. 特殊用物：气管套管、胃管。

4. 体位用物：各种保护垫、头圈。

5. 仪器设备：电刀主机、吸引器。

三、术前工作流程

1. 全喉切除手术创伤大，患者会对癌症、手术、失音产生恐惧及顾虑，需做好其心理护理。

2. 注意患者口腔卫生，控制呼吸道及口腔感染，清洁颈部皮肤。

3. 患者取仰卧位，头向后仰，肩部垫高，两侧置沙袋固定患者头颈部，防止头颈部移动而影响术者操作。

4. 严格按照安全核查制度实施麻醉前三方核查。

5. 术前其他工作同五官科手术常规配合流程。

四、术中工作流程

1. 严格按照安全核查制度实施手术开始前三方核查。

2. 切开皮肤、皮下组织，用电刀、双极电凝镊充分止血，或准备 3-0

丝线缝扎止血。

3. 气管切开：甲状腺拉钩拉开两侧组织，显露颈前白线，准备电刀、血管钳、组织钳分离颈前肌显露气管前臂；抽取 1% 的丁卡因 0.5 mL 做气管内麻醉，准备 15 号刀片切开气管；准备气管撑开器撑开切口，将气管套管放入气管内，吸引管吸尽呼吸道血液及分泌物；准备 3-0 的丝线和 6×14 的三角针缝合伤口；准备凡士林纱布，将开口纱布垫于套管托板下覆盖切口，两侧系带固定于颈后；最后准备一块湿纱布盖在气管套管处。

4. 切开皮肤：分离皮瓣：准备 20 号手术刀、有齿镊切开皮肤，准备电刀切开皮下组织，电凝或 1-0 丝线结扎止血；准备电刀分离皮瓣，组织钳牵引，电凝或 1-0 丝线结扎止血；准备生理盐水纱布覆盖保护皮瓣创面；准备甲状腺拉钩显露颈前肌群。递血管钳、组织剪切断颈浅筋膜及颈阔肌。

5. 切断甲状腺峡部及部分颈前带状肌，准备血管钳钳夹甲状腺峡部，组织剪剪断；准备 6×14 圆针 2-0 丝线缝扎；准备血管钳钳夹胸骨舌骨肌、肩胛舌骨肌及甲状舌肌，电刀切断；准备 8×20 圆针、0 丝线缝扎。

6. 分离甲状腺软骨上部：准备血管钳、组织剪夹住并剪断甲状软骨上的咽缩肌，钳带 2-0 丝线结扎；准备小骨剪剪除甲状软骨上角；准备小弯血管钳、组织剪、无齿镊分离周围组织、喉上神经及喉上动脉，递直角钳带 0 丝线结扎后切断。

7. 切除舌骨：准备甲状腺拉钩将胸骨舌骨肌拉向外侧，准备骨剪于舌的中部剪断或部分切除。

8. 切除喉部：准备组织钳夹住喉下部，剥离器及血管钳分离喉体后软骨组织，用组织剪剪开咽喉黏膜进入喉腔；准备 11 号手术刀切断气管，再递 8×20 三角针、2-0 丝线将气管间断缝合于皮肤上 2-4 针，取出喉体。喉咽部缝合配合同气管切开缝合。

9. 更换手套、器械：手术台面及区域铺置无菌单建立隔离区域；

准备灭菌用水冲洗伤口，仔细检查并止血，递 5×12 圆针、3-0 丝线将喉体咽部黏膜自两侧黏膜下间断缝合。

10. 气管造口：递 8×20 角针、3-0 丝线将气管缝合于皮肤上，形成气管造口；备液状石蜡放置鼻饲管，递 6×14 圆针、0 号丝线间断缝合食管上口前黏膜及甲状舌骨骨膜。

11. 缝合皮肤切口：更换气管套管及包扎伤口，更换合适型号的气管导管，递敷料绷带包扎。

12. 术中其他工作同五官科手术常规配合流程。

五、术后工作流程

1. 患者离开手术室前严格按照安全核查制度实施三方核查。

2. 其他术后工作同五官科手术常规配合流程。

六、手术配合要点

1. 由于患者长期未进食，体质虚弱，因此需在麻醉前建立 2 条下肢静脉通路，以免增加头颈部和上肢静脉压力而加重患者头颈部及双上肢的肿胀，确保术中能够顺利补液、输血、给药。

2. 常规备两套吸引器，并确保通畅，及时清除患者呼吸道内分泌物。

3. 备好各种型号气管套管，方便术中临时更换不同型号的气管套管。

4. 严格执行无瘤操作原则，肿瘤清除干净后，用蒸馏水清洗切口，更换所有器械，无菌区加铺无菌中单。

5. 注意患者呼吸情况，用面罩吸氧，监测血氧变化。

6. 放入气管套管后，巡回护士应协助去除肩枕，以减少切口张力，利于手术医生进行缝合。

7. 确保体位保护垫放置位置正确，预防压疮的发生。

8. 手术配合一定要注意观察患者心率变化，防止喉心反射。

第八节　鼻内镜下鼻息肉摘除＋筛窦开放术配合流程 及术中管理要点

一、术日晨准备

同五官科手术配合常规，患者需修剪鼻毛。

二、手术用物准备

1. 基本用物：鼻内镜器械包、前颅底加用包、五官科布类包、衣包。

2. 一次性用物：吸引管、15号刀片、脑棉片、保护套、10 mL/20 mL 注射器、凡士林纱条、膨胀海绵、无菌手套。

3. 特殊用物：电动吸引切割器、手动切割器，3–0可吸收线。

4. 仪器设备：鼻内镜系统、电刀主机、电动切割动力系统。

5. 体位用物：头部凝胶垫。

三、术前工作流程

1. 严格按照安全核查制度实施麻醉前三方核查。

2. 全麻患者取去枕仰卧位，头部两侧用弯沙袋固定，局部麻醉患者采用半坐卧位，抬高手术床头背板60°，手术床后倾15°，双侧膝部用束带固定于手术床上，根据情况必要时导尿。

3. 术前其他工作同五官科手术常规配合流程。

四、术中工作流程

1. 严格按照安全核查制度实施手术开始前三方安全核查。

2. 切除鼻息肉：根据需要选择用0°、30°或70°镜经鼻腔进入，探查鼻息肉的解剖位置，用鼻剥离子和等离子消融器切除息肉组织，用浸有肾上腺素的丁卡因纱条压迫止血，术中标本严格按照标本管理制度进行浸泡与管理。

3. 切除下鼻甲：用鼻剥器和下鼻甲剪刀，切除变形下鼻甲部分。

4. 切除筛窦的息肉样病变组织：用切割器（回旋刀）切除病变组织，保留标本，用丁卡因纱条压迫止血。

5. 开放筛窦：用筛窦咬骨钳开放筛窦，用吸引管吸引筛窦内容物。

6. 充分止血：用干细纱条或丁卡因纱条压迫止血。

7. 缝合包扎：缝合前，巡回护士与主刀医生共同清点脑棉片、缝针、敷料数量无误后，用3-0可吸收线缝合伤口，创面止血。使用涂有四环素眼膏的膨胀海绵填塞鼻腔，或用凡士林纱卷填塞鼻腔，用无菌纱布覆盖鼻孔。

8. 巡回护士需掌握各器械的使用方法，熟悉手术步骤，集中注意力，密切观察患者生命体征，根据主刀医生的习惯，积极配合手术。

9. 其他术中工作同五官科手术常规配合流程。

五、术后工作流程

1. 患者离开手术室前严格按照安全核查制度实施三方核查。

2. 其他术后工作同五官科手术常规配合流程。

六、手术配合要点

1. 常规备两套吸引器，确保吸引通畅，及时清除患者呼吸道内分泌物，中心供氧备用。

2. 避免过多的操作，保持患者血压平稳。

第九节 口腔科手术配合流程及术中管理要点

◎ 舌颌颈联合根治带蒂肌皮瓣转移舌修复术手术配合流程及术中管理要点 ◎

一、术日晨准备

同五官科手术常规配合流程。

二、手术用物准备

1. 基本用物：舌癌根治器械包、皮瓣器械包、下颌骨内固定系统、腹部布类包两个、衣包。

2. 一次性用物：电刀笔、双极电凝镊、吸引器连接管、吸引头、头颈针、0/2-0/3-0号丝线、22号刀片、11号刀片、盐水垫、骨蜡、无菌手套。

3. 特殊用物：电钻、电锯、微型钛板及钛钉、可吸收缝线、标记笔、线锯。

4. 仪器设备：电刀主机。

5. 体位用物：头圈、肩垫、软枕、足跟垫。

三、术前工作流程

1. 患者术中取仰卧位，头下垫头圈，肩下垫肩垫，双上肢用中单包好固定于身体两侧，按照《术中压疮预防规范》进行受压部位的皮肤保护，降低压疮发生率。

2. 手术范围大，患者术中失血失液量多，术前必须检查血型及交叉核血结果，联系血库进行备血。

3. 舌恶性肿瘤患者因担心手术创伤、术后形象的改变等心理负担大，巡回护士需加强与患者沟通，做好其心理护理。

4. 严格按照安全核查制度实施手术开始前三方安全核查。

5. 其他术前工作同五官科手术常规配合流程。

四、术中工作流程

1. 严格按照安全核查制度实施手术开始前三方安全核查。

2. 手术开始前，用三角针带 3-0 缝线于鼻部缝合一针，以固定气管导管，防止术中气管导管滑脱。

3. 颈、颌下淋巴清扫：自患者颏下到锁骨上缘做类矩形切口，切开皮肤、皮下组织、颈阔肌，双极电凝或单极电凝止血。分离颈深筋膜并切断胸锁乳突肌上、下端，缝合下残端，游离颈内静脉，钳夹切断颈内静脉近心端，用 2-0 丝线结扎，钳夹切断颈内静脉远心端，2-0 丝线双重结扎。清扫颈后三角肌、颌下及颏下三角的淋巴结。

4. 肿瘤切除及扩清处理：洗手护士需备好线锯、骨凿、骨蜡，暂时性离断下颌骨，持骨钳夹将患侧颌骨向外拉开，充分暴露口腔内舌肿瘤，保证舌癌的完整切除及口底淋巴结的清扫。用 8×20 圆针带 1-0 丝线在舌尖两侧各缝 1 针，将舌牵出。从中线或肿瘤边界外 1cm 处切开舌体，离肿瘤后界 1.5cm 处横断舌根部，并用 6×14 圆针带 3-0 丝线缝扎断端或纱布填塞止血，用电刀依次切断下颌骨内侧面的口底黏膜、二腹肌、颏舌骨肌、下颌舌骨肌、关节囊，完整切除标本。肿瘤切除时及时使用双极电凝或单极电凝止血，并备好干纱布填塞止血。病灶切除后及时检查与核对，灭菌注射用水冲洗创面，更换手套及器械，严格执行无瘤技术。

5. 取皮瓣：胸部切口，预先画出切口线，在一侧胸部皮肤做长方形切口，皮瓣大小根据需要而定，另一斜切口从腋部至第 4 肋间与锁骨平行，延至长方形切口的外上角，切开皮肤、皮下组织，深达胸大肌。

6. 分离肌皮瓣：用 1 号丝线将胸大肌肌膜与皮肤切除，缝合固定，以免过程中肌肉与皮肤分离。从胸大肌下向腋部方向分离，电凝止血或用 1 号丝线结扎止血，切断胸大肌内侧胸肋纤维附着处及外侧肌纤维，形成肌皮瓣。

7. 分离皮下隧道：在患者锁骨处分离与颈部创口贯通，形成宽大隧道，隧道大小以可通过皮瓣无张力、肌肉血管蒂不受压为宜。

8. 皮瓣修复：将皮瓣放置在缺损部位，依次缝合各层组织。

9. 胸部切口放置引流管，缝合皮肤，供瓣区放置负压引流管，连接负压袋。

10. 覆盖无菌纱布，加压包扎。

11. 预防性气管切开或带气管插管。

12. 其他术中工作同五官科手术常规配合流程。

五、术后工作流程

1. 患者离开手术室前严格按照安全核查制度实施三方核查。

2. 搬动患者时，限制其头部活动，保证患者头颈部于中立位，采取平行搬运法，防止吻合的血管蒂扭曲或牵拉损伤，并与相应科室护士做好交接。

3. 其他术后工作同五官科手术常规配合流程。

六、手术配合要点

1. 手术时间长，应充分做好压疮、低体温、深静脉血栓的预防，不影响手术操作的前提下每间隔 2h 抬起受压部位一次。

2. 术中严格执行无菌操作和无瘤技术：变换体位时注意无菌、无瘤原则，避免肿瘤种植转移，接触过或可疑接触肿瘤的缝针、器械、吸引器均应更换，切取切缘后，用大量蒸馏水冲洗术区。

3. 术中标本较多，应加强管理与核对，确保标本名称与标本部位相符，及时浸泡。

◎ 唇裂整复手术配合流程及术中管理要点 ◎

一、术日晨准备

同五官科手术常规配合流程。

二、手术用物准备

1. 基本用物：唇裂整复器械包、五官科布类包、衣包。

2. 一次性用物：电刀笔、吸引器连接管、吸引头、唇裂针、11号刀片、15号刀片、5-0丝线、5mL注射器、无菌手套。

3. 特殊用物：亚甲蓝、利多卡因、肾上腺素。

4. 仪器设备：电刀主机。

5. 体位用物：头部凝胶垫。

三、术前工作流程

1. 术中取仰卧位，肩下垫一软枕，头部两侧沙袋固定。

2. 消毒前两眼涂抹四环素眼膏，覆盖防水贴膜，配合医生先包手术患者头部，再行三角形手术野铺巾。

3. 准备注射泵精确泵入患儿所需液体，生理需要量及丢失量，按公斤体重计算，以避免循环超负荷。

4. 严格按照安全核查制度实施手术开始前三方安全核查。

5. 其他术前工作同五官科手术常规配合流程。

四、术中工作流程

1. 严格按照安全核查制度实施手术开始前三方安全核查。

2. 设计切口定点、画线，用亚甲蓝设计切口定点画出标记线。

3. 切开皮肤层、解剖轮匝肌：用1：100000的肾上腺素生理盐水、3%利多卡因混合液沿标记线潜行注射，切开皮肤层，在口轮匝肌浅面向上潜行分离至鼻小柱基部、鼻底和患侧鼻翼外侧缘，分离皮肤黏膜与口轮匝肌的附着处，完成口轮匝肌的解剖。

4. 口轮匝肌缝合：准备 3-0 可吸收缝线沿裂隙将口轮匝肌重叠缝合加固。由下而上，逆行缝合皮肤，修整多余皮肤组织。

5. 伴有鼻畸形者行矫正术，使用小弯组织钳从上唇切口上行，分离鼻翼软骨和鼻小柱软骨表面，矫正鼻软骨支架，使用 5-0 的可吸收缝合线皮下潜行在鼻翼和鼻小柱处，皮下潜行做多处贯穿式的悬吊缝合。

6. 其他术中工作同五官科手术常规配合流程。

五、术后工作流程

1. 患者离开手术室前严格按照安全核查制度实施三方核查。

2. 麻醉复苏时，因小儿的舌头与口咽间隙相对较大，肌松药的残余作用，使患儿极易出现舌根后坠，阻塞上呼吸道，此时要密切观察患者呼吸情况，随时准备好吸引器，及时吸引呼吸道血液、分泌物，若出现舌根后坠，医务人员牵拉出舌体，使舌根离开咽后壁保持呼吸道通畅；患儿不能耐受舌体的牵拉时，托下颌开放呼吸道，直到患儿肌力恢复正常。

3. 擦净颜面部血迹，消毒液。护送患儿时，尽量使患儿保持镇静，观察并保护好敷料。

4. 其他术后工作同五官科手术常规配合流程。

六、手术配合要点

1. 此类手术患者小儿居多，需与其家属共同核对患者信息。

2. 小儿患者需特别注意保暖与控制输液速度与总量。

◎ 腭裂整复手术配合流程及术中管理要点 ◎

一、术日晨准备

同五官科手术常规配合流程。

二、手术用物准备

1. 基本用物：腭裂整复器械包、五官科布类包、衣包。

2. 一次性用物：电刀笔、吸引器连接管、吸引头、唇裂针、11号刀片、15号刀片、3–0丝线、5mL注射器、鼻纱条、无菌手套。

3. 特殊用物：亚甲蓝、利多卡因、肾上腺素。

4. 仪器设备：电刀主机。

5. 体位用物：头部凝胶垫。

三、术前工作流程

1. 术中取仰卧颈过伸位，在患者肩下垫一软枕，头部垫头圈固定。

2. 消毒前在患者两眼涂抹四环素眼膏，双眼闭合，贴眼膜，防止角膜擦伤，配合医生用无菌巾包裹患者头部，再行三角形手术野铺巾。

3. 严格按照安全核查制度实施手术开始前三方安全核查。

4. 其他术前工作同五官科手术常规配合流程。

四、术中工作流程

1. 严格按照安全核查制度实施手术开始前三方安全核查。

2. 手术开始前，用9×28角针带0号丝线固定气管导管，安置好开口器和压舌板，暴露手术野。

3. "M"形切口，用11号刀片切开黏骨膜直达腭骨板，15号刀片沿牙龈1～2mm处向后切至腭弓外侧部，裂间隙两侧边缘。

4. 用骨膜剥离器剥离黏骨膜瓣，显影纱布压迫止血。

5. 血管神经束处理，翻转组织瓣，显露腭大孔，用神经剥离器（左右各一）钝性分离腭大神经血管束 10～15mm，游离拉出。

6. 剪断翼钩，离断腭腱膜：用组织剪剪断翼钩、腭腱膜。

7. 缝合：用 5×12 圆针带 3-0 丝线先缝合鼻黏膜，再缝合软腭部肌层，最后缝合软腭的口腔黏膜，间断缝合硬腭部的骨黏膜。

8. 创面处理：用生理盐水冲洗，彻底止血，在两侧松弛切口内轻轻填塞碘仿纱条，包扎覆盖创面。取下开口器，用纱布擦净口周血迹。抽出患者口内填塞的纱布。

9. 其他术中工作同五官科手术常规配合流程。

五、术后工作流程

1. 患者离开手术室前严格按照安全核查制度实施三方核查。

2. 其他术后工作同五官科手术常规配合流程。

六、手术配合要点

1. 此类手术患者小儿居多，需与家属共同核对患者信息。

2. 小儿患者需特别注意保暖与控制输液速度与总量。

第十三章

泌尿外科手术配合流程及术中管理

第一节　泌尿外科手术常规配合流程及术中管理要点

一、术日晨准备

1. 患者入室前调整手术间温度与湿度（温度 21℃～25℃、湿度 50%～60%），术前 30min 启动手术间层流装置，做好手术间平面卫生，检查手术间用物、仪器设备。

2. 手术室护士与病房护士双方床旁核对手术排程表、病历、腕带标识，至少同时使用两种及以上的方法确认患者身份，确保患者正确。对于昏迷、意识不清、无自主能力、新生儿、儿童、精神病等无法陈述自己姓名的患者，交接双方应根据病历、腕带与家属共同确认患者的身份及手术部位。

3. 手术室护士与病房护士双方床旁检查手术同意书、麻醉同意书、输血同意书、授权委托书签字情况。查对手术部位体表标识及备皮情况、术前用药、皮试结果、过敏史、既往史、心脏起搏器、植入物、抗凝药服用史、影像检验学资料、安全核查表、风险评估单。交接患者生命体征、皮肤完整性、引流管路、输液情况、术中用物等重点内容。

4. 接送患者务必使用平车或轮椅，遵守使用规范，防止患者坠床跌倒。转运中，手术病人头部必须在推床的头端，转运人员在头侧，坡道平车需保持患者头部处于高位，轮椅患者将轮椅靠背朝向下坡方向，系好安全带。确保患者身体不伸出推车或轮椅外缘，避免车速过快、转弯过急，导致意外伤害患者。

5. 急危重症患者需由主管医师陪同护送至手术部与手术部工作人员当面交接。

6. 将患者安全过渡至手术床上妥善固定，防止坠床，医务人员务必床旁守护患者。

7. 做好患者的术前心理护理，缓解其术前紧张焦虑的情绪。

二、手术用物准备

1. 基本用物：肾脏手术器械包、手术衣包、腹部布类包、盆包。

2. 一次性物品：电刀笔、双极电凝镊、吸引器连接管、吸引头、一次性输尿管导管、D-J 管、导尿管、22 号刀片、11 号刀片、腹部套针、0/1/2-0/3-0 号丝线、粗短延长管、50mL 注射器、无菌保护套、小号盐水垫、显影纱布、可吸收夹、无菌手套。

3. 特殊用物：输尿管镜、电切镜、肾镜、超声刀头、超声刀连线、可吸收线。

4. 仪器设备：电刀主机、腹腔镜设备、碎石设备、超声刀主机、LigaSure 血管闭合系统。

5. 体位用物：侧卧位体位架、俯卧位体位架、膀胱截石位架、约束带、棉质脚套、枕头、凝胶头圈、凝胶垫、托手板、腋垫、长 / 短圆柱形海绵垫。

三、术前工作流程

1. 检查患者全身皮肤情况，根据手术时间、体位及患者自身情况采取压疮预防措施；规范实施术中低体温、深静脉血栓、静脉液体外渗等不良事件的预防。

2.根据手术部位及患者情况选择合适的静脉和留置针，首选上肢静脉血管为穿刺部位，选用较大号留置针。

3.麻醉实施前：三方按《手术安全核查表》依次核对患者身份（姓名、性别、年龄、病案号）、手术方式、知情同意情况、手术部位与标识、麻醉安全检查、皮肤是否完整、术野皮肤准备、静脉通道建立情况、患者过敏史、抗菌药物皮试结果、术前备血情况、假体、体内植入物、影像学资料等内容。

4.查对抗菌药物皮试结果，遵医嘱于切皮前 30～60min 内使用抗菌药物。

5.协助麻醉医生连接心电监护、血氧饱和度、有创动脉压、体温监测，实施麻醉诱导、气管插管、中心静脉置管等各项工作。

6.在患者麻醉后与麻醉医生、手术医生一起为其安置合适的手术体位；粘贴电刀负极板；闭合患者眼睑，贴眼膜保护眼睛；耳道塞入棉球，防止消毒液进入耳内。

7.患者留置导尿，经尿道的手术多由手术医生在术毕导尿，其他手术于术前导尿。

8.洗手护士严格查对无菌包及物品的完整性、灭菌效果、有效期。洗手护士提前 15～30min 洗手上台，检查手术器械及物品的性能、完整性，按使用先后顺序摆好器械台。

9.洗手护士与巡回护士严格执行手术物品清点制度，巡回护士进行记录并复述，洗手护士确认。

10.洗手护士协助医生消毒铺单；依次连接好电刀笔、吸引器，并调节好参数，检测其功能状态。

11.腹腔镜手术准备好光源线及摄像线，在医生的配合下连接好腹腔镜光源摄像系统。

四、术中工作流程

1.手术开始前：三方共同核查患者身份（姓名、性别、年龄）、手术方式、手术部位与标识，并确认风险预警等内容。手术物品准备情况的核查由手术室护士执行并向手术医师和麻醉医师报告。

2.各类手术术中配合具体内容详见各章节。

3.术中随时观察患者生命体征、尿量，留置针、中心静脉穿刺部位皮肤及输液状况，遵医嘱用药、输血。

4.观察手术进程，随时调整手术灯的位置，保持手术间整齐清洁。

5.及时补充台上用物，并在护理记录单上填写补充物品的数量。

6.术中协助手术医生留取标本，与洗手护士、主刀医生核对检查后由巡回护士本人浸泡，并在标本登记本上准确登记并签名。需立即送检的标本（如快速病检标本、交叉配血标本等）应连同送检单交由外勤人员及时送检登记，并追踪检查结果。

7.严格执行手术物品清点制度，完善术中护理文书。

8.整理手术间，清理用后包布、地面的血渍及杂物。

五、术后工作流程

1.患者离开手术室前：三方共同核查患者身份（姓名、性别、年龄）、实际手术方式、术中用药及输血情况，清点手术用物，确认手术标本，检查皮肤完整性、动静脉通路、引流管，确认患者去向。

2.及时为患者穿好衣服，注意保暖。

3.送患者出手术室，与相应科室护士做好交接工作并签字，包括患者手术情况、静脉输液用药、皮肤状况、各个管道通路、术中用物（如影像学资料、术中带药及有无血制品）和患者的物品。

4.正确处理各类术后用物，完善各项登记及计费，整理手术间，指导清洁工作人员做好术后卫生处置，补充手术间常用物品。

六、手术配合要点

1.肾脏、输尿管手术涉及双侧部位，须严格执行切口标识制度，严防手术部位错误。

2. 部分结石手术患者因反复手术可能承受巨大的压力，这部分患者应加强沟通，做好心理护理。

3. 使用激光碎石仪器设备时做好职业防护。

4. 碎石手术、前列腺手术液体冲洗量大，术中应按照低体温预防规范做好液体加温及患者保暖，尤其是老年手术患者，应加强体温监测及低体温预防。

5. 肾上腺手术患者术中应注意观察患者血压变化。

6. 截石位摆放按照体位摆放规范进行摆置，防止患者腘窝神经损伤及下肢深静脉血栓的形成。

7. 侧卧位摆放时注意患者肚脐对准手术床的腰桥，腋下垫腋垫，腋窝与腋垫之间留一拳的间隙保护腋窝神经，女性患者注意保护乳房防止受压。

8. 俯卧位时，女性患者注意保护乳房，男性患者注意保护外生殖器。

第二节　后腹腔镜肾癌根治手术配合流程及术中管理要点

一、术日晨准备

同泌尿外科手术常规配合流程。

二、手术用物准备

1. 基本用物：肾脏手术器械包、泌尿外科腔镜器械包、腹腔镜镜头、超声刀袋、腹部布类包、衣包、盆包。

2. 一次性用物：电刀笔、双极电凝镊、吸引器连接管、吸引头、导尿管、腹部套针、22 号刀片、11 号刀片、盐水垫、显影纱布、0/1/2–0/3–0 号丝线、粗短延长管、50mL 注射器、无菌保护套、无菌手套。

3. 特殊用物：超声刀头、超声刀连线、可吸收缝线、可吸收夹。

4. 仪器设备：电刀主机、腹腔镜设备、超声刀主机、LigaSure 血管闭合系统。

5.体位用物:侧卧位体位用物、约束带、棉质脚套、枕头、凝胶垫、托手板（高低）。

三、术前工作流程

1.严格按照安全核查制度实施麻醉前三方安全核查。

2.患者入室后严格执行查对制度、切口标识制度，严禁手术部位错误。

3.患者健侧卧位，体位摆放前针对受压部位先涂抹皮肤保护剂保护皮肤再粘贴减压贴。将患者肚脐眼对准手术床腰桥,妥善安置各管路，抬起患者摆至90°健侧卧位。患者双上肢分别置于高低托手架上，头部垫软枕，垫肩垫。患者后背部、前胸部分别垫长、短圆柱形记忆海绵垫。患者下腿弯曲，上腿伸直，两腿之间垫软垫，髋部用长宽约束带固定，用棉垫保护皮肤，下肢用约束带固定。

4.体位摆放后，再次检查病人各关节是否处于功能位，各管路是否妥善安置，并保持通畅；检查肚脐及腰桥位置，采取折刀位，尽量牵开腰部，暴露手术视野。

5.气腹压力为成人 12 ～ 14KPa，流量 40L/min；小儿 8 ～ 10KPa，流量 20L/min。

6.术前准备中转开腹用的器械、缝线、抢救物品、止血材料，应对术中损伤大血管引起大出血、解剖层次不清楚时的紧急开腹。

7.其他术前工作同泌尿外科手术常规配合流程。

四、术中工作流程

1.严格按照安全核查制度实施手术切皮前三方核查。

2.制备腹膜后空间：切开皮肤，于腋后线第 12 肋缘下切开皮肤，准备纱布垫、手术刀、长弯钳钝性分离肌层及腰背筋膜，分离腹膜后腔，自制扩张球囊（用 8 号手套，剪掉指套，套在短输液延长管一端，用 0

丝线扎紧）放入腹膜后腔，注射器充气 400 mL ～ 600 mL，维持球囊扩张状态 3 ～ 5 min 后排气拔除。

3. 置入 trocar：于腋中线髂脊上 1 ～ 2 横指的位置置入 12 mm trocar，放入腹腔镜镜头，在腹腔镜的引导下于腋前线及腋后线肋缘下的位置分别置入 5 mm、12 mm trocar。

4. 分离患侧肾脏：准备超声刀、分离钳于患侧腰大肌前方的 gerota 筋膜（肾周筋膜）切开，沿着腹膜外脂肪与肾周筋膜平面之间的无血管平面游离，暴露患侧肾脏。

5. 离断输尿管、肾动静脉：准备超声刀、腹腔镜直角钳、分离钳暴露患侧肾动脉和静脉，使用 hemolock 夹夹闭血管后予以离断，解剖出输尿管，于髂血管分支位置将输尿管离断，残端使用 hemolock 夹夹闭，此时备好超声刀及各种型号的血管夹。

6. 游离肾上腺：准备腔镜弯钳提起输尿管，超声刀于肾周筋膜背侧向头端继续游离，在膈肌下与肾周筋膜前面汇合，完整游离出肾脏、肾上腺、部分输尿管。

7. 清扫淋巴结：用超声刀清扫肾门部可疑淋巴结，及时清理超声刀刀头焦痂。

8. 取出标本：使用无菌标本袋装好标本取出，用保护套保护切口以防肿瘤细胞在切口周围种植；注意无瘤技术；肾脏标本取出后，手术团队人员更换手套、手术器械。

9. 彻底止血，冲洗术野，放置腹膜后引流管，腋前线及肋缘下 5 mm trocar 处放置引流管，在腔镜直视下将引流管放置于肾床处，夹闭引流管后关闭 CO_2 气体，移出腹腔镜及各处 trocar，准备 8×24 的角针、2-0 丝线缝合引流管。

10. 将手术床恢复水平位，关闭切口缝合皮肤。

11. 其他术中工作同泌尿外科手术常规配合流程。

五、术后工作流程

1.患者离开手术室前严格按照安全核查制度实施三方核查。

2.术后恢复体位时注意保护好患者，防止其坠床，注意缓慢恢复仰卧位，防止体位性低血压，保护各种通路和管道，避免意外脱出。

3.其他术后工作同泌尿外科手术常规配合流程。

六、手术配合要点

1.认真执行患者切口标识制度，防止手术部位错误。

2.术前腰桥应对位准确（肚脐眼对准手术床的折点），摆折刀位时注意先头高脚底，再头低，循序渐进，在调体位的过程中确保气管导管固定妥当，严密观察病人生命体征的变化。

3.处理肾门时，准备好一次性结扎夹。

4.当肾静脉夹闭后，如静脉近肾端呈充盈状态，则表明肾动脉漏扎，器械护士需继续准备血管的游离和夹闭。

5.肾癌根治术游离肾蒂时，若出现下腔静脉等血管损伤出血无法控制时，需立刻中转开放手术行缝合修补，巡回护士及时投递、清点开放手术用物，并准备好阻断钳和血管缝合线。

6.取标本时严格行无瘤技术，杜绝因标本取出不当引起的癌细胞在患者体腔内的种植。常规选择大号标本取出袋，取出标本时需充分扩大腋后线12肋缘下切口，过度牵拉挤压有可能使标本袋底部破裂或标本嵌顿于切口处，从而引起种植转移。

第三节　腹腔镜肾上腺手术配合流程及术中管理要点

一、术日晨准备

同泌尿科手术常规配合流程。

二、手术用物准备

1.基本用物、一次性用物、特殊用物、手术仪器设备准备同腹腔镜肾癌根治手术配合流程。

2.体位用物：侧卧位体位用物、约束带、棉质脚套、枕头、头架、凝胶头圈、凝胶垫、托手板（高低）、腋垫、圆柱形海绵垫。

三、术前工作流程

1.严格按照安全核查制度实施麻醉前三方核查。

2.手术体位取侧卧位，摆置方法同腹腔镜肾癌根治手术。

3.准备颈内静脉穿刺，监测中心静脉压，指导术中输液输血速度。

4.提前备好开放手术器械，确保中转开腹顺利进行。

5.术前其他工作同泌尿外科常规配合流程。

四、术中工作流程

1.严格按照安全核查制度实施手术开始前三方安全核查。

2.切皮，腋后线第12肋缘下纵行做小切口建立腹膜后空间，方法同腹腔镜肾癌根治手术。

3.建立操作孔：在腋中线髂嵴上放置12mm trocar（放置腹腔观察镜用），在腋前线肋缘下放置第二个 trocar（左侧卧位时为12mm、右侧卧位时为5mm）。腋后线第12肋缘下放置第三个 trocar（左侧卧位时为5mm、右侧卧位时为12mm）。

4.显露肾上腺：准备超声刀、分离钳在腹腔镜下沿腰大肌打开肾周筋膜，在内上方肾周脂肪囊与前筋膜之间作为第一个分离层面，并向内深面分离显露肾上腺或肿瘤的前表面。选择肾周脂肪囊与肾后筋膜之间作为第二个分离层面并向上分离至与第一分离层面汇合，向内分离至肾上极内侧。切开并去除肾上极部分脂肪囊，显露肾上极。沿肾实质表面与肾上腺底部脂肪囊作为第三个分离层面，以超声刀锐性分离肾上腺底部。

5. 切除肾上腺：准备分离钳夹持肾上腺周围脂肪提起肾上腺，超声刀游离肾上腺及瘤体周围组织，充分显露肾上腺中央静脉，在 12mm trocar 通道置入两枚 hemolock 夹闭近心端，超声刀离断后，切除肾上腺周围连接组织，完整切除肾上腺。

6. 术中在显露肾上腺中央静脉时常易损伤周围小动静脉，器械护士常需交替传递双极电凝、超声刀和吸引器，及时电凝止血和吸引周围渗血。

7. 遇肾上腺中央静脉时，上三重钛夹后切断。

8. 用无菌标本袋装好标本取出。

9. 放置引流管，将手术床恢复水平位，依次缝合切口、皮肤，包扎切口。

10. 其他术中配合同腹腔镜肾癌根治术配合流程。

五、术后工作流程

1. 患者离开手术室前严格按照安全核查制度实施三方核查。

2. 其他术中配合同泌尿科手术常规工作流程。

六、手术配合要点

1. 皮质醇症即库兴综合征（cushing syndrome，CS），由于体内皮质醇过多，临床表现常为体重增加、满月脸、向心性肥胖，此类患者需给予心理关怀，减轻自卑心理。

2. 采用气囊扩张法增大腹膜后空间时，需提醒医师控制进气速度及进气量，避免扩张时增加肾上腺的直接压迫，导致肾上腺嗜铬细胞瘤（pheochromocytoma，PHEO）患者儿茶酚胺的急剧释放。

3. 术前协助麻醉医师再次评估患者身体状况，确认患者未伴有未纠正的严重全身疾病，无严重凝血功能障碍。

4. 术中触碰肿瘤时注意术中血压波动，防止血压骤升；切除肿瘤后，防止血压骤降，备好降压药、升压药、抗心律失常药，防止心律失常。

5. 对于肾上腺嗜铬细胞瘤的手术，术前做好有创动脉压和中心静脉压监测，做好降压、升压、快速输血和扩容准备，出现血压波动立即停止手术操作，待血压控制稳定后，手术方可进行，防止脑血管意外发生。

6. 保持液体通畅，确保血容量充足。

7. 关闭伤口前，将腰桥放平，减小伤口张力，便于缝合。

第四节　膀胱癌根治手术配合流程及术中管理要点

◎ 腹腔镜膀胱癌根治手术配合流程及术中管理要点 ◎

一、术日晨准备

同泌尿外科术日晨护理常规配合流程。

二、手术用物准备

1. 基本用物、一次性用物、特殊用物、仪器设备同腹腔镜肾癌根治手术。

2. 体位用物：头圈、沙袋、托手板、约束带、足跟垫、大块凝胶垫。

三、术前工作流程

1. 严格按照安全核查制度实施麻醉前三方核查。

2. 术中取仰卧位，骶尾部垫一沙袋以抬高臀部，手术时间长，受压部位采取有效的措施预防压疮。

3. 其他术前工作同泌尿外科手术常规配合流程。

四、术中工作流程

1. 严格按照安全核查制度实施手术开始前三方安全核查。

2. 切皮、建立气腹，准备气腹针在脐下点置入腹腔，连接 CO_2 气腹管，腹腔充气后拔出气腹针，替换成 12mm 腹腔镜镜头观察孔，腹腔镜直视下分别在左、右腹直肌外侧，脐下 2～3cm 处分别置入 12mm、5mm trocar；左右髂前上棘水平靠腹部中线两指处分别置入 12mm、5mm trocar。

3. 双侧盆腔淋巴结清扫：准备超声刀沿髂外动脉表面剪开后腹膜及血管鞘，超声刀切断跨越髂外动脉位置的输精管从远端到近端清除髂外动脉前、上、外、后方的淋巴组织；同时在髂外动脉的内下方找到髂外静脉，沿髂外静脉内下缘游离找到骨盆内侧壁；用吸引器管钝性分离找到闭孔神经及闭孔动脉、静脉；用超声刀切断闭孔动、静脉，沿髂内动脉向下游离，找到脐动脉并切除；用超声刀分离髂内外血管分叉处及闭孔神经周围淋巴脂肪组织，继续沿右髂总动脉向上游离至左右髂总动脉分叉处，清除右髂血管周围及分叉下方的淋巴组织。用相同方法行左侧淋巴结清扫。于右侧髂总动脉分叉处找到右输尿管，用无损伤抓钳提起并游离至膀胱壁外，暂不离断；同法游离左侧输尿管。

4. 游离输精管、精囊及前列腺后壁：

（1）游离输精管及精囊：准备无损伤抓钳将直肠向上牵引，显示膀胱直肠凹陷，准备超声刀切开腹膜反折线，游离输精管及精囊至与前列腺的交汇处，将游离的输精管用 hemolock 夹闭后切断。

（2）切开 denonvillier 筋膜将已游离的输精管、精囊向上牵引，用扇形钳将乙状结肠和直肠向近心端牵引，于前列腺和精囊汇合处上方横行切开狄氏筋膜，钝性分离前列腺后方至直肠尿道肌。

5.游离膀胱前壁：准备超声刀切断脐正中韧带、旁正中韧带及腹膜反折，与两侧已切开的腹膜汇合，用血管钳向下分离膀胱前间隙，显露耻骨前列腺韧带及盆筋膜反折。

6.缝扎背深静脉复合体：准备超声刀切开两侧盆筋膜反折和耻骨前列腺韧带，显露前列腺尖部两侧，用2-0可吸收线由右向左缝扎阴茎背深静脉复合体。

7.游离膀胱侧韧带及前列腺侧韧带：准备血管钳将输尿管下段提起，准备hemolock阻断夹在膀胱壁外侧夹闭后切断。提起膀胱顶部，用超声刀分离膀胱侧韧带，到达前列腺基底部时用血管钳将精囊提起，用超声刀分离前列腺侧韧带。

8.离断尿道、切除膀胱和前列腺：在缝扎线的近端用超声刀切断阴茎背深静脉复合体，向下分离至前列腺尖部，紧贴前列腺尖部切开尿道前壁，将输尿管拉起，用血管钳夹紧输尿管，向上牵引，剪断尿道后壁，将前列腺尖部翻起，剪断尿道直肠肌，将膀胱和前列腺完全游离，创面用超声刀或双极电凝钳彻底止血。

9.尿流改道、回肠代膀胱

（1）体外缝制回肠新膀胱：准备无损伤圈钳将游离的输尿管及回肠取出，输尿管残端切下0.5cm送活检，将单J管插入输尿管到肾盂，接尿袋引流，拉出距回盲瓣10～15cm的回肠，取10～15cm肠管作为回肠膀胱，准备4-0可吸收缝线将剩余肠管做端端吻合后放入腹腔，3-0可吸收缝线关闭截取肠管的近侧。

（2）输尿管再植：准备11号手术刀或电刀在回肠膀胱近端闭合缘约1cm和2cm处分别切一小切口；准备组织剪将输尿管断端剪成斜口；准备输尿管支架管插入，一端插至肾盂，另一端经回肠膀胱小切口插入至回肠膀胱远端拖出；准备5-0可吸收缝线间断缝合输尿管与回肠小切口。

（3）皮肤造口：在右侧腹壁做一直径约3cm的圆形切口，将回肠拉出腹壁外2cm，回肠与腹壁由内到外缝合3层，使回肠略高于皮肤。

将两根单 J 管从回肠膀胱中引出，连接腹部集尿袋。

10. 常规逐层缝合腹壁切口，覆盖切口。

11. 其他术中工作同泌尿科手术常规配合流程。

五、术后工作流程

1. 患者离开手术室前严格按照安全核查制度实施三方核查。

2. 其他术中配合同泌尿科手术常规工作流程。

六、手术配合要点

1. 将患者臀部用小方软垫垫高约 5 cm，使手术野充分显露：游离输精管及精囊时，巡回护士应将患者体位改为 30° 头低足高位。

2. 双侧输尿管离断后插入单 J 管后，将其放置于无菌袋里。防止尿液污染手术野。

3. 手术器械较多，器械护士需合理摆放手术器械，准确、快速传递手术器械；术中涉及回肠部位的处理，需严格无菌、无瘤技术，切除回肠的器械放置于隔离区域不再使用。

4. 因手术时间较长，术中需做好保暖加温护理，预防低体温。

◎ 全膀胱切除回肠代膀胱手术配合流程及术中管理要点 ◎

一、术日晨准备

同泌尿外科术日晨护理常规。

二、手术用物准备

1. 基本用物：肾脏器械包、布类包、手术衣包、盆包。

2. 一次性用物：电刀、吸引器连接管、吸引头、10ml 注射器、22 号刀片、11 号刀片、灯柄套、腹部套针、0/1/2-0/3-0 号丝线、敷贴、腹腔引流管、引流袋、盐水垫、显影纱布、无菌手套。

3. 特殊用物：2-0/3-0/4-0 可吸收性缝线、超声刀刀头，超声刀连线。

4. 仪器设备：电刀主机、超声刀主机。

5. 体位用物：头圈、沙袋、托手板、约束带、足跟垫、凝胶垫。

三、术前工作流程

1. 严格按照安全核查制度实施麻醉前三方核查。

2. 其他术前工作同腹腔镜膀胱癌根治手术配合流程及术中管理要点。

四、术中工作流程

1. 严格按照安全核查制度实施手术开始前三方安全核查。

2. 切开皮肤、皮下组织。

3. 探查腹腔、肿瘤活动度，确定是否有腹腔脏器、盆腔淋巴结转移。

4. 结扎髂内动脉、游离输尿管：准备组织剪、长无齿镊、直角钳解剖髂内动脉，0 号丝线双重结扎，在髂总动脉分叉上方沿髂总动脉剪开壁层腹膜，游离输尿管，向下至膀胱处。

5. 游离侧腹膜：准备无齿圈钳钳夹纱布块钝性分离腹膜，电凝止血，电刀切断脐中及脐侧韧带。

6. 切断两侧输尿管：准备直角钳钳夹膀胱入口处输尿管远端，准备 2-0 或 0 号丝线结扎输尿管远端；准备输尿管导管从远端输尿管口插入，用 2-0 丝线固定。

7. 切断输精管：准备组织剪、长无齿镊、直角钳分离输精管，用 2-0 丝线结扎，剪断输精管。

8. 处理侧后韧带：准备组织钳夹住膀胱顶并上提，准备纱布块游离膀胱后壁至精囊与直肠之间、两侧侧后韧带，准备血管钳钳夹，电刀切断，7×17 圆针、0 号丝线缝扎。

9. 切断耻骨前列腺韧带：准备小 S 拉钩牵开，组织钳钳夹膀胱颈下压，显露前列腺与耻骨后间隙；准备组织剪与血管钳分离前列腺两侧韧带，2-0 丝线结扎并剪断；钳夹纱球剥离前列腺前脂肪纤维组织，显露耻骨前列腺韧带，递直角钳钳夹，2-0 丝线结扎后电刀切断。

10. 切除膀胱：游离膀胱后使用两把大弯钳或肾蒂钳夹后尿道，电刀或组织剪切断，7×17 圆针、0 丝线缝扎，电刀切断两侧连接组织。

11. 清除淋巴结：长无齿镊、组织剪切开髂血管鞘，递直角钳、组织剪分离髂总、髂外、髂内及闭孔血管旁淋巴脂肪组织；递静脉拉钩将髂外血管牵向外侧，循闭孔神经血管显露闭孔，清除淋巴组织。

12. 彻底止血：准备电凝或止血纱止血。

13. 切除阑尾：于回肠末端距回盲瓣 10cm 处游离回肠段，切取 15～20cm 带系膜的游离回肠（回肠膀胱），用 6×14 圆针、2-0 丝线递作荷包缝合；准备组织剪、无齿镊分离肠系膜，蚊式钳钳夹小血管、3-0 丝线结扎止血；准备肠钳钳夹肠管，准备 22 号刀片切断，用络合碘消毒剂棉球消毒肠管，做好器械、敷料分区隔离。

14. 切断的回肠端端吻合：用 3-0 可吸收线连续缝合，6×14 圆针、3-0 丝线间断缝合浆肌层和关闭肠系膜切口。

15. 关闭回肠膀胱近端：准备 3-0 可吸收线连续内翻缝合，6×14 圆针、3-0 丝线间断缝合浆肌层。

16. 输尿管再植：准备 11 号手术刀或电刀在回肠膀胱近端闭合缘约 1cm 和 2cm 处分别切一小切口；准备组织剪将输尿管断端剪成斜口，准备输尿管支架管插入，一端插至肾盂，另一端经回肠膀胱小切口插入至回肠膀胱远端拖出，准备 5-0 可吸收缝线间断缝合输尿管与回肠小切口。

17. 缝合后腹膜：准备无齿镊，将盆腔腹膜切口缘覆盖回肠膀胱闭合缘和输尿管膀胱。

18. 回肠膀胱腹壁造口：在右侧腹壁做一直径约 3cm 的圆形切口，将回肠拉出腹壁外 2cm，回肠与腹壁由内到外缝合 3 层，使回肠略高于皮肤。将两根单 J 管从回肠膀胱中引出，连接腹部集尿袋。

19. 关闭后腹膜切口：清点手术物品后，准备 6×14 圆针、3-0 丝线间断缝合盆腔腹膜切开处，并将回肠膀胱浆肌层缝合固定于盲肠下外方的腹膜上。

20. 放置腹腔引流管并固定，逐层缝合腹壁切口。

21. 术中输尿管断离后不便计算尿量，巡回护士应密切注意患者的循环呼吸变化，配合麻醉医师，管理好液体入量，维持患者的内环境稳定。

22. 其他术中工作同骨科手术常规配合流程。

五、术后工作流程

1. 患者离开手术室前严格按照安全核查制度实施三方核查。

2. 其他术中工作同泌尿科手术常规配合流程。

六、手术配合要点

1. 术中执行消化道隔离技术操作规范。

2. 洗手护士严格按照标本管理制度保管术中标本，盆腔淋巴结清扫标本较多时，明确区分淋巴结名称，切勿混淆，及时交由巡回护士浸泡登记。

3. 手术时间长，术中对患者做好皮肤保护，实施主动加温及被动保暖，预防术中压疮、低体温等并发症。

第五节　输尿管切开取石手术配合流程及术中管理要点

一、术日晨准备

同泌尿外科术日晨护理常规。

二、手术用物准备

同腹腔镜肾癌根治术。

三、术前工作流程

1. 严格按照安全核查制度实施麻醉前三方核查。

2. 患者入室后严格执行查对制度、切口标识制度，严防左右侧输尿管手术错误的差错事故发生。

3. 术中取健侧卧位，摆放方法同腹腔镜肾癌根治术。

4. 其他术前准备措施同腹腔镜肾癌根治术。

四、术中工作流程

1. 严格按照安全核查制度实施手术开始前三方安全核查。

2. 切开皮肤，制备腹膜后操作空间同腹腔镜肾癌根治术。

3. 穿刺操作孔：在腋中线髂嵴上放置 12mm trocar（置腹腔观察镜用），在腋前线肋缘下放置第二个 12mm trocar，腋后线第 12 肋缘下放置第三个 5mm trocar，准备腔镜分离钳、超声刀分别在 5mm trocar、12mm trocar 处置入。

4. 显露结石部位的输尿管：用超声刀纵行切开肾周筋膜，在腰大肌背侧沿腰大肌表面向深部游离，显露输尿管。

5. 切开输尿管取石：超声刀游离结石以上输尿管后，准备腔镜尖刀和腔镜电刀，在结石中点向上方纵行切开输尿管壁。

6. 取出结石：准备无菌取物袋装好结石，从 12mm trocar 处取出。

7. 置入双 J 管：将双 J 管涂抹灭菌液状石蜡油，准备腔镜分离钳将双 J 管插入输尿管切口。

8. 缝合输尿管切口：准备腔镜持针器，4-0 可吸收薇乔缝线 1.5cm 间断缝合输尿管切口。

9. 放置引流管：准备好合适型号的引流管，腔镜直视下用分离钳夹至输尿管切口旁，夹紧引流管头端后，关闭 CO_2 气体，拔出 trocar。用 9×24 三角针、2-0 丝线固定引流管。

10. 缝合切口同腹腔镜肾癌根治术。

11. 其他术中工作同泌尿外科常规配合流程。

五、术后工作流程

1. 患者离开手术室前严格按照安全核查制度实施三方核查。

2. 其他术后工作同泌尿外科常规配合流程。

六、手术配合要点

1. 结石取出过程中，注意做好保护性隔离，防止结石或尿液污染腹腔和切口。

2. 常规准备 4–0 可吸收缝线 15 cm，用于血管出血时可及时进行止血。

第六节 输尿管及肾脏钬激光碎石手术配合流程及术中管理要点

◎ 输尿管结石钬激光碎石手术配合工作流程 ◎

一、术日晨准备

同泌尿科手术常规配合流程。

二、手术用物准备

1. 基本用物：肾镜包、一次性防水布类包、衣包。

2. 一次性用物：红色橡胶导尿管、输尿管导管、气囊导尿管、亲水涂层导丝、DJ 管、C–P 型手术切口膜、无菌保护套、无菌抗返流引流袋、10 mL 注射器、石蜡油棉球。

3. 特殊用物：3000 mL 生理盐水、输尿管硬镜、钬激光硬镜光纤、水泵连接管。

4. 仪器设备：腔镜设备、钬激光碎石仪、水动力系统。

5.体位用物：截石位体位用物、沙袋、约束带、棉脚套。

三、术前工作流程

1.严格按照安全核查制度实施麻醉前三方核查。

2.术前检查患者有无骨关节疾病，有无下肢的静脉血栓、感觉或运动障碍、皮肤病变，如有异常情况应及时与医生取得联系。

3.患者取截石位，患者先仰卧，下肢穿上棉质脚套；使骶尾部略超出背板下缘，两腿放在支腿架上，约束带固定。

4.准备好水动力系统及水泵连接管，无菌状态下进行连接。

5.准备好光源线及摄像线在医生的配合下连接好镜头，调节好亮度、清晰度。

6.连接钬激光光纤，遵医嘱调节能量大小。

7.其他术前工作同泌尿外科手术常规配合流程。

四、术中工作流程

1.严格按照安全核查制度实施手术开始前三方安全核查。

2.严格执行切口标识制度和患者查对制度。

3.取石、碎石：在输尿管导管的引导下，将输尿管镜置入患侧输尿管，向上进镜直至结石部位，根据结石大小选择异物钳夹取或钬激光碎石或取石网篮取石；将结石击碎至成粉末随冲洗液从体内排出，或准备异物钳将直径＜2mm的小块状结石取出，取出的结石妥善保管，术后由医生交到病人或家属查看。

4.留置D-J管：准备合适型号的D-J管，巡回护士和医生确认D-J管型号无误后打开包装传递至无菌台上，并将产品合格证贴进护理记录单内存档。

5.撤除内镜：留置导尿管，成人留置16F橡胶导尿管。

6.其他术中工作同泌尿科手术常规配合流程。

五、术后工作流程

1. 术后撤除截石位架时，缓慢放低双下肢，避免体位性低血压。

2. 患者离开手术室前严格按照安全核查制度实施三方核查。

3. 其他术后工作同泌尿外科手术常规配合流程。

六、手术配合要点

1. 术中灌注需用大量的生理盐水，需加温至 37℃使用，并注意患者的保暖。

2. 术前检查摄像系统等仪器设备是否完好，以免影响手术进展。

3. 支腿架的高度应与患者大腿在仰卧屈髋时的高度相等；支腿架的高低角度调节关节和腿托角度倾斜角度调节关节在摆好体位后要固定稳当。

4. 提醒助手们注意站立的位置，不要将双手或身体压在患者的腿上。

5. 非全麻手术患者术中需做好心理护理，缓解紧张、焦虑等情绪。

◎ 经皮肾镜钬激光碎石手术配合工作流程 ◎

一、术日晨准备

同泌尿外科术日晨护理常规配合流程。

二、手术用物准备

1. 基本用物、一次性用物同输尿管钬激光碎石术。

2. 特殊用物：输尿管硬镜或肾镜、钬激光光纤、水泵连接管、输尿管支架管、经皮穿刺套件、B超探头。

3. 仪器设备：腹腔镜设备、碎石设备、水动力系统、B超主机。

4. 体位用物：截石位体位用物、沙袋、约束带、防水枕头、凝胶头圈。

三、术前工作流程

同输尿管钬激光手术配合流程。

四、术中工作流程

1. 严格按照安全核查制度实施手术前三方核查。

2. 严格执行切口标识制度和患者查对制度，防止手术部位错误。

3. 逆行插管：消毒铺单后连接好冷光源光纤、摄像头、灌注泵管道；输尿管镜充分润滑后经尿道插入膀胱，经输尿管开口进入输尿管，打开仪器开关，调节光源亮度适宜，灌注泵转速 200 ～ 360 次 /min；液压扩张患侧输尿管，于该输尿管逆行插入 4 号或 5 号输尿管导管直至肾盂，置管成功后留置导尿管并妥善固定，关闭各仪器开关。

4. 术中更换体位，将截石位变换为俯卧位：腹部用防水软枕垫高约 15°，并在双肘、髂骨处垫薄软枕，头面部置头圈，胸骨柄处垫软枕，双下肢小腿处垫薄软枕抬高双足及小腿，膝盖处垫薄凝胶垫防止压疮，双手自然屈曲于头部两侧托手架上，避免强行牵拉腋窝及肘关节，防止神经血管损伤，面部放置于凝胶头圈上，保护好眼睛、嘴唇，避免压伤。

5. 再行消毒铺单，使用防水无菌布类手术单重新铺单。

6. B 超定位肾脏穿刺，准备好 B 超主机，探头消毒，在第 11 肋或第 12 肋下与腋后线或肩胛下线交点进行穿刺，避开肋骨和胸膜，穿刺成功后，以穿刺点为中心，切开皮肤、筋膜，用扩张器依次扩开通道至 18F，留置 peel-away 鞘建立经皮肾镜操作通道；输尿管镜经操作通道进入肾脏集合系统，探查结石，连接碎石设备根据石头大小选择不同型号的钬激光光纤或气压弹道装置。

7. 碎石及取石同输尿管钬激光手术步骤。

8. 放置双 J 管，准备导丝置入膀胱，沿导丝置入 6 号 D-J 管。

9. 放置肾造瘘管，取出输尿管镜，准备肾造瘘管置入造瘘口，用角针带 0 号丝线固定，连接引流袋、无菌纱布敷盖切口。

10. 其他术中工作同泌尿科手术常规配合流程。

五、术后工作流程

1. 患者离开手术室前严格按照安全核查制度实施三方核查。
2. 其他术后工作同泌尿科手术常规配合流程。

六、手术配合要点

1. 术中灌注需用大量的生理盐水，需加温至37℃使用，并注意患者的保暖。
2. 安置体位时需注意各支撑点放置合适的衬垫物预防压疮。
3. 术中变换体位注意采用轴线翻身法。
4. 二次体位时注意保护好患者身体各个关节处于功能位，头枕放置部位得当，注意垫高手术部位，输液管路及心电监护线路放置合理，防止压伤患者，注意保护患者的眼睛及外生殖器官。
5. 钬激光使用时检查仪器的运行情况，做好职业防护。

第七节　前列腺电切手术配合流程及术中管理要点

一、术日晨准备

同泌尿外科术日晨护理常规配合流程。

二、手术用物准备

1. 基本用物：等离子电切器械、前列腺电切器械包、一次性膀胱镜布类包、手术衣包。
2. 一次性用物：无菌保护套、20号三腔导尿管、DJ管、A-P型手术切口膜、无菌保护套、抗返流引流袋、10mL注射器、石蜡油棉球。
3. 特殊用物：等离子环状电极、30°电切镜、冷光源、摄像系统、冲洗器、水泵连接管。

4. 仪器设备：腹腔镜设备、等离子电切机。

5. 体位用物：截石位体位支架、沙袋、托手板、约束带、棉质脚套。

三、术前工作流程

1. 严格按照安全核查制度实施麻醉前三方核查。

2. 患者取膀胱截石位，摆放方法同输尿管结石钬激光碎石手术。

3. 显示屏及等离子仪器摆放在患者的右侧；冲洗液盐水架置于患者左侧，等离子机的脚踏开关用塑料套保护好。

4. 电切手术患者避免低体温，按照手术中低体温预防规范实施保暖措施。

四、术中工作流程

1. 连接管路设备：电切设备进行组装，调节电切功率至 200W、电凝功率至 100W。

2. 经尿道插入膀胱镜：准备利多卡因凝胶润滑管鞘。

3. 检查膀胱和后尿道：准备镜头经尿道入路膀胱。

4. 切除组织：准备电切镜、电切环进行前列腺组织电切，注意及时更换冲洗液，必要时更换台下积水桶。

5. 吸出切除组织：协助留取病理组织，准备冲洗器。

6. 准确止血：准备电切镜进行止血操作。

7. 检查膀胱：准备电切环对出血点进行止血。

8. 留置尿管：准备三腔球囊导尿管置入、球囊内注入 50mL 生理盐水，连接尿袋与冲洗液。

9. 称量切下的前列腺组织，称量后记录前列腺组织重量，处理后送检。

10. 其他术中工作同泌尿科手术常规配合流程。

五、术后工作流程

1. 术后撤除截石位架时，缓慢放低双下肢，避免体位性低血压。

2. 患者离开手术室前严格按照安全核查制度实施三方核查。

3. 转运过程中，使患者保持持续膀胱冲洗管路通畅。

4. 其他术后工作同泌尿科手术常规配合流程。

六、手术配合要点

1. 此类手术患者为老年男性居多，术前仔细评估患者的基础疾病，术中注意观察患者生命体征、出血情况，保障老年患者术中安全。

2. 安置膀胱截石位时，应在患者清醒状态下，尝试摆放的体位，在满足手术要求的前提下，尽量提高患者的舒适度，双上肢用中单固定约束，肩部使用肩挡保护，用宽约束带约束双膝，腘窝处放置棉垫保护腘窝神经，并对受压皮肤、大血管等处进行保护。

3. 注意对患者进行心理护理，保护患者隐私，麻醉后进行体位摆放、会阴部的暴露等。

4. 术中灌注用大量的生理盐水，注意及时更换用完的以保持持续灌注不间断，冲洗液需加温至37℃使用，并注意患者的保暖。

| 第十四章 |

普通外科手术配合流程及术中管理

第一节 普通外科手术常规配合流程及术中管理要点

一、术日晨准备

1. 患者入室前调整手术间温度与湿度（温度 21℃～25℃、湿度 50%～60%），术前 30min 启动手术间层流装置，做好手术间平面卫生，检查手术间用物、仪器设备。

2. 手术室护士与病房护士双方床旁核对手术排程表、病历、腕带标识，至少同时使用两种及以上的方法确认患者身份，确保患者正确。对于昏迷、意识不清、无自主能力、新生儿、儿童、精神病等无法陈述自己姓名的患者，交接双方应根据病历、腕带与家属共同确认患者的身份及手术部位。

3. 手术室护士与病房护士双方床旁检查手术同意书、麻醉同意书、输血同意书、授权委托书签字情况。查对手术部位体表标识及备皮情况、术前用药、皮试结果、过敏史、既往史、心脏起搏器、植入物、抗凝药服用史、影像检验学资料、安全核查表、风险评估单。交接患者生命体征、皮肤完整性、引流管路、输液情况、术中用物等重点内容。

4. 手术当日接患者入室前，对需要术前肠道准备的患者，确认是否完成肠道准备。

5. 接送患者务必使用平车或轮椅，遵守使用规范，防止患者坠床跌倒。转运中，手术病人头部必须在推床的头端，转运人员在头侧，坡道平车患者保持头部处于高位，轮椅患者将轮椅靠背朝向下坡方向，系好安全带。患者身体不伸出推车或轮椅外缘，避免车速过快、转弯过急，导致意外伤害患者。

6. 急危重症患者需由主管医师陪同护送至手术部与手术部工作人员当面交接。

7. 将患者安全过渡至手术床上妥善固定，防止坠床，医务人员务必床旁守护患者。

8. 详细了解患者病情、手术部位、手术名称，特殊物品的准备需要与主刀医生提前沟通。

9. 洗手护士严格查对无菌包及物品的完整性、灭菌效果、有效期。洗手护士提前 15 ～ 30min 洗手上台，检查手术器械及物品的性能、完整性，按使用先后顺序摆好器械台。

10. 洗手护士与巡回护士严格执行手术物品清点制度，巡回护士进行记录并复述，洗手护士确认。

二、用物准备

详见各分节介绍。

三、术前工作流程

1. 术前评估术中低体温风险，麻醉前 30min 实施预保温技术，手术中使用心电监护仪鼻咽温体温探头实施持续体温监测，术中实施主动加温、被动保暖，静脉液体、血液制品加温至 37℃，腹腔灌洗液加温至 37℃～ 40℃，患者麻醉复苏时做好主动加温及体温监测。

2. 术前准备自体血液回收机于手术间,意外出血时进行自体血液回收。

3. 腹部手术时间长，腹腔镜手术时的气腹压高，可影响下肢静脉血液回流，需进行深静脉血栓预防，术前 1 天穿戴尺寸合适的下肢弹力袜，并按照深静脉血栓预防规范实施预防。

4. 术前阅读腹部彩超、上腹部 CT 或 MRI、经十二指肠镜胰胆管造影等影像学资料明确手术部位及范围。

5. 肠道准备或术前禁食可导致机体能量供应不足，可引起患者发生低血糖、眩晕等并发症，转运中防止坠床。

6. 检查患者全身皮肤情况，根据手术时间、体位及患者自身情况采取压疮预防措施。

7. 根据手术部位及患者情况选择合适的静脉和留置针，首选上肢静脉血管为穿刺部位，选用较大号留置针。

8. 麻醉实施前：三方按《手术安全核查表》依次核对患者身份（姓名、性别、年龄、病案号）、手术方式、知情同意情况、手术部位与标识、麻醉安全检查、皮肤是否完整、术野皮肤准备、静脉通道建立情况、患者过敏史、抗菌药物皮试结果、术前备血情况、假体、体内植入物、影像学资料等内容。

9. 查对抗菌药物皮试结果，遵医嘱于切皮前 30～60min 内使用抗菌药物。

10. 协助麻醉医生连接心电监护、血氧饱和度、有创动脉压、体温监测，完成麻醉诱导、气管插管、中心静脉置管。

11. 患者麻醉后留置导尿，与麻醉医生、手术医生一起安置合适的手术体位，粘贴电刀负极板。闭合患者眼睑，贴眼膜保护眼睛。

12. 洗手护士严格查对无菌包及物品的完整性、灭菌效果、有效期。洗手护士提前 15～30min 洗手上台，检查手术器械及物品的性能、完整性，按使用先后顺序摆好器械台。

13. 洗手护士与巡回护士严格执行手术物品清点制度，巡回护士进行记录并复述，洗手护士确认。

14. 洗手护士协助医生消毒铺单，贴手术切口膜，依次连接好电刀笔、吸引器并调节好参数,检测其功能状态。

15. 手术野皮肤消毒、铺单:消毒范围以切口为中心,上至双侧乳头,下至耻骨联合水平双侧至腋中线,协助医生铺单。

四、术中工作流程

1. 手术开始前:三方共同核查患者身份(姓名、性别、年龄)、手术方式、手术部位与标识,并确认风险预警等内容。手术物品准备情况的核查由手术室护士执行并向手术医师和麻醉医师报告。

2. 切开皮肤及皮下组织:准备 22 号刀片、电刀笔,切开皮肤、皮下组织及筋膜、肌肉,盐水垫拭血,切开腹膜,放置皮肤切口保护圈保护切口。

3. 探查腹腔脏器:准备并协助医生安装自动拉钩,准备湿盐水垫保护手术周围脏器,暴露手术部位。准备长无齿镊、电刀笔分离手术部位粘连组织,分离病变部位周围血管、脂肪组织。

4. 依据手术计划和术中实际情况实施手术,具体手术实施详见本章节各手术配合流程及要点。根据手术类型选择腹腔灌洗液彻底冲洗、止血后,放置伤口引流管。

5. 关闭手术切口,使用 10×28 圆针、0 号丝线,或用 0 号可吸收线缝合腹膜,准备 10×28 圆针、0 号丝线缝合肌层,6×14 三角针缝合皮下组织和皮肤,清点核对缝针、敷料后,覆盖伤口。

6. 术中随时观察患者生命体征、尿量,留置针、中心静脉穿刺部位皮肤及输液状况。遵医嘱用药、输血。

7. 及时补充台上用物,并在护理记录单上填写补充物品的数量。

8. 密切观察手术进程、病情变化、出血量变化,随时调整灯光的位置,保持手术间整齐清洁。

9. 术中遵医嘱用药,根据出血情况及麻醉师医嘱取血,按取血、输血流程执行并签名。

10. 术中协助留取标本,与洗手护士、主刀医生核对检查后由巡回护士本人浸泡，并在标本登记本上准确登记并签名。需立即送检的标本（如快速病检标本、交叉配血标本等）应连同送检单交由外勤人员及时送检登记，并追踪检查结果。

11. 严格执行手术物品清点制度，完善术中护理文书。

12. 整理手术间，清理用后包布、地面的血渍及杂物。

五、术后工作流程

1. 患者离开手术室前：三方共同核查患者身份（姓名、性别、年龄）、实际手术方式、术中用药及输血情况，清点手术用物，确认手术标本，检查皮肤完整性、动静脉通路、引流管，确认患者去向。

2. 及时为患者穿好衣服，搬动时注意保护腹腔引流管，注意观察腹腔引流液的形状和颜色。

3. 送患者出手术室，与相应科室护士做好交接工作并签字，严格交接患者手术情况、静脉输液用药、皮肤状况、各个管道通路、术中用物（如影像学资料、术中带药及有无血制品）和患者的物品。

4. 正确处理各类术后用物，完善各项登记及计费，整理手术间，指导清洁工作人员做好术后卫生处置，补充手术间常用物品。

六、手术配合要点

1. 充分准备术中用物，尽量减少出入手术间的次数。

2. 腹部手术创伤大，由于对手术创伤和疼痛的应激反应可引起高血压，故应加强对患者血压监测和应激源的管理。

3. 腹腔镜手术因出血难以控制需中转开腹时，先以腹腔镜小弯钳夹闭出血部位，再准备22号刀片和电刀立即开腹进入腹腔止血，清点腔镜使用的敷料及缝针，将腔镜器械置于另一个器械台。

4. 腹腔粘连增加气腹建立过程中损伤腹腔内脏器的危险，有上腹部手术史的患者选择在脐部用开放法建立气腹安全性高，应尽量避开上次手术瘢痕位置选择穿刺气腹的方法，原则是远离上次手术切口瘢痕 3～5cm。

5.注意术中无菌、无瘤技术，接触过肿瘤的器械应分区放置。

6.手术器械、缝针、盐水垫数量多，术中做到心中有数。

第二节　胆囊及胆道探查手术配合流程及术中管理要点

一、术日晨准备

同普通外科手术常规配合流程。

二、手术用物准备

1.开腹腔手术

（1）基本用物：开腹器械包、开腹手术布类包、腹部自动拉钩包、衣包、盆包。

（2）一次性物品：电刀笔、双极电凝镊、吸引器连接管、吸引头、腹部套针、11号刀片、22号刀片、0/2-0/3-0号丝线、弓状钩保护套、盐水垫、灯柄套、B-P型手术切口膜、切口保护圈、敷贴、无菌手套。

（3）特殊用物：可吸收缝线、4-0无损伤缝线、T管、胆道镜、胆匙胆扩、取石网篮。

（4）仪器设备：电刀主机、胆道镜摄像系统、输液加温仪、碎石设备、保温毯等。

（5）体位用物：凝胶垫、约束带。

2.腹腔镜手术

（1）基本用物：腹腔镜镜头、腹腔镜器械、腔镜基本器械包、腔镜布类包、手术衣包。

（2）一次性物品：吸引器连接管、一次性trocar、无菌取物袋、11号刀片、2-0丝线、腔镜套针、腔镜保护套、显影纱条、敷贴、无菌手套。

（3）特殊用物：一次性穿刺鞘、胆道镜、取石网篮。

（4）仪器设备：腹腔镜设备、胆道镜摄像系统、电刀主机、碎石设备、输液加温仪、保温毯。

（5）体位用物同开腹胆囊切除及胆道探查手术。

三、术前工作流程

1. 体位摆放，先采取仰卧位，建立操作孔后采取头高右高仰卧位。

2. 严格按照安全核查制度实施麻醉前三方安全核查。

3. 其他术前工作同普外科常规配合流程。

四、术中工作流程

1. 严格按照安全核查制度实施手术切皮前三方核查。

2. 开腹手术

（1）常规切开患者皮肤、皮下组织。

（2）腹腔探查：开腹后探查腹腔内脏器，准备湿盐水垫保护胆囊周围脏器，准备弓状钩牵开肝脏。

（3）胆囊切除：准备分离钳，分离胆囊三角，显露胆囊静脉，钳带 2-0 丝线结扎、离断胆囊动脉，钳带 2-0 丝线结扎胆囊管，剥离胆囊床，切除胆囊，电凝胆囊床止血。

（4）胆总管探查：准备 10mL 注射器于胆总管前壁试穿刺，确认胆总管，抽取胆汁做细菌培养，切开胆总管；准备 4-0 无损伤线缝切口两侧胆总管壁、血管钳夹住线尾做牵引，暴露胆总管；准备取石钳、刮匙取石，一次性冲洗器冲洗胆总管；准备胆道探条探查胆总管、左右肝管、肝总管、胆总管下端是否通畅，将红色导尿管依次插入左右肝管，胆总管下段，用胆道冲洗器加压冲洗至通畅无浑浊胆汁为止，必要时胆道镜探查取石，或钬激光碎石，根据胆总管内径选择合适的 T 管，放入胆总管。

（5）使用 4-0 抗菌薇乔线或 PDS-Ⅱ 缝合胆总管。

（6）腹腔冲洗、引流：将腹腔内残余结石清理干净，使用加温的腹腔冲洗液冲洗腹腔，放置腹腔引流管，关闭切口。

（7）其他工作同普外科常规手术配合流程。

3.腹腔镜手术

（1）建立气腹：准备 11 号刀片在脐上切开皮肤、皮下组织，准备气腹针经脐下穿刺进入腹腔，建立气腹，成人 CO_2 气腹压维持在 $12 \sim 14mmHg$，小儿患者为 $8 \sim 10mmHg$。

（2）建立操作孔：准备一次性穿刺鞘，进行手术操作孔的建立。

（3）腹腔探查：准备镜头和操作钳，探查腹腔内脏器情况，胆囊周围组织的病理情况以及腹腔粘连情况，确定最佳手术方案实施手术。

（4）分离胆囊三角：准备腔镜电凝钩和分离钳打开胆囊三角周围的粘连组织，显露胆囊管及胆囊动、静脉，将胆囊动脉使用 hemolock 夹或可吸收夹或钛夹进行夹闭，剪断。

（5）分离切除胆囊：使用腹腔镜分离钳和电凝钩剥离胆囊，使用 hemolock 夹或可吸收夹或钛夹进行夹闭胆囊管，胆囊管残端使用双 hemolock 夹闭，无法夹闭者使用丝线结扎，准备腔镜剪刀剪断胆囊管。

（6）切开胆总管：准备腹腔镜胆管切开刀、腹腔镜分离钳，于胆囊管上下 1cm 位置切开胆总管，抓钳取出结石。

（7）胆道镜探查胆总管，管内取石：准备好胆道镜，连接光源、冲洗液、取石网篮，将胆道镜自辅助操作孔进入腹腔，应用取石网篮放入胆总管中，探查结石并取出，如结石嵌顿，网篮取石困难，使用碎石设备将结石击碎后取出。

（8）检查胆道，放置 T 管：胆道镜探查确定结石全部清除后，留置 T 管，准备 4-0 的可吸收缝线缝合胆总管，小网膜孔留置引流管。

4.术中密切观察患者生命体征的变化，防止胆心反射，出现心率过快时立即通知医生停止操作，观察患者心率变化并采取措施。

5.术中变换体位时，注意观察血压变化，防止体位性低血压的发生，肥胖手术患者术中由于手术部位暴露不理想，医生体位变换角度要求大于 30° 时，注意防止患者坠床。

6. 其他工作同普通外科手术常规配合流程。

五、术后工作流程

1. 患者离开手术室前严格按照安全核查制度实施三方核查。

2. 术后恢复平卧位体位时，注意观察生命体征，避免体位性低血压。

3. 其他工作同普通外科手术常规配合流程。

六、手术配合要点

1. 胆囊手术患者主要注意术中的胆心反射。

2. 腔镜手术注意医生站位，防止医生过度倚靠上肢造成腋窝神经受损。

第三节 右半肝手术配合流程及术中管理要点

一、术日晨准备

同普通外科手术常规配合流程。

二、手术用物准备

1. 开腹手术

（1）基本用物：肝胆开腹器械包、自动拉钩包、开腹手术布类包、衣包、盆包

（2）一次性用物：电刀笔、双极电凝镊、吸引器连接管、吸引头、腹部套针、11 号刀片、22 号刀片、0/2-0/3-0/4-0 丝线、无影灯灯炳套、电刀笔清洁片、B-P 型手术切口保护膜、一次性冲洗器、50mL 注射器、盐水垫、红色导尿管、带芯导尿管、腹腔引流管、输液器、敷贴、微钛夹、无菌手套。

（3）特殊用物：超声刀头、超声刀连线、血管缝线、可吸收缝线、血管吊带、直线型切割闭合器。

（4）仪器设备：电刀主机、超声刀主机、LigaSure 血管闭合系统、输液加温仪、保温毯等。

（5）体位用物：枕头、沙袋、各种保护垫等。

2. 腹腔镜手术

（1）基本用物：腹腔镜镜头、腹腔镜器械、腹腔镜肝切除特殊器械、肝胆开腹器械、截石位手术类包、衣包、盆包、超声刀袋、无菌保温杯。

（2）一次性用物：电刀笔、腔镜双极电凝、吸引器连接管、腹部套针、腔镜套针、11 号刀片、22 号刀片、0/2-0/3-0 丝线、腔镜保护套、50mL 注射器、显影纱条、盐水垫、红色导尿管、带芯导尿管、敷贴、无菌手套。

（3）特殊用物：超声刀头、超声刀连线、血管缝线、可吸收性缝线、血管吊带、穿刺鞘（trocar）、钛夹、可吸收夹、hemolock 夹、腔镜关节头直线型切割闭合器。

（4）仪器设备：腹腔镜设备、电刀主机、电凝镊、超声刀主机、LigaSure 血管闭合系统、输液加温仪、保温毯等。

（5）体位用物：枕头、沙袋、凝胶垫、术中保暖棉质脚套、各种保护垫等。

三、术前工作流程

1. 严格按照安全核查制度实施麻醉前三方核查。

2. 开腹手术患者采取仰卧位，右上肢外展不超出 90°，腹腔镜手术患者采取分腿仰卧位，双下肢穿棉脚套向两侧打开固定，角度不超出 90°，双下肢处于功能位。粘贴电刀负极板，闭合患者眼睑，贴眼膜保护眼睛。

3. 腹腔镜手术时，腔镜设备放在患者头侧；3D 腹腔镜，及时给术者佩戴 3D 眼镜。

4.直接准备开腹的器械、物品并清点、记录，以便在紧急情况下可配合医生于最短时间开腹止血。

5.术前备血、术前备好充分的器械、血管夹、止血材料、血管缝线确保紧急应对术中止血处理顺利。

6.其他术前工作同普外科手术常规配合流程。

四、术中工作流程

1.严格按照安全核查制度实施手术开始前三方安全核查。

2.开腹手术

（1）切皮、进入腹腔：采用右肋缘下反"L"切口，22号刀片切开皮肤，电刀切开皮下组织、肌肉和腹膜后，巡回护士协助手术医生安装自动拉钩，放置切口保护圈，显露术野。

（2）切除胆囊同开腹胆囊切除。

（3）游离肝脏：结扎分离肝周围韧带，游离显露右半肝和第二肝门的肝右静脉根部，结扎并切断肝短静脉。

（4）解剖第一肝门：游离并结扎右肝动脉和门静脉右支，左右半肝之间缺血分界线以电刀标记预切线。

（5）阻断肝门、切肝：Pringle法血流阻断，准备8号导尿管作为Pringle阻断带，蚊氏钳固定，记录阻断时间（每次阻断时间为10～20min，间歇时间为5min），沿着分界线循肝中静脉行右肝切除，钳夹法离断肝脏，肝管道可以带线结扎、微钛夹夹闭，必要时缝扎。也可以使用超声刀、直线型切割闭合器离断肝脏，断肝过程中先离断右肝管，最后离断肝右静脉，取出标本，及时核对标本名称，浸泡送检。

（5）肝断面处理、放置引流：肝断面渗血可用双极电凝止血，活动性出血及胆漏可以钛夹夹闭或者缝扎，必要时使用止血材料覆盖肝脏断面，冲洗腹腔，肝断面放置引流管。

（6）关闭体腔、缝合皮肤：关闭体腔前后巡回护士与洗手护士需共同清点器械、敷料、缝针等物品确保无误，逐层关闭切口，缝合皮肤包扎。

3. 腹腔镜手术

（1）建立气腹及操作孔：在脐周做弧形切口置入 12 mm trocar（观察鞘），建立气腹，置入已预热镜头，在镜头指引直视下于剑突下、右锁骨中线、左锁骨中线、右腋前线肋缘分别置入 12 mm、12 mm、5 mm、5 mm trocar，分别放入超声刀、无损伤抓钳、肠钳，探查腹腔，初步探查肿瘤范围决定手术方式。

（2）游离肝脏：结扎分离肝周围韧带，显露右半肝和第二肝门的肝右静脉，结扎肝右静脉根部并切断肝短静脉。

（3）切除胆囊：解剖胆囊三角，切除胆囊。

（4）解剖第一肝门同开腹右半肝切除术。

（5）阻断肝门、切肝：pringle 法血流阻断，准备 8 号导尿管作为 pringle 阻断带，hemolock 夹固定，记录阻断时间（每次阻断时间 10～20 min，以松夹钳松开 hemolock 间歇 5 min），沿着分界线循肝中静脉用超声刀行右肝切除，肝小静脉用小 hemolock 夹夹闭，也可以使用直线型切割闭合器离断肝脏，将标本装入标本袋中。

（6）肝断面处理：肝断面渗血可用双极电凝镊止血，活动性出血及胆漏可以用 hemolock 夹闭或者血管缝线缝扎。

（7）标本取出，放置引流：做耻骨上方横切口或上腹部正中小切口，取出标本，及时核对标本名称浸泡送检，腹腔冲洗，肝断面放置引流管。

（8）关闭体腔、缝合皮肤：关闭体腔前后巡回护士与洗手护士需共同清点器械、敷料、缝针等物品确保无误，逐层关闭切口，缝合皮肤包扎伤口。

4. 术中气腹压控制在 12 mm Hg～14 mm Hg，备好不同大小的血管结扎夹、钛夹、直线型切割闭合器，做好肝静脉止血，避免二氧化碳气栓的形成。

5. 肝脏切除术中出血控制不及时，可危及生命，巡回护士应严密监测生命体征变化及术中出血情况，避免频繁离开手术间，密切观察患者生命体征、中心静脉压（CVP）、出血量，确保及时发现问题并采取措施。

6.肝脏切除期间控制液体速度，维持低中心静脉压，肝脏切除后快速输液补充血容量。

7.其他工作同普通外科手术常规配合流程。

五、术后工作流程

1.患者离开手术室前严格按照安全核查制度实施三方核查。

2.密切观察引流液的量及性状，观察术后肝脏断面是否有出血。

3.其他术中配合同普通外科手术常规工作流程。

六、手术配合要点

1.切肝需控制中心静脉压，注意调整输液速度。肝脏切除过程中可能出现大出血等危险状况，应做好充分的应急预案。腹腔镜手术应随时做好中转开腹准备，中转时洗手护士与巡回护士需要密切配合，严格执行清点制度，沉着冷静应对紧急状况。

2.肝细胞对缺氧非常敏感，阻断肝血流一般不超过15min，巡回护士准确记录阻断时间，并且提示主刀医生和麻醉医生，此时严禁巡回护士离开手术间，阻断期间洗手护士需密切配合，随时准备特殊缝线备用止血。

3.肝脏手术患者需要特别注意患者体温的保护，术中根据手术需要及时调节患者体位。

4.腹腔镜手术时，镜头进腹腔前需预热镜头，接好排烟管道，避免镜头起雾。洗手护士需熟练掌握腔镜器械、吻合器的安装与使用方法，需提前检查其性能以及完整性，及时清洗超声刀，注意缝针、盐水垫的保管，密切配合主刀医生。

第四节　胰十二指肠切除术手术配合流程及术中管理要点

一、术日晨准备

同普通外科手术常规配合流程。

二、手术用物准备

1. 开腹手术

（1）基本用物：肝胆开腹器械包、自动拉钩包、腹部布类包、衣包、盆包。

（2）一次性用物：电刀笔、吸引器连接管、吸引头、腹部套针、11号刀片、22号刀片、0/2-0/3-0号丝线、盐水垫、无影灯灯炳套、电刀笔清洁片、B-P手术切口保护膜、一次性冲洗器、50mL注射器、血管吊带、输液器、敷贴、无菌手套。

（3）特殊用物：超声刀头、超声刀连线、直线型切割吻合器、血管缝线、可吸收缝线、止血的药物。

（4）仪器设备：电刀主机、超声刀主机、LigaSure血管闭合系统、输液加温仪、保温毯。

（5）体位用物：枕头、凝胶垫、各种保护垫。

2. 腹腔镜手术

（1）基本用物：腹腔镜镜头、腹腔镜器械、腹腔镜胰十二指肠器械、肝胆开腹器械、盆包、截石位手术布类包、超声刀袋、衣包、无菌保温杯。

（2）一次性用物：电刀笔、腔镜双极电凝、吸引器连接管、腹部套针、腔镜套针、11号刀片、22号刀片、腔镜保护套、50mL注射器、显影纱条、盐水垫、敷贴、0/2-0/3-0丝线、胰管。

（3）特殊用物：超声刀头、超声刀连线、血管缝线、可吸收缝线、血管吊带、穿刺鞘（trocar）、钛夹、可吸收夹、hemolock夹、腔镜关节头直线型切割吻合器、腹腔镜哈巴狗夹及施夹钳。

（4）仪器设备：腹腔镜设备、电刀主机、电凝镊、超声刀主机、LigaSure 血管闭合系统、腔镜关节头直线型切割闭合器、输液加温仪、保温毯等。

（5）体位用物：手托、枕头、沙袋、术中保暖棉质脚套、各种保护垫等。

三、术前工作流程

1. 开腹手术患者取仰卧位，腔镜手术患者取"人"字分腿仰卧位，左上肢外展 ≤ 90°，右上肢置于右侧身旁，双下肢分开 ≤ 90°，提供一助站立的空间。

2. 开腹胰十二指肠手术术前准备不同型号的血管缝线、精细器械、短超声刀。

3. 腹腔镜胰十二指肠手术术中使用器械复杂，仪器设备多，术前应合理布局，腔镜主机放于患者头位偏右，面向主刀医生的位置，副机显示屏放于患者头位偏左，面向助手的位置，并将脚踏放置在主刀医生位置，给术者佩戴 3D 眼镜。

4. 正确安装腔镜器械，检查器械的功能及完整性，提前准备好不同大小的可吸收夹、金属钛夹、血管牵拉彩带备用，大号标本袋，保温杯装好热盐水。

5. 腹腔镜手术时提前上台连接 3D 摄像头、镜头、冷光源、CO_2 气腹机、电刀笔、电凝钩、吸引系统、LigaSure 及超声刀等，连接安装好后用组织钳妥善固定于大单上（禁止用布巾钳，防止夹坏光纤和摄像线），吸引器、LigaSure 及超声刀等放置于腔镜器械袋备用；镜头调节白平衡，进腹前预热，以免延长手术开台时间。

6. 中转开腹准备同腹腔镜肝脏切除手术。

7. 其他术前工作同普外科手术常规配合流程。

四、术中工作流程

1. 严格按照安全核查制度实施手术开始前三方安全核查。

2. 开腹手术

（1）切皮、进入腹腔：一般采用右肋缘下反"L"切口或上腹部直线切口，22号刀片切开皮肤，电刀切开皮下组织、肌肉和腹膜后，巡回护士协助手术医生安置自动拉钩，放置切口保护圈，显露术野。

（2）游离切除标本：用超声刀游离胃网膜、胰腺颈部，用黄色血管彩带将胰腺牵引拉开。分离出肝动脉，用红色血管彩带将肝动脉牵引拉开。递血管夹钳夹胃右动脉及胃十二指肠动脉，递剪刀离断，取8组淋巴结送检。用腔镜直线切割器离断胃体和空肠，准备超声刀离断空肠系膜，超声刀于胰腺颈部横断胰腺，显露胰腺钩突部，贴肠系膜上动脉右侧分离胰腺钩突部，准备hemolock离断胆总管，逆行切除胆囊，取出标本。

（3）消化道重建的配合：

①胰腺－空肠端侧吻合：4-0不可吸收缝线连续缝合胰腺后壁于空肠浆肌层，胰管直径小于5mm时，主胰管内留置一细胰腺引流管（长6～8cm），胰腺引流管另一端置入空肠肠壁开口内，用5-0可吸收缝线做胰管－空肠黏膜吻合；若胰管直径大于5mm可直接用5-0血管缝线（13mm针）与空肠黏膜连续缝合；最后用4-0不可吸收外科缝线连续缝合胰腺前壁与空肠浆肌层完成吻合。

②胆肠端侧吻合：将胆管口修剪后，用4-0可吸收外科缝线在距空肠盲袢5～10cm处与空肠吻合。

③胃肠吻合：在距胆肠吻合约40～50cm处做一小切口，在残端胃远端后壁做同样的小切口，用直线型切割吻合器和蓝钉仓作胃肠侧侧吻合，两洞开口处用4-0血管缝线作手工吻合。

（4）检查止血、冲洗、放置引流：充分止血，冲洗腹腔，放置腹腔引流管并固定。

（5）关闭体腔、缝合皮肤：关闭体腔前后巡回护士与洗手护士需共同清点器械、敷料、缝针等物品确保无误，逐层关闭切口，缝合皮肤包扎。

3. 腹腔镜手术

（1）建立气腹及操作孔：在脐下 2cm 处做弧形切口置入 10mm trocar（观察鞘），建立气腹，置入已预热镜头，在镜头指引直视下于左侧腋前线肋缘下 2cm 及平脐腹直肌外缘置入 5mm 及 12mm trocar 作为主刀操作鞘，右侧对称放置作为一助操作鞘，分别放入超声刀、无损伤抓钳、腹腔镜探查肿瘤部位，确定是否有远处转移和血管侵犯，确定手术切除范围。

（2）游离切除标本同开腹胰十二指肠手术，准备无菌标本袋取第 8 组淋巴结送快速病理切片。

（3）标本取出：递 22 号刀片作上腹部正中小切口，逐层切开腹膜进入腹腔。取出标本，置于标本碗中，及时核对标本名称，浸泡送检。

（4）消化道重建的配合：洗手护士备好腔镜持针器，提前备好相应吻合所用缝线的型号和长度。

①胰腺 – 空肠端侧吻合：备 4-0 可吸收缝线（15cm）连续缝合胰腺后壁于空肠浆肌层，准备直径＜ 5mm 的胰管，主胰管内留置一部分细胰腺引流管（提前剪成长 6 ～ 8cm），胰腺引流管另一端置入空肠肠壁开口内，用 5-0 prolene（13mm 针）剪成 15cm 长，贯穿行胰管 – 空肠黏膜吻合。若胰管直径大于 5mm 可直接用 5-0 prolene（13mm 针）与空肠黏膜连续缝合。最后用 4-0 可吸收缝线（15cm）连续缝合胰腺前壁空肠浆肌层完成吻合。

②胆肠端侧吻合：胆总管断离前先用腔镜血管阻断夹阻断夹闭胆总管，以防止胆汁污染术野，将胆管口修剪后，在距空肠断端约 5 ～ 10cm 处，用 4-0 可吸收缝线（15cm）与空肠吻合。

③胃肠吻合：在距胆肠吻合约 40 ～ 50cm 处，切开空肠，接着在残端胃远端同样切开残端胃后壁，用腔镜关节头直线型切割吻合器和蓝钉仓作胃肠侧侧吻合，空肠和胃开口处用 4-0（30cm）可吸收性缝线或者倒刺线作手工吻合。

（5）检查止血、放置引流：充分止血后冲洗放置腹腔引流管。

（6）关闭体腔、缝合皮肤：拔出 trocar，排尽 CO_2，关闭体腔前后巡回护士与洗手护士需共同清点器械、敷料、缝针、血管彩带等物品确保无误，逐层关闭切口。

4. 常规逐层缝合腹壁切口，覆盖切口。

5. 其他术中工作同普通外科常规手术配合流程。

五、术后工作流程

1. 患者离开手术室前严格按照安全核查制度实施三方核查。

2. 其他术中配合同普通外科手术常规工作流程。

3. 胰十二指肠手术引流管较多，搬运患者时注意保护引流管。

六、手术配合要点

1. 因为手术时间长，需要特别注意患者体温的保护和压疮的预防，术中根据手术需要及时调节患者体位。

2. 洗手护士应严格执行无菌操作技术、无瘤技术。

3. 腹腔镜手术时，镜头进腹腔前需预热镜头，避免镜头起雾。洗手护士需熟练掌握腔镜器械、吻合器的安装与使用方法，需提前检查其性能以及完整性，及时清洁超声刀头上的焦痂，注意缝针、盐水垫的保管，密切配合主刀医生。

4. 腹腔镜手术应随时做好中转开腹准备，中转时洗手护士与巡回护士需要密切配合，严格执行清点制度，沉着冷静应对紧急状况。

第五节　脾切除及门体静脉分流手术配合流程 及术中管理要点

一、术日晨准备

同普通外科手术常规配合流程。

二、手术用物准备

1. 开腹腔手术

（1）基本用物：开腹器械包、开腹手术布类包、手术衣包、盆包、腹部自动拉钩。

（2）一次性物品：电刀笔、双极电凝镊、腹部套针、11号刀片、22号刀片、0/2-0/3-0/4-0号丝线、电刀笔清洁片、吸引器连接管、吸引头、50mL注射器、盐水垫、灯柄套、红色导尿管、B-P型手术切口膜、敷贴、无菌手套。

（3）特殊用物：超声刀头、超声刀连线、直线型切割闭合器、切割闭合钉、血管缝线、可吸收性缝线、血管吊带、腔镜血管夹。

（4）仪器设备：电刀主机、超声刀主机、自体血回收仪、输液加温仪、保温毯。

（5）体位用物：凝胶垫、约束带。

2. 腹腔镜手术

（1）基本用物：腔镜镜头、腹腔镜器械、腹腔镜肝切除特殊器械、开腹器械包、布类包、衣包、盆包、超声刀袋、无菌保温杯。

（2）一次性物品：电刀笔、腔镜双极电凝、11号刀片、22号刀片、0/2-0/3-0丝线、腹部套针、腔镜套针、吸引器连接管、吸引头、腔镜保护套、50mL注射器、显影纱条、盐水垫、血管吊带、敷贴、无菌手套。

（3）特殊用物：超声刀头、超声刀连线、腹腔镜穿刺鞘、腔镜血管夹、腔镜线型切割闭合器、切割闭合钉、血管缝线、可吸收性缝线、血管吊带。

（4）仪器设备：腹腔镜设备、电刀主机、超声刀主机、LigaSure 血管闭合系统、自体血回收仪、液加温仪、保温毯。

（5）体位用物：手托、大沙垫、术中保暖棉质脚套、四肢约束带。

三、术前工作流程

1. 急诊脾脏破裂出血的患者按照急诊绿色通道制度，紧急安排手术间、人员，快速准备开台用物，在最短的时间内进行手术救治。

2. 急诊脾脏破裂出血者应确认术前备血情况，关注血气分析结果，遵医嘱快速准备血液制品输注，确保足够的血容量，保障患者安全。

3. 协助麻醉医生准备血液回收仪器进行自体血回收。

4. 脾破裂急诊手术病情危急，及时做好患者及家属心理护理，防止因情绪紧张加重出血。

5. 麻醉开始前严格按照安全核查制度执行麻醉前安全核查。

6. 脾破裂急诊抢救手术，医务人员按照标准预防进行所有操作。

7. 开腹手术患者采取仰卧位；腹腔镜手术患者采取分腿仰卧位。

8. 其他术前工作同普通外科手术常规配合流程。

四、术中工作流程

1. 严格按照安全核查制度实施手术开始前三方安全核查。

2. 开腹手术

（1）左上腹"L"型切口，常规切开皮肤及皮下组织。

（2）腹腔探查：开腹后探查腹腔内脏器，准备湿盐水垫保护脾脏周围脏器，准备弓状钩牵开肝脏，准备长无齿镊、电刀笔，分离脾周组织；急诊脾破裂患者，立即准备沙氏钳夹住脾蒂以控制出血，准备自体血回收抽吸管吸净腹腔内的积血，进行脾脏切除。

（3）结扎脾动脉:准备钳带 0 号丝线结扎脾动脉，准备 6×14 圆针、0 号丝线结扎脾动脉。

（4）分离、切断脾周围韧带：使用分离钳、长镊子、解剖剪分离、切断脾胃韧带、脾结肠韧带、脾肾韧带、脾膈韧带。

（5）游离脾静脉：准备门静脉压力测量管道测门静脉压力并记录，准备分离钳、电刀分离脾静脉，准备门静脉阻断钳和沙丁氏钳夹住脾静脉，靠近脾门切除脾脏。

（6）游离肾静脉：显露左肾静脉主干：准备弯钳带 2-0 丝线结扎肾静脉，切断左肾上腺静脉，用沙丁氏钳或门静脉阻断钳夹住肾静脉。

（7）脾静脉和肾静脉吻合：准备 5-0 血管缝线（prolene 线）吻合，松开脾静脉及肾静脉的沙丁氏钳，备 10u/mL 肝素水冲洗吻合口，再次测量门静脉压力。

（8）彻底止血，取出标本，用加温灌洗液冲洗腹腔，放置腹腔引流管，逐层缝合切口。

（9）其他术中工作同普外科手术常规配合流程。

3. 腹腔镜手术（脾脏切除手术）

（1）建立操作孔、进行腹腔探查：准备 trocar 建立穿刺孔；准备腔镜镜头、腔镜无损伤操作钳进行腹腔探查，调节第二次体位头高脚低，左高右低 < 30° 体位。

（2）显露胰腺体尾部，准备超声刀打开胃结肠韧带，显露胰腺体尾部。

（3）暴露胰腺，沿胰腺上缘寻找脾动脉，超声刀切开血管鞘，准备腔镜血管分离钳游离出脾动脉，准备腔镜动脉夹钳钳夹后观察脾脏缺血及缩小情况，待脾周韧带及脾蒂处理后用准备 10cm 长 1-0 丝线、中号 hemolock 夹进行结扎，超声刀切断脾动脉。

（4）离断胃网膜左血管，胃短血管，准备扇叶钳抬起脾脏，超声刀游离脾结肠韧带，脾肾韧带，脾膈韧带，游离出胃短血管后，两端准备 10cm 长 2-0 丝线或 hemolock 夹夹闭后剪断。

（5）游离脾蒂后方，准备腹腔镜金手指、舌形钳进行脾蒂过线悬吊。

（6）离断脾蒂：直线切割闭合器（60 白钉）切断闭合脾蒂。

（7）检查术野，充分止血：洗手护士全程准备 4-0、5-0 prolene 缝线剪至 15cm 用以出血用。

（8）取出标本：准备电刀，准备大号无菌标本袋装好脾脏，用 22 号刀片在腹部做小切口取出标本（如有自体血回收应立即将标本划开取淤血进行回收）。

（9）止血，放置引流：探查手术部位，出血点进行电凝止血，膈肌禁止使用电凝止血，防止气胸发生。

（10）彻底止血，取出标本，用加温灌洗液冲洗腹腔，放置腹腔引流管，逐层缝合切口。

4. 其他术中工作同普通外科常规手术配合流程。

五、术后工作流程

1. 患者离开手术室前严格按照安全核查制度实施三方核查。

2. 其他术中工作同普通外科手术常规配合流程。

3. 密切交接患者引流管情况，观察引流液的量及性状，注意麻醉复苏期间的生命体征观察，防止患者躁动，预防术后出血。

六、手术配合要点

1. 术前协助麻醉师准备自体血回收仪，做好相应的管道连接；进腹后用自体回收仪的吸引器吸引，脾切下后及时把脾划开吸取脾脏内的血液。

2. 充分准备术中急救用物，尽量减少离开手术间的次数。术前准备好血管器械，4-0、5-0、6-0 血管缝线（prolene 线），确保术中出血时能快速供应物品进行止血。

3. 术中需密切关注患者出血量，并且根据出血情况，遵医嘱进行输血补液治疗，注意观察患者术中生命体征。

4. 腔镜手术需中转开腹，洗手护士与巡回护士需要密切配合，快速准备开腹手术器械及用物，严格执行清点制度，密切观察患者生命体征及出血的情况。

第六节 远端胃癌根治手术配合流程及术中管理要点

一、术日晨准备

同普通外科手术常规配合流程。

二、手术用物准备

1.开腹手术

（1）基本用物：肠道包、腹部布类包、衣包、盆包、自动拉钩包。

（2）一次性用物：电刀笔、22号刀片、11号刀片、开腹套针、1-0/2-0/3-0号丝线、吸引器连接管、吸引头、灯柄套、盐水垫、敷贴、50mL注射器、一次性切口保护圈、一次性使用荷包钳。

（3）特殊用物：超声刀头、超声刀连线、可吸收性缝线、腔内圆形吻合器、直线切割闭合器、hemolock夹、钛夹、钉仓。

（4）仪器设备：电刀主机、超声刀主机。

（5）体位用物：棉脚套、约束带、足跟垫、凝胶垫。

2.腹腔镜手术

（1）基本用物：胃肠腔镜器械、腔镜镜头、截石位布类包、衣包、盆包。

（2）一次性用物：显影纱布、腔镜保护套，其他一次性用物同开腹胃手术。

（3）特殊用物：超声刀头、超声刀连线、一次性穿刺鞘、一次性冲洗器、保温杯，其他用物同开腹手术。

（4）仪器设备：腔镜设备一套，其他用物同开腹胃部手术。

（5）体位用物同开腹胃部手术。

三、术前工作流程

1.胃部手术者术前确认已进行胃肠准备，术前留置胃管。

2.严格按照安全核查制度实施麻醉前三方核查。

3.手术体位：开腹手术患者采取仰卧位。腹腔镜手术患者采取分腿仰卧位。

4.术前工作同普通外科常规配合流程。

四、术中工作流程

1.严格按照安全核查制度实施手术开始前三方安全核查。

2.开腹手术

（1）切开患者皮肤及皮下组织。

（2）腹腔探查：准备一次性切口保护圈保护切口，探查患者腹腔脏器，确定癌细胞有无转移，必要时取活检行快速病理切片检查。

（3）游离大网膜：准备电刀或超声刀切开胃结肠韧带，紧靠横结肠切除大网膜，分离横结肠系膜之前叶。

（4）游离胃网膜右动脉：准备无齿镊、组织剪游离胃网膜右动脉，准备直角钳带2-0丝线结扎，准备用6×14圆针带2-0丝线缝扎。

（5）游离小网膜，清除部分淋巴结：准备组织剪剪开肝十二指肠韧带，显露肝总动脉及门静脉，准备12-14号橡胶管将肝总动脉向下牵引，沿肝总动脉向腹腔动脉分离切除所有淋巴结。

（6）根据需要显露食管贲门、部分游离十二指肠降部、结扎切断其与胰头之间小血管，准备长无齿镊、组织剪、血管镊游离疏松组织，用3-0和2-0丝线逐一结扎血管。

（7）离断十二指肠：准备2把直有齿钳在距幽门约3cm处，分别钳夹于幽门下方及十二指肠上端，准备手术刀切断，做好保护性隔离，准备湿盐水纱布垫包绕十二指肠周围，用黏膜消毒剂棉球消毒断端；术者横断十二指肠前,需将胃管退出到45cm左右,初步固定胃管,待胃-空肠吻合完成后,将胃管再次置入通过吻合口，置入深度仍为55cm，妥善固定。

（8）关闭十二指肠远端：准备7×17圆针、2-0丝线间断或连续全层缝合，或递直线型切割缝合器关闭；准备6×14圆针、3-0丝线间断缝合浆肌层。

（9）清除淋巴结：准备长无齿镊、组织剪、血管镊清除胃左动脉根部、腹腔动脉、脾动脉周围淋巴结及脂肪组织。

（10）胃标本切除：准备直线型切割缝合器，距肿瘤近端5～6cm处闭合胃体紧靠缝合器离断，含肿瘤胃标本及周围淋巴、脂肪、网膜等整块移出腹腔。胃残端，准备6×14圆针、2-0丝线间断8字缝合，浆肌层间断缝合，胃小弯侧切除线离贲门太近，需用两个直线型切割缝合器关闭胃残端。注意术者无菌、无瘤技术的运用，接触过肿瘤或肠腔需及时更换，切除肿瘤后撤除接触标本的手术器械、用物至隔离器械台，手术团队人员更换手套。

（11）胃空肠吻合：准备肠钳夹空肠近端，于系膜对侧空肠壁电刀戳孔，准备荷包线全层荷包缝合，置入管型吻合器抵钉座，收紧荷包结扎。距胃体闭合处近端1～2cm处胃前壁电刀切开，组织钳3把牵拉胃壁，准备弯管吻合器，自戳孔置入，胃后壁穿出。横结肠后上提空肠，吻合器与蘑菇头对合，旋紧击发，完成胃肠吻合。检查止血。准备长无齿镊，将胃管送入输入祥，前壁截孔同十二指肠残端关闭。

（12）充分检查手术部位进行止血，用加温灭菌用水灌洗腹腔，放置腹腔引流管，关闭切口。

3.腔镜手术

（1）建立气腹，置入操作孔：脐孔穿刺建立气腹，维持腹内压在12～14mmHg，准备5个trocar分别置入操作孔。

（2）腹腔探查：准备两把腹腔镜无损伤抓钳探查腹腔和病变部位，探查有无淋巴结、腹腔转移；必要时可用腹腔镜B超探查肝脏有无转移灶。

（3）系膜切除、离断血管：从横结肠无血管区入路，将胃网膜分离，超声刀分离，用可吸收夹夹闭血管后离断（胃网膜左动、静脉—胃网膜右动、静脉—胃左动、静脉—胃右动、静脉），切除系膜。

（4）淋巴结清扫：准备超声刀、钛夹、腹腔镜分离钳、hemolock夹、进行淋巴结清扫，准备 15 cm 5-0 血管缝线以备出血时进行缝合。

（5）切断十二指肠、消化道重建

①毕 I 式：淋巴结清扫完成后，以血管吊带捆扎幽门部，上腹正中取长 4～6 cm 切口，切口保护器保护切口，用无损伤圈钳提起距屈氏韧带约 10 cm 的空肠于切口外，距幽门 3 cm 处作荷包缝线切断十二指肠；胃暂时放回腹腔，十二指肠残端放入吻合器蘑菇头后送回腹腔；将胃提出，前壁切口，置入吻合器完成吻合，于预切平面切断胃。胃十二指肠吻合口间断全层缝合加强，胃管置入输入袢。

②毕 II 式：淋巴结清扫完成后，腹腔镜下以 45 mm 或 60 mm 切割缝合器切断十二指肠，准备 2 把无损伤抓钳抓持胃残端及近端空肠，上腹正中取 4～6 cm 长切口，切口保护圈保护切口，用无损伤圈钳将胃脱出腹腔外，距肿瘤 5 cm 以上以直线切割缝合器或闭合器离断胃。将空肠提出腹腔外，在胃大弯侧及空肠对系膜缘分别戳孔，插入 45 mm 切割缝合器完成胃空肠吻合，胃管置入输入袢，间断缝合关闭共同开口，胃空肠吻合口距屈氏韧带 20 cm，两吻合口相距 15 cm。

（6）放置空肠营养管，营养管置入输出袢 30～40 cm 处。准备 50 mL 注射器生理盐水注入空肠管，检查营养管是否通畅，有无打折、扭曲。

（7）充分检查手术部位进行止血，用加温灭菌用水灌洗腹腔，放置腹腔引流管，关闭切口。

4. 术中其他工作同普通外科手术常规配合流程。

五、术后工作流程

1. 患者离开手术室前严格按照安全核查制度实施三方核查。

2. 其他术中工作同普通外科手术常规配合流程。

3. 注意胃管及引流管的交接，观察引流管及胃管引流液的颜色。

六、手术配合要点

1. 穿刺孔建立后先进行腹腔探查，调节第二次体位头高脚低。

2. 器械台上常规备保温杯及热水，出现镜头模糊时，将镜头置入保温杯内加温，可迅速恢复清晰视野，保温杯内加垫盐水垫，可保护镜头避免损伤。

3. 术者横断十二指肠前，需将胃管退出至45cm左右，初步固定胃管，待胃-空肠吻合完成后，将胃管再次置入通过吻合口，置入深度仍为55cm，妥善固定。

4. 术者频繁使用超声刀时，器械护士注意及时清理超声刀头。器械护士需要密切配合主刀医生，熟悉腔镜器械、吻合器的安装与使用方法，需提前检查其性能以及完整性，注意缝针、盐水垫的保管。

5. 开腹后注意术者无菌、无瘤技术的运用，接触过肿瘤或肠腔需及时更换；腹部小切口处使用切口保护套，保护切口不发生肿瘤种植。

6. 巡回护士注意观察术中生命体征及尿量，出入量、颜色及性状。术中遵医嘱用药，根据出血情况及麻醉师医嘱取血，按取血、输血流程执行并签名。及时补充台上用物，并及时在护理记录单上填写补充物品的数量。观察手术进程，随时调整灯光的位置，保持手术间整齐清洁，严格参观制度。

7. 手术中使用自动化缝合器械品牌及种类较多，器械护士需熟练掌握各种缝合器械的使用方法及操作注意事项。

8. 直线切割器切割激发后，需停留15s再退回保险，起到压迫止血的目的，器械护士协助术者计时并提醒，圆形吻合器吻合完毕，器械护士需检查两个吻合环是否完整，禁止丢弃，及时送检。

第七节　直肠癌手术配合流程及术中管理要点

一、术日晨准备

同普通外科手术常规配合流程。

二、手术用物准备

1. 开腹手术

（1）基本用物：肠道包、腹部布类包、衣包、盆包。

（2）一次性用物：电刀笔、双极电凝镊、22号刀片、11号刀片、胃肠套针、0号和2-0及3-0丝线、吸引器连接管、吸引头、灯柄套、盐水垫、敷贴、50mL注射器、一次性切口保护圈、无菌手套。

（3）特殊用物：超声刀头、超声刀连线、可吸收性缝线、管形吻合器、直线型切割吻合器、钛夹、可吸收夹、hemolock夹。

（4）仪器设备：电刀主机、超声刀主机。

（5）体位用物：棉脚套、沙袋、约束带、截石位体位用物。

2. 腹腔镜手术

（1）基本用物：胃肠器械包、胃肠腔镜器械、腔镜镜头、截石位布类包、衣包、盆包、超声刀袋。

（2）一次性用物：电刀笔、吸引器连接管、吸引头、胃肠套针、22号刀片、11号刀片、0号和2-0及3-0丝线、盐水垫、显影纱布、敷贴、50mL注射器、腔镜保护套、纱带、一次性中单、一次性切口保护圈、无菌手套。

（3）特殊用物：超声刀头、超声刀连线、一次性穿刺鞘、一次性冲洗器、保温杯，其他用物同开腹手术。

（4）手术仪器设备：腹腔镜设备，其他用物同开腹手术。

（5）手术体位用物同开腹手术。

三、术前工作流程

1.麻醉开始前严格按照安全核查制度执行安全核查。

2.摆放膀胱截石位，先水平仰卧，骶尾部移至手术床腿板半月形开口处，双腿置于托腿架上，受力点位于小腿腓肠肌。双腿高度不一致，左高右低，高度相差约10cm，右腿应将支腿架位置放到最低，与手术床夹角不超过15°。行miles术时需在患者臀下垫一沙袋将患者骶尾部抬高10～15cm,腰部加以长条形衬垫以免腰部悬空引起患者术后不适，此种体位均为初始体位，根据手术需要，术中需及时调整患者体位。

3.术前其他工作同普通外科常规配合流程。

四、术中工作流程

1.严格按照安全核查制度实施手术开始前三方安全核查。

2.开腹手术（miles手术）

（1）切皮、进入腹腔：左下腹旁正中切口，上自脐上2～4cm,下至耻骨联合。

（2）腹腔探查：准备一次性切口保护圈保护切口，探查患者腹腔脏器，确定癌细胞有无转移，必要时取活检行快速病理切片检查。

（3）腹部手术部分

①病灶分离、切除：切开其左侧腹膜，将乙状结肠从后腹壁游离，游离乙状结肠，注意勿损伤输尿管；分离直肠后壁和前壁，周围血管用长弯钳带0号丝线结扎，切断直肠两侧韧带，结扎直肠中动、静脉和游离在盆腔的直肠，结扎离断肠系膜下血管，直线型切割吻合器切断乙状结肠，远端自会阴切口移出。

②腹部造口：在左下腹偏外方做皮肤圆形切口，将近端乙状结肠自此切口拉出，固定于腹壁上，用3-0可吸收线做人工肛门腹壁造口。

③冲洗盆腔，缝闭盆底：温水冲洗，遵医嘱使用化疗药物，缝闭盆腹膜，留置盆腔引流管，自下腹部引出固定。

④关闭腹腔同普外手术常规。

（4）会阴部手术（可与腹部手术同时进行，洗手护士另备一份会阴部手术物品）

①缝闭肛门：再次消毒会阴部，三角针带 0 号丝线荷包缝合缝闭肛门。

②取出标本：肛门 2～3cm 处做椭圆形切口，切开皮肤、皮下脂肪，在尾骨前切断尾骨直肠韧带，切断两侧肛提肌，分离、切断直肠周围的组织，拉出乙状结肠远端，切下标本，及时核对送检。

③彻底止血，温生理盐水冲洗切口，放置切口引流，关闭切口。

3. 腔镜手术（miles 手术）

（1）腹部手术部分

①建立气腹及操作孔：在脐上做弧形切口置入 12mm trocar（观察鞘），建立气腹，置入已预热镜头，在镜头指引直视下于麦氏点、右侧腹直肌外缘、左侧腋前线平脐处、左侧腋前线脐下 4cm 处依次置入 5mm、12mm、5mm、12mm trocar，分别放入超声刀、无损伤抓钳、分离钳，用腹腔镜探查肿瘤部位，确定是否有远处转移和血管侵犯，确定手术切除范围。

②病灶分离、切除：分离乙状结肠系膜，用纱带套出输尿管做标记，避免术中误伤，显露肠系膜下动脉，用 hemolock 夹闭，超声刀离断血管，清理肠系膜下动、静脉淋巴结，打开侧腹膜，向下游离至肛提肌水平，切除直肠系膜，用腹腔镜直线型切割闭合器于直肠肿瘤上方 15cm 处离断结肠。

③腹部造口：在左下腹偏外方做皮肤椭圆形切口，将近端乙状结肠自此切口拉出，固定于腹壁上，用 3-0 可吸收线做人工肛门腹壁永久造口。

④检查止血：再次建立气腹，彻底止血，腹腔冲洗，放置引流管。

⑤关闭切口：拔出 trocar，排尽 CO_2，其他配合同普外手术常规配合流程。

（2）会阴部手术（可与腹部手术同时进行，洗手护士另备一份会阴部手术物品）。

①缝闭肛门：再次消毒会阴部，三角针带0号丝线荷包缝合缝闭肛门。

②取出标本：肛门2～3cm处做椭圆形会阴切口，切开皮肤、皮下脂肪，在尾骨前切断尾骨直肠韧带，切断两侧肛提肌；分离、切断直肠周围的组织，将乙状结肠远端及直肠从会阴切口拉出，切下标本，及时核对送检。

③检查止血：温生理盐水冲洗切口，放置切口引流，关闭切口，包扎伤口。

4.造口处理：电刀切开肠管，行造口一期开放，用3-0可吸收线间断缝合乙状结肠系膜与皮下组织，造口开放后及时粘贴造口袋。

5.其他术中工作同普通外科手术常规配合流程。

五、术后工作流程

1.患者离开手术室前严格按照安全核查制度实施三方核查。

2.术后恢复体位前确定手术床板固定牢靠，以免患者遭受意外损伤。

3.其他术中工作同普通外科手术常规配合流程。

六、手术配合要点

1.洗手护士严格执行无菌操作技术、无瘤技术，肿瘤操作前和操作后更换器械，手术分腹部和会阴部两个手术组进行，应设置两个无菌器械台，分别清点，不得混合使用。腹部手术位置较深，洗手护士需备好相应的长弯钳、长镊子、长组织剪等。

2.肛门部手术完成后更换手术服、手套，防止交叉感染。

3.将患者腹部切口全部缝合、敷贴覆盖后，才可以进行造口的一期开放，避免污染切口。

4. 术中根据手术需要及时调整体位，做腹部手术时应取头低足高位。

5. 腹腔镜手术时，镜头进腹腔前需预热镜头，避免镜头起雾。洗手护士需熟练掌握腔镜器械、吻合器的安装与使用方法，需提前检查其性能以及完整性，及时清洁超声刀头上的焦痂，注意缝针、盐水垫的保管，密切配合手术医生。

第八节　腔镜甲状腺手术配合流程及术中管理要点

一、术日晨准备

同普通外科手术常规配合流程。

二、手术用物准备

（1）基本用物：腔镜甲状腺手术器械包、腔镜器械加用包、腹部布类包、衣包。

（2）一次性用物：电刀笔、吸引连接管、吸引头、无菌保护套、5mL注射器、1mL注射器、2-0和3-0丝线、显影纱布、敷贴、负压引流球。

（3）特殊用物：血管缝线、3-0和4-0可吸收线。

（4）仪器设备：电刀主机、超声刀主机、腔镜摄像系统。

（5）体位用物：肩垫、小软枕、棉脚套、各种保护垫。

三、术前工作流程

1. 接患者入室前仔细评估患者高血压，是否存在甲状腺危象，如存在以上情况，将其接入手术室前提醒医生确定是否改期手术。

2. 评估甲亢患者是否有突眼、因代谢亢进等导致的情绪不稳症状，术前耐心细致，稳定患者情绪。术中体位会加重突眼致眼睑不能闭合和眼部水肿，需加以遮盖、防止受压。

3. 术前依据 B 超结果，与主刀医生核对手术部位及切口标识。

4. 麻醉开始前严格按照安全核查制度执行麻醉前安全核查。

5. 协助麻醉插管，妥善固定气管导管，避免术中脱出，防止气管导管压迫眼睛及颜面部。同时注意患者的保暖。

6. 患者仰卧于手术床上，肩下垫枕，头后仰，颈后置小软枕固定，可将手术台头端抬高 15°，双下肢分开 ≤ 90°。

7. 术前其他工作同普通外科常规配合流程。

四、术中工作流程（以胸乳入路为例）

1. 严格按照安全核查制度实施手术开始前三方安全核查。

2. 标记肿块：准备无菌画线笔标记肿物、甲状腺轮廓及胸锁关节的位置。

3. 注射止血药物、放置 trocar：准备 11 号刀片，胸骨前两乳晕连线中点旁 2cm 做 10mm 纵切口，达深筋膜浅层，准备长针头拟作 trocar 隧道皮下注射肾上腺素溶液 50 ～ 100mL（0.9% 氯化钠溶液 500mL + 肾上腺素 1mg）止血，准备分离棒潜行分离胸前皮下间隙，放置 10mm trocar。

4. 建立气体空间：注入 CO_2 气体，维持压力为 6 ～ 8mm Hg，置入 30° 腔镜镜头。

5. 建立其他操作孔：准备 12mm 及 5mm trocar 于左右乳晕内上缘分别作弧形切口，置入 trocar，于皮下潜行 10 ～ 12cm 处。

6. 建立操作空间：准备超声刀和无损伤抓钳，直视下用超声刀建立手术操作空间，上缘达甲状腺软骨，两侧至胸锁乳突肌外缘。

7. 显露甲状腺：准备超声刀切开颈白线，准备 4-0 可吸收缝线从颈外侧皮肤进针，腔内缝牵颈前肌群，显露甲状腺。

8. 甲状腺腺瘤切除：探查甲状腺肿物后，准备超声刀自下向上直接将肿物及周围部分腺体切除，取出后送冰冻病理检查，创面不需缝合。较大的囊性肿物可穿刺减张，位置较深的甲状腺腺瘤，准备腔镜抓持钳探测肿物压力，可用超声刀纵行切开甲状腺组织显露瘤体，再行肿瘤切除术。

9. 甲状腺大部分切除：准备用超声刀切断甲状腺峡部，离断berry韧带，向内上轻推甲状腺侧叶，游离甲状腺下极，准备无损伤钳推开甲状腺下极脂肪，显露甲状腺下极血管，避免损伤腺体背面喉返神经区域，用超声刀凝固切断下极血管。继续从下外侧向上游离甲状腺，用超声刀切断甲状腺中静脉，用无损伤钳将甲状腺向上推压，于真被膜内用超声刀切除甲状腺前侧大部分腺体，保留背侧少部分腺体组织。于内上方显露甲状腺上动静脉，用超声刀凝固切断，从标本袋取出标本。甲状腺功能亢进患者的上动静脉较粗，可先套扎或结扎，再用超声刀凝固切断。

10. 双侧甲状腺次全切除时，操作同单侧甲状腺大部分切除术。

11. 切除肿瘤或甲状腺后用可吸收缝线缝合胸锁乳突肌，逐层缝合操作孔。

12. 胸乳部隧道用无菌纱布敷料加压包扎，注意压力适当，以能伸入一指为宜，防止压伤患者。

13. 其他术中工作同普通外科手术流程。

五、术后工作流程

1. 患者离开手术室前严格按照安全核查制度实施三方核查。

2. 其他术中配合同普通外科手术常规工作流程。

六、手术配合要点

1. 术后患者可能因颈部出血或血肿压迫、麻醉、气管塌陷导致呼吸困难、窒息误吸，术后气管拔管后至清醒期备气管切开包，备紧急抢救。

2. 安置手术体位时，肩下垫软枕，头部自然后仰，不能过度伸仰，颈部平塞支撑软垫，防止颈椎悬空导致颈椎损伤。

3.超声刀使用配合，需随时保持刀头清洁，及时用生理盐水降温并冲洗刀头。

4.保护切口引流管，避免意外脱出。

第九节 乳腺癌根治手术配合流程及术中管理要点

一、术日晨准备

同普通外科手术常规配合流程。

二、手术用物准备

1.基本用物：乳癌根治器械包、腹部布类包、衣包、盆包。

2.一次性用物：电刀笔、双极电凝镊、吸引器连接管、吸引头、颈部套针、2-0和3-0丝线、22号刀片、11号刀片、灯柄套、一次性中单、负压引流球、电刀笔清洁片、20mL注射器、无菌手套。

3.特殊用物：3-0和4-0可吸收线、无菌纱条、大纱布垫、棉垫、胸带、1000mL生理盐水。

4.仪器设备：电刀主机、双极电凝系统、超声刀主机。

5.体位用物：凝胶垫，托手板、海绵垫、束脚带。

三、术前工作流程

1.乳腺癌根治手术患者由于面对癌症和自我形象受损等因素，会承受巨大的心理压力，医护人员需耐心解答患者的疑问，做好其心理护理。

2.术前依据B超结果，与主刀医生、患者共同核对手术部位及切口标识。选择健侧上肢建立静脉通路。

3.患者仰卧位，患侧上肢外展，角度不超出90°，肩胛部用一小软垫垫高，暴露腋窝，床向健侧倾斜。

4.麻醉开始前严格按照安全核查制度执行安全核查。

5.术前其他工作同普通外科手术常规配合流程。

四、术中工作流程

1.严格按照安全核查制度实施手术开始前三方安全核查。

2.切开皮肤及皮下组织,分离皮瓣。

3.游离胸大肌:保留胸大肌,切除胸小肌,准备电刀将胸大肌、深面的胸锁筋膜、胸小肌分离,用电刀切断胸小肌于喙突止点处,长直有齿钳夹住胸小肌断端,暴露出腋静脉。如保留胸大肌和胸小肌,在清除胸小肌筋膜和胸肌间淋巴结时,需将乳房向外侧牵拉,将淋巴脂肪组织切除。

4.淋巴结清扫

(1)腋窝淋巴结阳性:行腋窝淋巴结清扫术,准备长无齿镊子、钳夹小纱球、组织剪游离腋窝淋巴结,最后将乳腺外侧部和腋窝组织一起切下,如有出血可用止血镊夹住,用电刀凝或用3-0丝线结扎或缝扎,止血后用温灭菌水冲洗。

(2)腋窝淋巴结阴性:先行前哨淋巴结活检,活检阴性患者可不做淋巴结清扫术。

5.切除肿块:准备电刀及分离钳分离前锯肌、肩胛下肌和背阔肌的筋膜组织,将其与腋部淋巴结、脂肪组织、胸小肌和整个乳房整块地切除。

6.缝合胸大肌:准备7×17的圆针、2-0丝线对端缝合胸大肌。

7.放置引流管,逐层缝合切口。

8.其他术中工作同普通外科手术常规工作流程。

五、术后工作流程

1.患者离开手术室前严格按照安全核查制度实施三方核查。

2.其他术中配合同普通外科手术常规工作流程。

六、手术配合要点

1. 术中体位摆放时患侧上肢抬高 10～15 cm，外展不超过 90°。远心端高于近心端，以免损伤臂丛神经，并利于血液回流。患侧肩胛下用一软垫垫高 10 cm，充分暴露患者腋窝，床向健侧倾斜。提醒术者术中避免推动患侧上肢导致外展过度。

2. 掌握肿瘤隔离原则，避免肿瘤细胞种植。

第十五章

整形科手术配合流程及术中管理

第一节　整形科手术常规配合流程及术中管理要点

一、术日晨准备

1. 患者入室前调整手术间温度与湿度（温度 21℃～ 25℃、湿度 50%～ 60%），做好手术间平面卫生，检查手术间用物、仪器设备。

2. 手术室护士与病房护士双方床旁核对手术排程表、病历、腕带标识，至少同时使用两种及以上的方法确认患者身份，确保患者正确。对于昏迷、意识不清、无自主能力、新生儿、儿童、精神病等无法陈述自己姓名的患者，交接双方应根据病历、腕带与家属共同确认患者的身份及手术部位。

3. 手术室护士与病房护士双方床旁检查手术同意书、麻醉同意书、输血同意书、授权委托书签字情况。查对手术部位体表标识及备皮情况、术前用药、皮试结果、过敏史、既往史、心脏起搏器、植入物、抗凝药服用史、影像检验学资料、安全核查表、风险评估单。交接患者生命体征、皮肤完整性、引流管路、输液情况、术中用物等重点内容。

4. 接送患者务必使用平车或轮椅，遵守使用规范，防止患者坠床跌倒。转运中，手术病人头部必须在推床的头端，转运人员在头侧，坡道平车患者保持头部处于高位，轮椅患者将轮椅靠背朝向下坡方向，

系好安全带。确保患者身体不伸出推车或轮椅外缘，避免车速过快、转弯过急，导致意外伤害患者。

5. 急危重症患者需由主管医师陪同护送至手术部与手术部工作人员当面交接。

6. 将患者安全过渡至手术床上妥善固定，防止坠床，医务人员务必床旁守护患者。

7. 接患者前核对假体植入物是否准备到位，如假体植入物到位，方可将患者接入手术间。

二、用物准备

1. 基本用物：整形手术器械包、整形科布类、衣包、盆包。

2. 一次性用物：电刀笔、双极电凝镊、吸引器连接管、吸引头、无影灯灯柄套、11 号刀片、10 号刀片、15 号刀片、电刀笔清洁片、5–0 丝线、盐水垫、敷贴、尺子。

3. 特殊用物：可吸收性缝线、7–0 尼龙线。

4. 仪器设备：电刀主机、输液加温仪、保温毯。

5. 体位用物：凝胶垫、约束带。

三、术前工作流程

1. 检查患者全身皮肤情况，根据手术时间、体位及患者自身情况采取压疮预防措施。

2. 根据手术部位及患者情况选择合适的静脉和留置针，首选上肢静脉血管为穿刺部位（建议选择左侧上肢静脉），选用较大号留置针。

3. 麻醉实施前：三方按《手术安全核查表》依次核对患者身份（姓名、性别、年龄、病案号）、手术方式、知情同意情况、手术部位与标识、麻醉安全检查、皮肤是否完整、术野皮肤准备、静脉通道建立情况、患者过敏史、抗菌药物皮试结果、术前备血情况、假体、体内植入物、影像学资料等内容。

4.查对抗菌药物皮试结果，遵医嘱于切皮前 30～60min 内使用抗菌药物。

5.协助麻醉医生连接心电监护、血氧饱和度、有创动脉压、体温监测，实施麻醉诱导、气管插管、中心静脉置管等各项工作。

6.患者麻醉后留置导尿，与麻醉医生、手术医生一起安置合适的手术体位，粘贴电刀负极板。闭合患者眼睑，贴眼膜保护眼睛。

7.洗手护士严格查对无菌包及物品的完整性、灭菌效果、有效期。洗手护士提前 15～30min 洗手上台，检查手术器械及物品的性能、完整性，按使用先后顺序摆好器械台。

8.洗手护士与巡回护士严格执行手术物品清点制度：双人清点、查对手术物品的数目及完整性。巡回护士进行记录并复述，洗手护士确认。

9.洗手护士协助医生消毒铺单，贴手术切口膜；依次连接好电刀笔、吸引器并调节好参数，检测其功能状态。

四、术中工作流程

1.手术开始前：三方共同核查患者身份（姓名、性别、年龄）、手术方式、手术部位与标识，并确认风险预警等内容。手术物品准备情况的核查由手术室护士执行并向手术医师和麻醉医师报告。

2.设计切口、定点划线：准备亚甲蓝或无菌划线笔进行切口标记。

3.切开患者皮肤及皮下组织。

4.具体手术配合工作见不同部位整形手术配合流程及注意事项。

5.术中随时观察患者生命体征、尿量，留置针、中心静脉穿刺部位皮肤及输液状况。遵医嘱用药、输血。

6.及时补充台上用物，并在护理记录单上填写补充物品的数量。

7.观察手术进程，随时调整灯光或显微镜的位置，保持手术间整齐清洁。

8.缝合、包扎伤口，关闭手术体腔前、缝合皮肤后，巡回护士与洗手护士共同核对清点手术器械、缝针、敷料等并签名。

9.严格执行手术物品清点制度,完善术中护理文书。

10.整理手术间,清理用后包布、地面的血渍及杂物。

五、术后工作流程

1.患者离开手术室前:三方共同核查患者身份(姓名、性别、年龄)、实际手术方式、术中用药、输血的核查,清点手术用物,确认手术标本,检查皮肤完整性、动静脉通路、引流管,确认患者去向。

2.送患者出手术室,与复苏室护士做好交接工作并签字,交接内容包括患者手术情况、静脉输液用药、皮肤状况、各个管道通路、术中用物(如影像学资料、术中带药及有无血制品)和患者的物品。

3.正确处理各类术后用物,完善各项登记及计费,整理手术间,指导清洁工作人员做好术后卫生处置,补充手术间常用物品。

六、手术配合要点

1.严格执行手术安全核查制度、手术物品清点制度、消毒隔离制度等。

2.物品清点及特殊用物的及时准备,植入物使用后,将合格证粘贴至植入物记录栏内存档。

第二节 整形小耳再造手术配合流程及术中管理要点

一、术日晨准备

同整形科手术常规配合流程。

二、手术用物准备

1.基本用物:整形器械包、整形特殊器械、耳矫形器械包、取肋骨器械包、五官科布类包、腹部布类包、衣包。

2. 一次性用物：电刀笔、双极电凝镊、吸引器连接管、吸引头、11 号刀片、10 号刀片、15 号刀片、5-0 丝线、电刀笔清洁片、5×12 三角针、盐水垫、敷贴、2mL 注射器、10mL 注射器、20mL 注射器、凡士林纱布、不显影纱布、输血器、棉垫、一次性划线笔或亚甲蓝、尺子。

3. 特殊用物：可吸收性缝线、7-0 尼龙线、5-0 可吸收缝合线、手术雕刻刀、直针、银丝、硅胶秃头负压管、凡士林纱布、耳样。

4. 仪器设备：电刀主机、输液加温仪、保温毯。

5. 体位用物：凝胶头圈、体位垫、减压贴。

三、术前工作流程

1. 核查患者身份、切口标识，建立静脉通路，抗菌药物的应用，协助麻醉师行麻醉插管，留置导尿管，清点器械物品，低体温、深静脉血栓、压疮等预防工作同整形外科常规工作流程。

2. 术前需要携带 CT 片，因为其对手术有重要参考价值；术前确认已修剪好的健侧耳郭图形，或 3D 打印制作的耳郭图形已经低温等离子消毒备用，以免影响手术进展。

3. 患者术前 1 天洗澡，做好手术部位的清洁，谨防受凉感冒；男患者备皮范围为手术区域及头部的毛发；女患者备皮范围为同侧发际以上 10cm 处，二期手术注意胸部皮肤准备。

4. 做好患者的心理护理，耳再造手术的患者中小儿患者居多，护士应与患儿多接触，加强交流，耐心解答患儿的提问，以缩短与患儿的心理距离，取得患儿的认同，从而能愉快接受，保证治疗的顺利进行。

5. 严格按照安全核查制度实施麻醉前三方安全核查。

6. 患者取仰卧位，头偏向一侧，患耳向上，头下垫头圈。

7. 其他术前工作同整形科常规配合流程。

四、术中工作流程

1. 严格按照安全核查制度实施手术开始前三方安全核查。

2. 标记划线：准备亚甲蓝标出再造耳郭的形状、位置和颞浅动脉走行方向，在其内侧 1cm 左右标出平行颞浅动脉的切口线，长约 10cm，在耳郭上缘向枕部垂直延长约 10cm，使其范围达到手术要求。

3. 再造耳部筋膜瓣游离：准备 75% 酒精再次消毒头枕部、整个面部、气管导管、供皮区；准备肾上腺素 1mL+ 生理盐水 200mL+ 利多卡因 10mL 注入皮下，以利于游离并止血；准备电刀、蚊氏弯钳、15 号刀片沿划线标记切开头皮，为保留完整毛囊，顺毛囊方向斜面切开，均匀游离皮瓣，皮瓣边缘准备 5×12 三角针、3-0 号丝线牵引，准备双极电凝彻底止血；及时更换 15 号刀片，确保其锐利；切取带耳后动、静脉的筋膜瓣约 10cm×10cm，切除残耳及耳软骨，保留耳垂部及残耳皮肤。

4. 切取肋软骨：准备好 10mL 注射器抽取配制好的肾上腺素、生理盐水、利多卡因溶液注入右侧胸壁皮下，切开皮肤及皮下组织，将切下的皮肤脂肪瓣修剪成中厚皮片，置于生理盐水中备用，准备骨膜剥离器、电刀笔向前向后分离皮下、胸肌，准备肋骨剪切取肋软骨，同样方法取第 2、3 根肋骨；肋软骨取出时注意血氧饱和度的变化，术中防止胸壁破口形成开放性气胸导致血氧变化。嘱麻醉医生鼓肺，检查患者胸膜是否破裂。

5. 关闭胸壁：关闭胸壁切口同时主刀雕刻制作耳支架，准备可吸收缝线和美容缝线缝合伤口；关闭胸壁切口前后，巡回护士与洗手护士共同核对手术器械及所有物品数量。

6. 耳支架轮廓成形：准备耳支架制作器械包，比照耳郭膜片或 3D 打印耳郭图形修整支架的形状、大小，准备无菌钢丝针将切削好的支架粘合，去除碎屑，用 75% 酒精浸泡制作好的耳支架备用。

7. 种植：将患儿头部置于正位，准备钢尺对照高度、前后位置及颅耳角，准备钢丝线固定支架于患侧残耳的创腔内防止移位，筋膜瓣翻转包裹支架，准备 5×12 三角针、5-0 丝线于残耳周围皮瓣下组织缝合，耳郭内置负压引流管并固定，持续负压吸引显现出外耳形状，准备 5×12 三角针、5-0 丝线或可吸收线于周边皮肤及耳垂皮肤严密缝合。

8. 游离皮片移植：游离皮片移植时，准备 5×12 三角针、5-0 丝线缝合，游离皮片移植前后，巡回护士与洗手护士共同核对手术器械及所有物品数量。

9. 固定包扎：伤口用凡士林纱布覆盖，碎纱布包扎压力要适当，以利于皮片成活，将缝合好的 5-0 号丝线分别在耳前、耳后做固定，接负压引流器，使负压吸引形成的凹陷术再现耳郭，注意负压不要过大，以免发生皮瓣坏死、软骨外露。

10. 观察皮瓣颜色：术中观察包裹软骨的皮瓣颜色，确保局部筋膜瓣或颞浅筋膜瓣包裹软骨，防止出现软骨外露。

11. 其他术中工作同整形科手术常规工作流程。

五、术后工作流程

1. 患者离开手术室前严格按照安全核查制度实施手术时的安全核查。

2. 再造耳部术后负压吸引持续保持通畅，引流管固定妥当，确保引流残余积液和保持良好的贴附。

3. 其他术后工作同整形科常规工作流程。

六、手术配合要点

1. 充分准备好器械包，用于术中取肋软骨及雕刻模型。

2. 有耳部、胸部两个手术部位时，应准备足够的无菌布类包。

3. 病人进入手术间，认真检查术野备皮情况，范围包括耳部、胸部。

第三节　鼻畸形取肋软骨矫正手术配合流程及术中管理要点

一、术日晨准备

同整形科手术常规配合流程。

二、手术用物准备

1.基本用物：整形器械包、鼻畸形精细器械、五官科布包、腹部布类包、衣包。

2.一次性用物：电刀笔、双极电凝镊、吸引器连接管、吸引头、11号刀片、22号刀片、15号刀片、电刀笔清洁片、无菌纱条、10 mL注射器、1 mL注射器、凡士林纱条、敷贴、尺子。

3.特殊用物：7-0尼龙线、5-0 PDS线。

4.仪器设备：电刀主机、输液加温仪、保温毯。

5.体位用物：凝胶垫、约束带。

三、术前工作流程

1.认真检查患者鼻部卫生清洁情况，剪除鼻毛。

2.麻醉开始前严格按照安全核查制度执行麻醉前安全核查。

3.患者术中取仰卧位。

4.其他术前工作同整形科手术常规配合流程。

四、术中工作流程

1.严格按照安全核查制度实施手术开始前三方安全核查。

2.全麻后消毒、包头、铺巾，充分暴露取骨术区。

3.切取肋骨：遵医嘱配制好肾上腺素1 mL+0.2%利多卡因10 mL+生理盐水200 mL皮下注射液，准备10号刀片、电刀笔、骨膜剥离子选择右侧第7肋软骨表面顺皮纹方向做3 cm左右切口，显露软骨膜，剥开骨膜，依据术前设计好的鼻畸形修复尺寸，使用肋骨剪切取适当长度肋软骨，注意保持其连续性不中断。

4.修整肋骨：准备肋骨修复刀，依据鼻小柱长度及鼻孔周径标准雕刻肋软骨移植物，修整成各边圆滑的肋软骨，各边缘较中央略薄。

5.暴露鼻翼软骨：准备电刀、蚊氏弯钳、小号骨膜剥离子，于患者鼻尖或鼻孔内侧做切口,分离皮下组织,暴露鼻中隔软骨,纠正鼻中隔畸形,游离并切除部分鼻翼软骨,进行分离止血。

6. 肋软骨置入固定：准备好制备的软骨,再次确定患者鼻尖大小适宜植入自体肋骨软骨片,沿自上而下方向,妥善置入预先处理好的软骨片。根据患者的软骨片突出状况、鼻尖形状,调整软骨片方向、位置,准备 5-0 PDS 线缝合固定肋软骨和鼻部组织,进行牵拉、固定处理,于鼻中隔处形成稳定的力学结构,鼻尖部需要垫高者,切取肋软骨薄片置入鼻尖部,5-0 PDS 线缝合固定双侧鼻翼软骨。

7. 缝合伤口,准备 7-0 尼龙线对应缝合鼻孔各处创口；准备组织剪剪除多余组织或鼻孔外形不对称组织,如放置引流管,需检查负压,保持通畅。

8. 其他术中工作同整形科手术常规配合流程。

五、术后工作流程

1. 患者离开手术室前严格按照安全核查制度实施三方核查。

2. 术毕用无菌盐水纱布擦拭伤口上的血痂或分泌物,保持伤口清洁,防止感染。

3. 术后应避免鼻部遭到外部撞击,避免引起伤口出血和血肿或假体变形。

4. 其他术后工作同整形科手术常规配合流程。

六、手术配合要点

1. 取出的肋软骨用生理盐水浸泡或用湿盐水垫包裹妥善放置。
2. 切取肋软骨薄片妥善保管,切勿丢弃,可用于垫高鼻尖。

第四节　胸部整形及假体植入配合流程及术中管理要点

一、术日晨准备

同整形科手术常规配合流程。

二、手术用物准备

1. 基本用物：整形器械包、腹部布类包、衣包。

2. 一次性用物：电刀笔、双极电凝镊、吸引器连接管、吸引头、11号刀片、22号刀片、15号刀片、电刀笔清洁片、盐水垫、10mL注射器、1mL注射器、尺子。

3. 特殊用物：3-0和5-0可吸收缝线、假体。

4. 仪器设备、体位用物同鼻部整形手术。

三、术前工作流程

1. 术前准备好合适型号、在有效期内的假体。

2. 严格按照安全核查制度实施麻醉前三方安全核查。

3. 其他术前工作同整形科常规配合流程。

四、术中工作流程

1. 严格按照安全核查制度实施手术开始前三方安全核查。

2. 遵医嘱配制好肾上腺素1mL+生理盐水200mL于切口皮下注射。

3. 标记划线：以乳晕边缘切口定点，准备无菌亚甲蓝或无菌划线笔，在乳晕与皮肤交界部位画出3～9点之间的弧形切口标记。

4. 切开皮肤：按设计切口，准备用11号刀片切开皮肤、皮下组织深达乳腺，用双极电凝止血。

5. 分离乳腺组织及胸大肌：准备组织剪在胸大肌下钝性分离，建立可以容纳乳房假体的空间。

6. 止血：准备双极电凝充分止血。

7. 假体置入：更换手套，清洁伤口、器械后，准备甲状腺拉钩拉开乳房皮瓣组织，暴露假体放置部位，双手挤压将假体置入，采用同样方法置入另一侧乳房假体。

8. 缝合、包扎切口：准备 3-0/4-0 可吸收性缝线缝合筋膜、皮下组织，准备 7-0 美容缝线缝合皮肤，准备弹力绷带、棉垫包扎固定伤口。

9. 其他术中工作同整形外科常规手术流程。

五、术后工作流程

1. 患者离开手术室前严格按照安全核查制度实施三方核查。

2. 其他术后配合同整形外科手术常规工作流程。

六、手术配合要点

1. 注意核对假体的有效期、型号，核对符合后，将合格证粘贴至植入物记录栏内存档。

2. 术中保护假体，避免锐器刺伤假体，破坏假体的完整性。

| 第十六章 |

妇产科手术配合流程及术中管理

第一节　妇产科手术常规配合流程及术中管理要点

一、术日晨准备

1. 患者入室前调整手术间温度与湿度（温度 21℃～25℃、湿度 50%～60%），做好手术间平面卫生，检查手术间用物、仪器设备。

2. 手术室护士与病房护士双方床旁核对手术排程表、病历、腕带标识，至少同时使用两种及以上的方法确认患者身份，确保患者正确。对于昏迷、意识不清、无自主能力、新生儿、儿童、精神病等无法陈述自己姓名的患者，交接双方应根据病历、腕带与家属共同确认患者的身份及手术部位。

3. 手术室护士与病房护士双方床旁检查手术同意书、麻醉同意书、输血同意书、授权委托书签字情况。查对手术部位体表标识及备皮情况、术前用药、皮试结果、过敏史、既往史、心脏起搏器、植入物、抗凝药服用史、影像检验学资料、安全核查表、风险评估单。交接患者生命体征、皮肤完整性、引流管路、输液情况、术中用物等重点内容。

4. 接送患者务必使用平车或轮椅，遵守使用规范，防止患者坠床跌倒。转运中，手术病人头部必须在推床的头端，转运人员在头侧，坡道平车患者保持头部处于高位，轮椅患者将轮椅靠背朝向下坡方向，

系好安全带。确保患者身体不伸出推车或轮椅外缘，避免车速过快、转弯过急，导致意外伤害患者。

5. 急危重症患者需由主管医师陪同护送至手术部与手术部工作人员当面交接。

6. 将患者安全过渡至手术床上妥善固定，防止坠床，医务人员务必床旁守护患者。

二、手术用物准备

1. 基本用物：妇科器械包、宫腔镜包、腹部 / 截石位布类包、衣包、盆包。

2. 一次性用物：电刀笔、吸引器连接管、吸引头、11 号刀片、22 号刀片、电刀清洁片、腹部套针、盐水垫、敷贴、0/2−0/3−0 丝线、大纱垫、B−P 型手术切口膜、切口保护圈、无菌手套。

3. 特殊用物：产钳、可吸收缝线。

4. 仪器设备：电刀主机、LigaSure 血管闭合系统、百克钳或马丁钳、超声刀主机、妇科马达、输液加温仪、保温毯等。

5. 体位用物：凝胶垫、约束带、截石位体位用物。

三、术前工作流程

1. 检查患者全身皮肤情况，根据手术时间、体位及患者自身情况采取压疮预防措施；规范实施术中低体温、深静脉血栓、静脉液体外渗等不良事件的预防。

2. 根据手术部位及患者情况选择合适的静脉和留置针，首选上肢静脉血管为穿刺部位，选用较大号留置针。

3. 麻醉实施前：三方按《手术安全核查表》依次核对患者身份（姓名、性别、年龄、病案号）、手术方式、知情同意情况、手术部位与标识、麻醉安全检查、皮肤是否完整、术野皮肤准备、静脉通道建立情况、患者过敏史、抗菌药物皮试结果、术前备血情况、假体、体内植入物、影像学资料等内容。

4. 查对抗菌药物皮试结果，遵医嘱于切皮前 30 ～ 60min 使用抗菌药物。

5. 协助麻醉医生连接心电监护、血氧饱和度、有创动脉压、体温监测，实施麻醉诱导、气管插管、中心静脉置管等各项工作。

6. 患者麻醉后留置导尿，患者采取仰卧位 / 截石位。粘贴电刀负极板，闭合患者眼睑，贴眼膜保护眼睛。

7. 行腹腔镜手术时，腹腔镜设备放在患者脚侧；行 3D 腹腔镜手术时，及时给术者佩戴 3D 眼镜。

8. 洗手护士严格查对无菌包及物品的完整性、灭菌效果、有效期。洗手护士提前 15 ～ 30min 洗手上台，检查手术器械及物品的性能、完整性，按使用先后顺序摆好器械台。

9. 洗手护士与巡回护士严格执行手术物品清点制度，巡回护士进行记录并复述，洗手护士确认。

10. 洗手护士协助医生消毒铺单,贴手术切口膜;依次连接好电刀笔、吸引器并调节好参数，检测其功能状态。

四、术中工作流程

1. 手术开始前：三方共同核查患者身份（姓名、性别、年龄）、手术方式、手术部位与标识，并确认风险预警等内容。手术物品准备情况的核查由手术室护士执行并向手术医师和麻醉医师报告。

2. 切开皮肤、皮下组织、肌肉。

3. 依据手术计划和术中实际情况实施手术，具体手术实施详见本章节各手术配合流程及要点。

4. 严格执行参观制度，维护手术间的安静整洁；术中密切关注手术进展，随时调整手术灯的位置，根据手术需要调整手术床，及时补充台上用物，并在护理记录单上填写补充物品的数量，高值耗材需再次与主刀医生核对后再提供。

5. 术中随时观察患者生命体征、尿量，留置针、中心静脉穿刺部位皮肤及输液状况。遵医嘱用药、输血。

6.术中标本较多，及时协助准确留取标本，与洗手护士、主刀医生核对检查后由巡回护士本人浸泡，并在标本登记本上准确登记并签名。需立即送检的标本（如快速病检标本、交叉配血标本等）应连同送检单交由外勤人员及时送检登记，并追踪检查结果。

7.观察手术进程，随时调整灯光或显微镜的位置，保持手术间整齐清洁。

8.严格执行手术物品清点制度，完善术中护理文书。

9.整理手术间，清理用后包布、地面的血渍及杂物。

五、术后工作流程

1.严格执行离室前安全核查：三方共同核查患者身份（姓名、性别、年龄）、实际手术方术中用药及输血情况，清点手术用物，确认手术标本，检查皮肤完整性、动静脉通路、妥善固定各引流管道等内容。

2.手术医师、麻醉医师、巡回护士共同送患者到相应科室，与相应科室护士做好交接。

3.正确处理各类术后用物，完善各项登记及计费，整理手术间，指导清洁工作人员做好术后卫生处置，补充手术间常用物品。

六、手术配合要点

1.妇科手术患者由于面对癌症和生殖器官缺失受损等因素，会承受巨大的心理压力，医护人员应耐心解答患者的疑问，做好其心理护理，保护患者隐私。

2.充分准备术中用物，尽量减少离开手术间的次数。

3.如需细胞学检验，将留取的盆腔冲洗液或腹水立即送检。

4.切除子宫、卵巢等器官或肿瘤时，注意无菌、无瘤操作，防止污染或肿瘤种植。

5.术中切除病理标本较多，及时将切下的标本核对后放入相应标本袋内，切勿丢失、混淆。

6. 术毕切记提醒医生将塞入阴道的纱布取出。

7. 术中应仔细观察尿液的量和颜色，以便及时发现膀胱和尿道损伤。

第二节　广泛子宫切除术配合流程及及术中管理要点

一、术日晨准备

同妇产科手术配合常规。

二、手术用物准备

1. 基本用物：子宫器械包、广切加用包、腹部布类包、衣包、盆包。

2. 一次性用物：电刀笔、吸引器连接管、吸引头、11号刀片、22号刀片，电刀清洁片，妇科套针、盐水垫、敷贴、0/2-0/3-0丝线、大纱垫、B-P型手术切口膜、切口保护圈、无菌手套。

3. 特殊用物：可吸收线缝线。

4. 仪器设备：电刀主机、LigaSure血管闭合系统、超声刀主机、输液加温仪、保温毯。

5. 体位用物：凝胶垫、约束带。

三、术前工作流程

1. 在患者入室后给予其心理支持，再次确认备皮情况，操作时注意保护患者隐私，患者麻醉后取仰卧位。

2. 严格按照安全核查制度实施麻醉前三方安全核查。

3. 其他术前工作同妇科手术常规配合流程。

四、术中工作流程

1. 严格按照安全核查制度实施手术开始前三方安全核查。

2. 切开皮肤、皮下组织：下腹正中纵切口，用22号刀片切开皮肤，电刀切开皮下组织、肌肉和腹膜，用三角针带2-0号丝线缝3-4针将切口腹膜翻转与腹部皮肤缝合牵引。放置切口保护圈，显露术野，0.9%氯化钠液200mL冲洗腹腔，抽吸冲洗液送病理细胞学检查。协助术者洗手，探查盆腔。

3. 游离子宫：用大纱垫排垫肠管，暴露盆腔，丝线扎紧输卵管伞端。切断患者双侧子宫圆韧带；剪开双侧骨盆漏斗韧带，确定输尿管位置；剪开膀胱子宫反折腹膜，下推膀胱达宫颈外口处，用湿纱布垫保护膀胱；用分离钳分离子宫动、静脉后，切断缝扎；打开阔韧带后叶，子宫直肠腹膜反折，下推直肠，分离切断骶韧带；分离切断主韧带；分离阴道旁组织，钳夹切断。

4. 切除病灶：充分暴露阴道部分，用干纱布围绕于阴道，环切阴道壁达宫颈口下方1～2cm处，用组织钳夹取阴道切口下缘，用碘酊棉球和酒精棉球分别消毒阴道残端后，取络合碘小纱布一块塞入阴道，术毕自阴道取出。用0号可吸收线连续锁边缝合阴道壁。

5. 盆腔淋巴结清扫：清扫后腹膜淋巴结，充分暴露髂总血管、输尿管，髂外动、静脉及生殖股神经，清除髂总、髂内外及腹股沟深淋巴结，暴露闭孔窝，清除闭孔淋巴结，对侧同法处理。

6. 检查止血：温生理盐水冲洗盆腔，彻底止血。

7. 关闭体腔、缝合皮肤，巡回护士与洗手严格执行手术物品清点制度。

8. 其他同妇科手术常规配合流程。

五、术后工作流程

1. 患者离开手术室前严格按照安全核查制度实施三方核查。

2. 其他术后工作流程同妇产科手术常规配合流程。

六、手术配合要点

1. 术中仔细观察患者尿液的颜色和量，注意输尿管有无损伤，一般采用经尿管注入亚甲蓝液（一支亚甲蓝加入 400 mL 生理盐水），作为有无膀胱、输尿管损伤的辅助检查。

2. 术中清扫淋巴结数目较多时，巡回护士需与洗手护士、主刀医生核对相应手术标本及名称无误后及时浸泡，并在标本登记本上准确登记并签名。

3. 阴道残端缝毕后，洗手护士应将接触过阴道的器械和敷料撤离手术台不再使用，更换吸引头。

4. 做好无瘤技术，防止肿瘤种植。

第三节 腹腔镜下子宫全切配合流程及术中管理要点

一、术日晨准备

同妇科手术常规配合流程。

二、手术用物准备

1. 基本用物：宫腔镜包、腔镜器械包、腹腔镜镜头、截石位布类包、手术衣包。

2. 一次性用物：吸引器连接管、腔镜套针、11 号刀片、10 mL 注射器、2-0 丝线、盐水垫、敷贴、无菌手套。

3. 特殊用物：百克钳或马丁钳、穿刺鞘（trocar）、可吸收缝线。

4. 仪器设备：腹腔镜设备、电刀主机、马丁刀能量平台、超声刀主机、输液加温仪、保温毯。

5. 体位用物：凝胶垫、沙袋、截石位体位用物、约束带、棉质脚套。

三、术前工作流程

1. 严格按照安全核查制度实施麻醉前三方安全核查。

2. 术中取截石位，患者先取水平仰卧，骶尾部移至手术床腿板半月形开口处，臀部移出手术床缘约5cm，臀下垫一次性防水中单，双腿置于托腿架上，受力点位于小腿腓肠肌。近髋关节平面安放截石位腿架。

3. 洗手护士分别准备经阴道用、腹部用手术器械台，阴道用器械台放置举宫物品，建立隔离区域，经阴道操作的器械，敷料放置在隔离区域使用，严禁将经阴道用的器械敷料放到腹部手术台上。

4. 消毒铺单后，医生留置导尿和置入举宫杯。

5. 其他术前工作同妇科手术常规配合流程。

四、术中工作流程

1. 严格按照安全核查制度实施手术开始前三方安全核查。

2. 建立气腹及操作孔：置入 trocar，建立人工气腹，置入预热镜头，进行腹腔探查，调节体位为头低脚高。

3. 游离子宫：离断子宫圆韧带、固有韧带，打开阔韧带前叶及膀胱腹膜返折处，分离膀胱，切断主韧带、子宫骶骨韧带及子宫血管。

4. 切开阴道穹窿、取出子宫：用电凝钩沿阴道穹窿部环形切断阴道，举宫者撤出举宫杯用宫颈钳从阴道牵出子宫，将盐水垫卷成圆球形放置在无菌手套里堵住阴道口，防止漏气。用0号可吸收线缝合阴道残端，提示举宫者取出阴道内手套并将手套内盐水垫拿出放置隔离器械车，便于清点。

5. 检查止血：再次探查盆腔内有无脏器损伤或出血，吸净腹腔内血块并连接3000mL生理氯化钠溶液冲洗腹腔。

6. 放置引流，拔出 trocar，排尽 CO_2，关闭体腔、缝合皮肤。

7. 其他术中工作同妇科手术常规配合流程。

五、术后工作流程

1. 患者离开手术室前严格按照安全核查制度实施三方核查。

2. 其他术后工作流程同妇产科手术常规配合流程。

六、手术配合要点

1. 术者从腹部、阴道部换部位操作时，应更换手套、手术衣，注意无菌操作原则。

2. 安置患者体位时，做好患者体温保护及隐私保护措施。

3. 掌握截石位正确的安置方法，防止损伤腘窝血管、神经及腓肠肌。

4. 术中避免术者重力压迫患者膝部。

5. 术毕提醒医生将塞入阴道的纱布取出。

6. 手术结束复位时，患者双下肢应单独慢慢放下，并通知麻醉师，防止因回心血量减少，引起低血压。

第四节　剖宫产术配合流程及术中管理要点

一、术日晨准备

同妇科护理常规配合流程。

二、手术用物准备

1. 基本用物：剖宫产器械包、腹部布类包、衣包、盆包。

2. 一次性用物：电刀笔、吸引器连接管、吸引头、产科套针、22号刀片、电刀清洁片、10mL注射器、2-0丝线、盐水垫、敷贴、B-P型手术切口膜、切口保护圈、无菌手套。

3. 特殊用物：可吸收缝线、塞带、产钳、切口缝合器、缩宫素。

4.仪器设备：电刀主机、婴儿辐射保暖台、婴儿称、输液加温仪、保温毯。

5.体位用物：约束带、沙袋。

三、术前工作流程

1.严格按照安全核查制度实施麻醉前三方安全核查。

2.产妇入室后给予心理支持，做好充分的术前抢救措施，同时备好新生儿所需仪器设备及抢救措施，常规准备双套吸引器和吸氧装置，多胎者根据胎儿数量准备多套负压吸引及吸氧装置。

3.协助麻醉师完成硬膜外麻醉穿刺，摆放麻醉体位，防止产妇坠床；注意产妇保暖，及保护产妇隐私。

4.提前开启婴儿辐射保暖台预热。

5.充分准备好各种抢救设施设备，做好产妇的心理护理，给予其心理支持。

6.其他术前工作同妇产科手术常规配合流程。

四、术中工作流程

1.严格按照安全核查制度实施手术开始前三方安全核查。

2.切开皮肤、皮下组织：沿下腹正中纵切口，用22号刀片切开皮肤，用电刀切开皮下组织、肌肉和腹膜。放置切口保护圈，显露子宫下段。

3.切开子宫、娩出胎儿：用22号刀片横行切开子宫下段2～3cm，逐层切开子宫，刺破胎膜，用吸引器吸出羊水，术者右手伸进宫腔娩出胎头，挤出胎儿口鼻液体，用盐水垫清除胎儿口鼻内容物，娩出胎儿，准备大量组织钳夹闭子宫切缘止血，严密配合，随时备好产钳。

4.胎儿经子宫娩出时，洗手护士及时将手术台面的器械移至无菌器械车上，避免新生儿术中损伤。

5.胎儿娩出后

（1）洗手护士协助医生抽取脐带动、静脉血。

（2）洗手护士将抽好的缩宫素交给医生行宫体肌肉注射。

（3）巡回护士遵医嘱从墨菲氏滴管将 $100\mu g$（1mL）卡贝缩宫素静脉滴入。

（4）巡回护士遵医嘱使用术中抗生素（胎儿娩出断脐带后）。

（5）巡回护士配合助产士对新生儿进行护理。

6. 胎盘娩出时，备好无菌盆盛放，及时准备干纱布填塞子宫止血。

7. 关闭子宫：子宫关闭前，洗手护士必须核查、清点盐水垫及手术物品，避免滞留于子宫腔内。逐层关闭子宫。

8. 检查子宫、附件有无异常，冲洗切口，关闭切口。

9. 术中密切观察手术进展情况，提前准备好手术台上的各种用物，根据病情需要调整输液速度，做好应急抢救措施。

10. 术中接触子宫内膜或胎膜、胎盘的器械应放于固定隔离区域的位置，避免污染其他器械或用物，缝合子宫的缝线不应再缝合腹壁各层。

11. 其他术中工作同妇产科常规配合流程。

五、术后工作流程

1. 患者离开手术室前严格按照安全核查制度实施三方核查。

2. 胎盘的管理按照医院《医疗废物管理制度》处理。如送病理组织检查，按照《手术室标本管理制度》做好标本的处理。

3. 其他术后工作流程同妇产科手术常规配合流程。

六、手术配合要点

1. 巡回护士对产妇进行全面的评估，特别注意产妇为单胎还是多胎，是否有严重的妊娠合并症。

2. 疑有胎儿宫内窘迫的产妇入室后，立即给予吸氧，迅速开台。

3. 双胎或多胎时，可能发生子宫收缩缓慢，备塞带填塞子宫止血，备好药物（麦角新碱、欣母沛），备足血源，做好输血的准备。

4. 凶险性前置胎盘的产妇，术前备血，建立 2 条大静脉通路，并行中心静脉置管，用于快速补液和输血，穿刺动脉行动脉血压监测，手术间准备抢救车和促进子宫收缩药物（麦角新碱、欣母沛），备足血源。做好全子宫切除的手术准备。术中密切观察产妇全身皮肤黏膜有无出血点、瘀斑，持续多部位的出血、渗血考虑弥散性血管内凝血（DIC），及时汇报医生行 DIC 常规检查。

5. 术中严禁巡回离开手术间。

| 第十七章 |

移植手术配合流程及术中管理

第一节 原位心脏移植手术配合工作流程及术中管理要点

一、术日晨准备

1. 患者入室前调整手术间温度与湿度（温度 21℃～25℃、湿度 50%～60%），做好手术间平面卫生，检查手术间用物、仪器设备。

2. 手术室护士与病房护士双方床旁核对手术排程表、病历、腕带标识，至少同时使用两种及以上的方法确认患者身份，确保患者正确。对于昏迷、意识不清、无自主能力、新生儿、儿童、精神病等无法陈述自己姓名的患者，交接双方应根据病历、腕带与家属共同确认患者的身份及手术部位。

3. 手术室护士与病房护士双方床旁检查手术同意书、麻醉同意书、输血同意书、授权委托书等签字情况。查对手术部位体表标识、备皮情况、术前用药、皮试结果、过敏史、心脏起搏器、植入物、抗凝药服用史、影像检验学资料、安全核查表、风险评估单。交接患者生命体征、皮肤完整性、引流管路、输液情况、术中用物等重点内容。

4. 评估患者心功能、各器官功能状态和感染控制、并发症处理情况，如有异常向管床医生确认无误后接患者进入手术室。

5. 了解患者的心理状况以及睡眠情况，接患者入室前对患者及其家属进行指导和心理护理，讲解心脏移植手术的过程、手术中需要患者配合的事项，耐心解答患者的疑问，消除患者的恐惧心理。

6. 术前仔细核对血型，确认交叉核血及备血情况。

7. 术前完成物品准备、药品准备以及环境准备。

8. 手术室护士参加术前讨论，详细了解患者特殊情况、手术步骤和关键配合要点，以及术者的特殊要求，进行缜密的术前准备。

9. 由主管医师陪同护送至手术部与手术部工作人员当面交接。

10. 检查冰箱是否储存足够的冰盐水和冰屑，确保不影响供心保护。

11. 接送患者务必使用心脏外科监护室（EICU）病床，并携带双微量注射泵至手术室，转运中，手术病人头部必须在床的头端，转运人员在头侧，坡道平车患者保持头部处于高位，确保患者身体不伸出病床外缘，避免速度过快、转弯过急，导致意外伤害患者。

12. 巡回护士将水循环变温毯铺于手术床上，调节温度为 38℃ 并开机自检运行，协助患者过渡到手术床，适当约束，防止坠床，注意做好保暖和心理护理，医务人员务必床旁守护患者。

二、手术用物准备

1. 供心切取

（1）基本用物：开胸器械包、胸科布类包、衣包。

（2）一次性用物：电刀笔、吸引器连接管、吸引头、1/0/2-0/3-0 丝线、22 号刀片、50mL 注射器、无菌器官保存袋数个、灌注管、无菌手套。

（3）特殊用物：胸骨锯、血管缝线、器官保存液、氯化钾、肝素、无菌冰、标本转运箱。

（4）仪器设备：电刀主机。

（5）体位用物：沙袋、约束带。

2. 供心修整

（1）基本用物：修心器械包、修心盆包、衣包、胸科布类包。

（2）一次性用物：0/2-0/3-0 丝线、50 mL 注射器、无菌器官保存袋数个、灌注管、无菌手套。

（3）特殊用物：血管缝线、器官保存液、氯化钾、肝素、无菌冰、冰林格、输液器。

3.受体移植

（1）基本用物：体外循环器械包、心脏移植精细器械包、胸科布类包。

（2）一次性用物：电刀笔、吸引器连接管、吸引头、电刀笔清洁片、0/1/2-0/3-0 号丝线、成人体外套针、22 号刀片、11 号刀片、盐水垫、显影纱条、一次性冲洗器、骨蜡、红色尿管、无菌软袋盐水、无菌冰盐水、带针钢丝、起搏导线、硅胶引流管、胸腔闭式引流瓶、敷贴、无菌手套。

（3）特殊用物：器官保护液、无菌冰、胸骨锯、心内除颤手柄、成人插管线、血管缝线、可吸收缝线、垫片、心脏各型修补材料、涤纶线、骨蜡、免疫抑制剂、血液制剂、器官保存液、强心药、扩血管药、缩血管药、利尿药、止血药。

（4）仪器设备：体外循环装置、电刀主机、胸骨锯、除颤仪、头灯、水循环变温毯、血液回收机、输液加温器、心脏起搏器。

（5）体位用物：凝胶垫、四肢约束带。

（6）体外循环用物：各型动脉插管、各型腔静脉插管、心内吸引管、心内吸引头、灌注管、灌注针。

三、术前工作流程

1.对长期卧床且有双下肢水肿、营养不良的患者，评估其一般情况、受压部位皮肤状况；手术时长，采用压疮评估表评估压疮风险，在受压部位涂抹皮肤保护剂后粘贴压疮贴，以减轻对病人皮肤的压力。

2.根据手术部位及患者情况选择合适的静脉和留置针，首选上肢静脉血管为穿刺部位，选用较大号留置针，选择至少 2 条粗直的上肢静脉进行穿刺，配合麻醉医生进行中心静脉穿刺，严格规范无菌操作，对各条输液通路进行标识。

3. 核对交叉核血结果及血型，遵医嘱准备红细胞、血浆、血小板、冷沉淀、清蛋白等血制品。

4. 术前评估患者体温情况，制订合理的术中体温管理计划，进行心脏移植时需要阻断升主动脉，进行中浅低温体外循环，此阶段需要配合降低室温、水毯温度、使用冰屑进行心脏表面降温，控制降温速率及温度梯度；升主动脉开放后配合升温，缓慢复温，不宜过快，放置肛温和鼻咽温探头并妥当固定，同时监测记录氧合器上动脉出口和静脉入口的温度。

5. 术前留置双腔导尿管，将膀胱测温线连接精密尿袋。

6. 心脏移植手术过程复杂，参加人员较多，严格限制参观人员。

7. 麻醉开始前严格按照安全核查制度执行麻醉前安全核查。

8. 查对抗菌药物皮试结果，遵医嘱于切皮前 30 ～ 60min 内使用抗菌药物。

9. 选择肌肉丰富的部位粘贴电刀负极板，闭合患者眼睑，使用眼膜保护眼睛。

10. 洗手护士严格查对无菌包及物品的完整性、灭菌效果、有效期。洗手护士提前 15 ～ 30min 洗手上台，检查手术器械及物品的性能、完整性，按使用先后顺序摆好器械台。

11. 洗手护士与巡回护士严格执行手术物品清点制度，巡回护士进行记录并复述，洗手护士确认。

12. 患者取仰卧位，背部用软枕垫高 15°，使胸骨向前突出，便于手术暴露。

13. 洗手护士协助医生消毒铺单,贴手术切口膜,依次连接好电刀笔、吸引器并调节好参数，检测其功能状态。

14. 协助手术医生穿无菌手术衣，器械护士和巡回护士配合手术医生消毒铺巾。

五、术中工作流程

1. 严格按照安全核查制度实施手术切皮前三方核查。

2. 术中用药多且复杂，巡回护士应做好用药、输血、输液等的管理。遵循医嘱用药，药品使用途径、剂量、使用时机应与麻醉医生共同核查后使用，并及时做好记录。

3. 肝素配制及使用：肝素用量为患者公斤体重 × 3 mg，巡回护士遵医嘱于使用前配制，药物名称剂量标识正确；手术开始由麻醉医师经中心静脉缓慢推注肝素，同时密切监测患者生命体征。

4. 血管活性药物的配制及使用：

（1）肾上腺素用量为患者公斤体重 × 0.03 mg 至 50 mL 生理盐水中。

（2）硝酸甘油用量为患者公斤体重 × 0.3 mg 至 50 mL 生理盐水中，根据血压变化情况微泵泵入。

5. 鱼精蛋白的配制使用及注意事项：密切观察手术进程，停止人工心肺转流后，按鱼精蛋白和肝素 1:1 的比例配制。心肺转流停机后准备与肝素等量的鱼精蛋白，密切关注麻醉师在静脉推注鱼精蛋白时患者有无过敏反应，积极配合手术医师、麻醉师共同处理鱼精蛋白过敏反应。

6. 供心切取手术

（1）胸部正中切口，剪开心包，悬吊心包：于胸部正中锯开胸骨，剪开心包，探查确定供体心脏能否用于移植手术，在右心耳注射肝素 200 mg。

（2）插灌注管，灌注 UW 液：术中使用无损胸科镊、胸科持针器夹 2–0 涤纶线，缝主动脉插管荷包。从中心插入灌注针，用阻断带阻断上下腔静脉、升主动脉，开始灌注 4℃的 UW 液。剪开下腔静脉及右上肺静脉引流。

（3）摘取供心：于心脏周围置无菌冰泥，依次用阻断带闭合并剪断上、下腔静脉、4 根肺静脉及升主动脉分支和肺动脉交叉。取出供心立即放入无菌冰生理盐水中保存。

7.无菌保存，立即转送：继续灌注 UW 液至 2000mL 逐层装入 3 个无菌塑料标本袋内，袋间用少量冰屑间隔，分别封口后装入装满冰块的保温桶内，袋周围置满冰块封盖后立即转送手术室，如在手术室取供心，取下后立即修整。

8.供心修整

（1）建立无菌台：打开修心器械包，在大盆内倒入无菌冰盐水及无菌冰块，在装心脏的盆内倒入冰盐水及冰泥（准备无棱角冰泥避免损伤心脏及血管）。

（2）修整供心：从下腔静脉口向右心耳方向剪开右心房壁全长的 1/3 ～ 2/3，剩下部分在吻合时根据具体情况再做修整；准备蚊式钳、胸科镊、胸科剪分离主动脉与肺动脉间的结缔组织，分离到足够的长度后，剪齐血管断端；准备胸科镊、胸科剪将 4 根肺静脉按交叉方向剪开，或将同侧肺上下静脉纵行剪开后横行剪开至左心房后壁；在修剪过程中供心全程浸泡在冷保存液中。

9.心脏移植

（1）开胸：准备胸骨锯在胸骨正中劈开胸骨，剪开心包，准备 0 号丝线吊心包，台下给肝素化。

（2）游离大血管：准备长无损心脏镊、胸科剪，游离主动脉、肺动脉、上下腔静脉并分别套阻断带。

（3）缝荷包：准备 2-0 的荷包线一正一反对半剪（缝主动脉荷包），2-0 涤纶线正针对半剪（缝上腔及冷灌），2-0 涤纶线留 2/3 长缝下腔荷包。

（4）插管、建立体外循环：准备 11 号手术刀切口插入主动脉插管、上下腔静脉插管、冷灌注。

（5）切除病心：阻断上下腔静脉及主动脉后，准备心脏镊、组织剪或 15 号刀紧靠半月瓣上方，切断主动脉和肺动脉，靠近房间沟处切开右房处侧壁，向头侧切开至房间隔顶部和主动脉根部，向尾侧切开至房间隔下部，向上绕右心耳基部横向剪至主动脉根部，紧贴其后将切口延至左房顶，沿房室环向左下延长达后"十"字交叉处，并与右房和房间隔切口会合，取出病心。

（6）供心移植：准备 3-0 血管缝线带垫（长针 3 根）、心脏镊和胸科持针器连续缝合心房缝两层；缝合时，心包腔内持续灌注 4℃生理盐水，准备 4-0 血管缝线长针带垫、心脏镊和胸科持针器连续吻合左心房，右心房，上、下腔静脉，主动脉，肺动脉，吻合主动脉缝至最后 1 针时，松开上腔静脉阻断带，调整手术床，使患者呈头低足高位，升主动脉灌注针排气，温盐水冲淋心脏表面复温，再松开升主动脉阻断钳，恢复冠脉循环，准备 4-0 血管缝线长针带垫连续缝合肺动脉，心脏自动复跳或除颤复跳。

（7）停机、拔管：人工心肺机辅助循环，适当药物维持至循环稳定，安装起搏电极后准备停机。拔除上、下腔静脉管后给等量鱼精蛋白中和肝素化，再拔出主动脉管，准备 4-0 血管缝线缝扎插管处，根据病情给予适量的多巴胺、硝普钠等血管活性药物。

（8）止血：仔细检查吻合口是否渗血，必要时放置止血材料，遵医嘱给止血药。

（9）放置引流管，关闭切口：彻底止血后，放置心包和纵隔引流管，准备带针钢丝关闭胸骨，逐层缝合切口，严格按照清点制度完成手术物品清点。

10. 手术时间长、创伤大、步骤复杂，需严格执行无菌技术操作原则，合理规范使用抗生素，控制人员走动，避免通过空气、手术用物以及医务人员增加患者感染机会。

11. 术中应使用精密尿袋准确记录手术各期患者的尿量，在心肺转流开机和停机时记录，并告知体外循环医师。

12. 术中准备足量的无菌冰沙和冰生理盐水。

13. 术中密切关注手术进展，及时提供各种缝线及用物，高值耗材需与主刀核对后再提供。

14. 术中密切观察手术进展、术中出血情况，做好大出血的准备，遵医嘱及时进行输血、补液治疗。

15. 观察手术进程，随时调整灯光的位置，保持手术间整齐清洁。

16. 严格执行手术物品清点制度，完善术中护理文书。

17. 整理手术间，清理用后包布、地面的血渍及杂物。

四、术后工作流程

1. 患者离开手术室前严格按照安全核查制度实施三方安全核查。

2. 手术结束固定引流管，确保引流管通畅，粘贴管道标识。

3. 检查转运患者所用监护仪是否处于正常功能状态。

4. 手术结束前电话通知 EICU，术后患者直接搬运至监护病床，减少患者搬运次数，减少出血和心律失常的危险，护送患者返回 EICU 病房。与监护室护士交接班（患者姓名，术式，术中患者生命体征，出血量，尿量，引流及动、静脉置管情况，药物，伤口及皮肤情况）。

5. 心脏移植手术患者在手术结束后需观察 2～3h，在观察期间要做好各种抢救工作，备好药物、再次开胸器械。

六、手术配合要点

1. 术中温度管理，患者入室前将室温调至 21℃～25℃，湿度 50%～60%。术前打开变温水毯，温度调节至 38℃～39℃给患者进行保温。术中浅低温体外循环管理，将鼻咽温降至 30℃～35℃，降温速率为 0.5℃/min。开放升主动脉前开始缓慢复温，降温速率为 0.5℃/min，将患者体温维持在 36.5℃～37℃，使用输液加温仪，温度设定为 37℃～39℃进行静脉加温输液，变温水毯温度调节至 38℃～39℃。

2. 心肌保护，准备充足的冰水、软冰屑、表面光滑无棱角的硬质小冰块、足够大的带密封盖的无菌容器；切取供心时用 ≤4℃的灌注液充分灌注冠状动脉，保护心肌；供心取下后立即采用逆行灌注，冠状动脉灌注继续进行；供心用 ≤4℃的生理盐水浸泡，密封后保存于 0℃～4℃环境中；修心时必须在 0℃～4℃环境中进行。

3. 加强患者的心理护理，等待供体过程加强与患者沟通，消除其对手术室的陌生感与恐惧心理，减轻其焦虑。

4. 双人核对供体资料和血型实验室检查结果，评估其生命体征和重要脏器功能。

5. 维护捐献者仪容与尊严，认真完成临终护理。

第二节　原位肝移植手术配合流程及术中管理要点

一、术日晨准备

1. 准备百级层流手术间，术前严格消毒，用含氯消毒剂（100mg/L）擦拭，室温 22℃～24℃，湿度 50%～60%，供肝修整手术间的室温控制在 20℃以下。

2. 手术室护士与病房护士双方床旁核对手术排程表、病历、腕带标识，至少同时使用两种及以上的方法确认患者身份，确保患者正确。对于昏迷、意识不清、无自主能力、新生儿、儿童、精神病等无法陈述自己姓名的患者，交接双方应根据病历、腕带与家属共同确认患者的身份及手术部位。

3. 手术室护士与病房护士双方床旁检查手术同意书、麻醉同意书、输血同意书、授权委托书等医生、患者、家属签字情况。查对手术部位体表标识及备皮情况、术前用药、皮试结果、过敏史、既往史、心脏起搏器、植入物、抗凝药服用史、影像检验学资料、安全核查表、风险评估单。交接患者生命体征、皮肤完整性、引流管路、输液情况、术中用物等重点内容。

4. 手术室护士与病房护士根据医嘱单仔细核对术中用药，肝移植手术患者术中药物种类多，数量大，仔细核对医嘱及有效期。

5. 接送患者务必使用平车或轮椅，遵守使用规范，防止患者坠床跌倒。转运中，手术病人头部必须在推床的头端，转运人员在头侧，坡道平车患者保持头部处于高位，轮椅患者将轮椅靠背朝向下坡方向，系好安全带。确保患者身体不伸出推车或轮椅外缘，避免车速过快、转弯过急，导致意外伤害患者。

6. 由主管医师陪同护送至手术部与巡回护士、麻醉医生当面交接。

7. 将患者安全过渡至手术床上妥善固定，防止坠床，医务人员务必床旁守护患者。

二、物品准备

1. 供肝切取

（1）基本用物：腹部器械包、供体取出器械包、腹部布类包、盆包、衣包。

（2）一次性用物：电刀笔、吸引器连接管、吸引头、1/0/3-0 丝线、10×28 角针、22 号刀片、灌注管、20mL 注射器、50mL 注射器、输血器、伤口敷贴、无菌手套。

（3）特殊用物：生理盐水、无菌冰、灌注液。

（4）仪器设备：电刀主机。

（5）体位用物：沙袋、约束带。

2. 供肝修整

（1）基本用物：肝修整器械包、腹部布类包、衣包。

（2）一次性用物：5×12 缝针、2-0/3-0/4-0 丝线、50mL 注射器、无菌器官保存袋数个、灌注管、无菌手套、输血器。

（3）特殊用物：血管缝线、器官保存液、肝素、无菌冰、冰林格、输液器。

（4）仪器设备：供肝重量称。

3. 受体移植

（1）基本用物：肝移植器械包、移植特殊器械包、匹林拉钩、显微血管器械、腹部布类包、一次性防水布类包、盆包、衣包。

（2）一次性用物：可伸缩电刀笔、双极电凝镊、吸引器连接管、吸引头、0/2–0/3–0/4–0 号丝线、22 号刀片、11 号刀片、电刀笔清洁片、灯柄套、拉钩套、血管吊带、50mL 注射器、18 号套管针（冲肝素盐水）、硅胶管、一次性冲洗器、B–P 型手术切口膜、盐水垫、输液（血）器、中单、棉带、骨蜡、无菌手套。

（3）特殊用物：氩气刀手柄、血管缝线、超声刀头、可吸收缝线、加温林格氏液、加温注射用水、冰林格、碳酸氢钠注射液、肝素钠、大量无菌冰、乙肝免疫球蛋白、人血白蛋白、抗生素、护胃药、甲强龙、舒莱、凝血酶原复合物。

（4）仪器设备：电刀主机、氩气刀主机、超声刀主机、血液回收仪、液体加温仪、保温毯。

（5）体位用物：腋垫、大纱垫、足跟垫、凝胶垫、四肢约束带。

三、术前工作流程

1. 做好心理护理，缓解患者术前紧张、焦虑情绪。

2. 接到通知后确认移植器械处于备用状态，提前准备好无菌冰、冰林格氏液和温林格氏液、温盐水、温注射用水，避免延误手术。

3. 检查电刀、氩气刀、双极、超声刀主机、吸引器处于完好备用状态；肝硬化病人及良性病变病人行肝移植时，准备两套负压吸引，以备血液回收用。

4. 核对血型、交叉配血结果，遵医嘱准备红细胞、血浆、血小板、冷沉淀、白蛋白等血制品，保证充分输血量，确保患者生命安全。

5. 术前评估患者体温情况，入室后持续体温监测，术中开启电阻式保温毯或充气式保温毯为患者实施主动加温，上肢用棉垫包裹，下肢加盖棉垫做好术中保温措施，输入加温液体。

6. 麻醉开始前严格按照安全核查制度执行麻醉前安全核查。

7. 协助麻醉师做好各项插管穿刺工作，妥善固定好各路管道。

8. 术前留置导尿管，进行膀胱测温并连接精密尿袋，精密尿袋妥善固定于患者头侧,便于术中观察记录尿量。

9. 查对抗菌药物皮试结果,遵医嘱于切皮前 30～60min 内使用抗菌药物。

10. 选择肌肉丰富的部位粘贴电刀负极板,闭合患者眼睑,使用眼膜保护眼睛。

11. 洗手护士严格查对无菌包及物品的完整性、灭菌效果、有效期。洗手护士提前 15～30min 洗手上台,检查手术器械及物品的性能、完整性,按使用先后顺序摆好器械台。

12. 洗手护士与巡回护士严格执行手术物品清点制度,巡回护士进行记录并复述,洗手护士确认。

13. 患者取仰卧位,背部用软枕垫高 15°,使胸骨向前突出,便于手术暴露。评估患者一般情况、受压部位皮肤状况,采用压疮评估表评估压疮风险,采取有效压疮预防措施。

14. 手术野皮肤消毒:皮肤消毒范围从颈部直到大腿中上 1/3 处,包括上臂及腋下,铺无菌巾、中单、大单和孔被,粘贴切口膜。依次连接好电刀笔、吸引器并调节好参数,检测其功能状态。

15. 术中输注各类液体、血液、抗生素及免疫抑制药物种类较多,严格三查七对,掌握好用药时机,保持与手术进程一致。

四、术中工作流程

1. 严格按照安全核查制度实施手术开始前安全核查。

2. 供肝切取

(1)常规切开患者皮肤、皮下组织,全层开腹。

(2)胆总管的解剖:准备电刀、分离钳游离胆总管,在近十二指肠上方结扎、切开胆总管,切开胆囊底部,经胆囊底部及胆总管切口用 4℃的 UW 液反复冲洗。

(3)腹主动脉的解剖及插管:准备长无齿镊、长组织剪游离腹主动脉下段及左、右髂动脉,自左髂动脉向近心端插入特制的 20 号气囊灌注管并固定，向气囊内注入 15～20mL 生理盐水，分离膈肌，游离一段腹腔动脉干上方的腹主动脉，以备阻断。切开左、右肾周筋膜门静脉的解剖及游离肠系膜上静脉，切开后向门静脉方向插入灌注管，用 0 号丝插管线在远端结扎、阻断，快速灌注 4℃ UW 液，速度为 100～150mL/min。

（4）肝脏的灌注：准备就绪后，静脉推注肝素 30000 单位，近右心房水平剪断肝上下腔静脉，阻断腹腔动脉上方的腹主动脉，经腹主动脉及门静脉同时行 UW 液灌洗。灌注的同时，肝脏表面置冰屑，快速有效灌注可见肝脏迅速变白。通常腹主动脉灌注 2000～3000mL，门静脉灌注 1000mL。

（5）肝动脉的解剖：分离左三角韧带及小网膜，分离、结扎胃右动脉、胃十二指肠动脉；分离肝总动脉直到腹腔动脉干、腹主动脉；分离、结扎脾动脉及胃左动脉。

（6）切取肝脏：切断肝上下腔静脉和腹主动脉，于胰体处横断胰腺，切断肠系膜上静脉，切取肝脏和部分肝周组织。

（7）供肝保存：将切取的肝脏置入盛 4℃ 的 UW 液的 3 层无菌塑料袋内，袋间用少量冰屑间隔，分别封口后装入盛有碎冰的保温桶内，立即转送手术室。

（8）缝合切口：用大三角针、0 号丝线全层缝合切口。

3. 供肝修整

（1）供肝保存：铺置无菌台，供肝取出后立即放置盛有 0℃～4℃ 冰盐水的无菌盆中，同时放入少量冰屑保持盆中低温，整个供肝修整过程中应浸泡于 4℃ UW 液中。

（2）修剪下腔静脉：递血管剪、血管镊修整下腔静脉，用 1 号丝线结扎或 5-0 血管缝线缝扎小静脉开口，如膈静脉、肾上腺静脉等。

（3）修剪肝动脉：从腹主动脉开始解剖，肝动脉解剖正常时，结扎所有小分支，剪取带有腹主动脉袖的腹腔动脉干，使之成为一喇叭口状的袖片以备吻合。

（4）修剪门静脉：自肠系膜上静脉灌注口开始修剪，尽量保留足够长度，检查密闭性。

（5）修剪胆总管：修剪胆总管至十二指肠上缘水平即可。

4.经典原位肝移植术

（1）开腹：准备22号手术刀切开皮肤，用电刀逐层切开皮肤、皮下组织、腹肌入腹，行电凝或结扎止血，递10×34角针、0号丝线将切口腹膜翻转与胸部皮肤缝合牵引。

（2）探查腹腔：探查腹腔，确定无移植禁忌证后开始切除病肝，大盐水垫排肠，暴露肝脏。

（3）游离肝周韧带：准备肝叶拉钩拉开切口，暴露腹腔，准备电刀、长直角钳分离结扎肝周韧带，整个病肝游离。

（4）游离第一肝门及肝上、肝下下腔静脉：准备小直角钳、镊子、剪刀分离第一肝门，分离肝动脉、胆总管及门静脉，准备3-0丝线结扎周围结缔组织及扩张血管；准备3-0丝线结扎胆总管、肝动脉后予以离断。

（5）离断门静脉、肝上下腔静脉及肝下下腔静脉：用阻断钳钳夹阻断门静脉远心端，血管钳钳夹阻断门静脉近心端，离断；准备0号、2-0丝线双重结扎残端，以血管阻断钳完全阻断肝上下腔静脉、肝下下腔静脉，记录阻断时间并离断。

（6）取出病肝：将病肝移出腹腔，仔细检查肝床并止血，用0号、2-0丝线结扎和血管缝线缝扎各创面出血点。

（7）供肝植入：将供肝移至腹腔内，保持供肝低温；递3-0或4-0血管缝线连续缝合肝上下腔静脉；递3-0或4-0血管缝线连续缝合肝下下腔静脉，在缝合完毕前需经门静脉灌注4℃林白液（500mL林格氏液+50mL白蛋白），以清除供肝内的空气和存留的保存液；将供肝门静脉与受体门静脉用5-0血管缝线连续端端缝合；开放门静脉、肝上下腔静脉、肝下下腔静脉，检查吻合口试漏，准备5-0血管缝线缝扎止血，用热盐水垫复温供肝；准备6-0或7-0血管缝线吻合肝动脉，检查吻合口，停止计时，备热盐水复温，开放肝动脉，准备 6-0 或 7-0 血管缝线行胆总管端端吻合。

5. 检查吻合口有无渗漏，清理腹腔盐水垫，切口内彻底止血后放置引流管。

6. 关闭腹腔，缝合切口：清点器械、缝针、敷料数目无误后用 PDS 线关腹；固定引流管，确保引流管通畅。

7. 严密观察病人的生命体征，准确记录无肝前期、无肝期、新肝期所输液体种类、出血量、尿量。无肝期机体随时可发生肺代谢、生理及生化等多方面的障碍，一旦发生变化及时通知手术医生和麻醉医生并积极配合处理。

8. 术中严密关注手术进程，根据手术进程提前备好药物和血液制品，遵医嘱及时用药。在患者入室后先配制 3 瓶蛋白水（500mL 林格 +20g 白蛋白），分别标号，便于计量；无肝期使用舒莱 20mg 溶于 100mL 盐水静脉滴注；乙肝患者无肝期使用免疫球蛋白 2000U 静脉滴注；无肝期使用甲强龙 500mg 溶于 100mL 盐水静脉滴注。

9. 修整好的供体置于 0℃～ 4℃的无菌容器中，冰水浸没，大棉垫覆盖，冷藏备用。

10. 无肝期，降低患者体温，供肝表面敷软冰和冰水保护，供肝血流恢复后用 38℃～ 42℃生理盐水冲洗腹腔复温，调节室温 22℃～ 25℃，逐渐升温至正常。

11. 无肝期血管吻合时备 50mL 注射器和软针头向开放的血管内注肝素盐水、可以松弛血管平滑肌，防止血栓形成和静脉痉挛。肝素盐水的配制：生理盐水 400mL+ 肝素 100mg。

12. 肝移植病人多伴有肝功能衰竭，凝血功能障碍，易导致术中出血，术中根据凝血功能检查结果及失液量、失血量行凝血酶原复合物纤维蛋白原、血小板、冷沉淀、全血、血浆的补充。防止钙和纤维蛋白原同时使用，形成复合物，发生沉淀，影响纤维蛋白原的止血效果。

13. 严格执行手术物品清点制度，完善术中护理文书。

14. 整理手术间，清理用后包布，地面的血渍及杂物。

四、术后工作流程

1. 患者离开手术室前严格按照安全核查制度实施三方安全核查。

2. 手术结束后，协助手术医生及麻醉师搬运患者至病床，记录患者尿量、引流量、生命体征。

3. 手术结束固定引流管，确保引流管通畅，粘贴管道标识。

4. 检查转运患者所用监护仪是否处于正常功能状态。

5. 护送患者返回 ICU 病房，严格按照交接班制度完成患者的交接。

五、手术配合要点

1. 严格执行肝移植术中用药规范，药物配制参考使用说明书。

2. 医护人员提前进入手术间，调节室温不低于 24℃，并检查仪器设备是否处于备用状态，确保氩气刀氩气充足。

3. 器械护士按手术程序充分准备物品，术中快速准确地传递器械，尽量缩短移植供体器官的转送和保存。

4. 为防止供肝内温度缓慢升高，在整个修整期间仍应以 4℃林格氏液从门静脉缓慢灌注保存，防止升温引起肝细胞功能损伤，不利于肝的保存与术后肝功能恢复。

5. 将修整好的供肝置于无菌容器中冷藏备用，存放供肝的容器内必须有足够的冰屑，监测好温度，待受体病肝切除后进行移植。

6. 严格无菌操作，尽量缩短供体器官的缺血时间和手术时间；严格控制室内人员数量及流动，无菌盐水冰屑制作过程中防止污染，修剪移植过程中严防供肝污染、滑落，减少感染机会。

7. 若受体移植者原发病灶为恶性肿瘤患者，应严格执行恶性肿瘤隔离技术。

第三节　肾脏移植手术配合流程及术中管理要点

一、术日晨准备

同原位肝移植手术护理常规配合流程。

二、用物准备

1. 供肾切取

（1）基本用物：腹部器械包、肾切除器械包、腹部布类包、衣包。

（2）一次性用物、特殊用物、仪器设备、体位用物同供肝切取准备。

2. 供肾修整

（1）基本用物：肾修整器械包、腹部布类包、衣包。

（2）一次性用物、特殊用物、仪器设备、体位用物同修肝手术。

3. 肾移植术

（1）基本用物：肾移植手术器械、血管吻合手术器械、腹部布类、衣包、盆包。

（2）一次性用物：电刀笔、吸引器连接管、吸引头、腹部套针、22号刀片、11号刀片、0/2-0/3-0/4-0号丝线、盐水垫、大纱垫、A-P型手术切口膜、输血器、输尿管支架（D-J管）、橡胶引流管、棉垫、一次性使用冲洗器、灯柄套、敷贴、冰盐水、无菌手套。

（3）特殊用物准备：血管缝线、可吸收缝线、PDS关腹线、器官保存液、灌注液、抗生素、护胃药、甲强龙、免疫球蛋白、白蛋白、肌酐、庆大霉素、肝素、林格氏液、鱼精蛋白、罂粟碱。

（4）仪器设备：电刀主机、保温毯、输液加温仪。

（5）体位用物：沙袋。

三、术前工作流程

1. 做好术前宣教和沟通，及时解答患者的疑问。

2. 术前查阅病历，了解患者营养状况、检查检验结果，制定个性化的术中管理方案。

3. 患者麻醉后留置膀胱测温导尿管并连接精密尿袋，将500mL生理盐水与导尿管相连接，胶带固定（术中充盈膀胱用）。

4. 供肾切取手术取仰卧位，背部第12肋处沙袋垫高。肾移植术手术取仰卧位，右侧髂窝处沙袋垫高15°～20°。

5. 其他术前工作同原位肝移植手术配合流程。

四、术中工作流程

1. 严格按照安全核查制度实施手术开始前三方安全核查。

2. 尸体供肾切取手术

（1）切开皮肤、皮下组织：腹部行"十"字切口，上至剑突，下至耻骨，左右至腋后线。用22号刀片切开皮肤，电刀切开皮下组织、肌肉和腹膜，迅速进入腹腔，探查腹腔脏器，确认供肾是否可取。

（2）切取双肾：用纱布排开小肠，打开后腹膜，显露腹主动脉和下腔静脉，腹主动脉插入灌注管，结扎远端，阻断血管，进行灌注，缩短热缺血时间；下腔静脉插管，引流血液和灌注液；切断肠系膜，显露双肾及双侧输尿管，在输尿管入骨盆处髂总动脉前切断双侧输尿管，在腹主动脉和下腔静脉插管处横断腹主动脉和下腔静脉，整块切取双肾，置入盛有保存液的无菌肾袋中，3层包扎，低温保存，运送至手术室进行修整。

（3）关腹：用大三角针、0号丝线全层缝合切口。

3. 供肾修整术

（1）灌洗供肾：将供肾放入备好的冰盆内，立即经肾动脉插管灌注，至肾静脉流出液清澈、肾表面均匀苍白即可。

（2）修整肾脏血管及输尿管：检查腹主动脉、下腔静脉及肾动、静脉开口，分离修整肾动脉、肾静脉，结扎分支血管；保留肾门脂肪组织，以免损伤肾盂、输尿管的血运，远端游离输尿管至一定长度，将输尿管断端修剪成"足"形。

（3）保存供肾：将修整好的供肾置于盛有保存液的无菌肾袋中，扎紧袋口，放入冰盐水容器内，做好标记，监测好温度，保存待用。

4.肾移植术

（1）严格按照安全核查制度实施手术开始前三方安全核查。

（2）切开皮肤、皮下组织：在右下腹部切弧形切口，用22号刀片切开皮肤，电刀切开皮下组织、腹外斜肌腱膜直至腹膜外。

（3）肾血管重建：解剖游离受者髂外静脉、髂内动脉，套带备用，将供肾静脉与受者髂外静脉以5-0血管缝线连续缝合方式行端侧外翻吻合；剪断髂内动脉，用2-0丝线双重结扎远端，肝素水冲洗近端管腔，供肾动脉与受者髂内动脉或者髂外动脉用6-0血管缝线做连续外翻端端吻合。

（4）恢复肾脏血流、复温：先缓慢开放肾动脉及静脉试通血，漏血处补针止血，去除肾周冰屑，先开放肾静脉后开放肾动脉，恢复移植肾血流，用温盐水冲洗肾脏周围复温，测量肾脏大小，检查其有无出血。

（5）输尿管再植：供肾输尿管内置DJ管（输尿管支架管），将供肾输尿管全层与膀胱黏膜以5-0可吸收缝线连续缝合方式端端吻合，以小圆针3-0号丝线间断缝合行隧包埋。

（6）清洗引流，关闭切口：彻底止血后，在移植肾旁放置F28橡胶引流管1～2根，关闭患者体腔前后，缝合皮肤前后巡回护士与洗手护士需共同清点器械、敷料、缝针等物品确保无误，逐层关闭切口，缝合皮肤包扎。

5.术中严密观察患者的生命体征变化和手术进展，肾移植血管吻合前严格控制液体输入，防止发生心力衰竭。从吻合肾静脉开始，需加快输液速度，使移植肾及早灌注充分而产生尿液。

6.遵医嘱适时用药：术前用抗生素、白蛋白，吻合肾动脉过程中用甲泼尼龙、呋塞米，肾动脉内注入维拉帕米。

7.尿量观察：术中尿量是反映移植肾的重要指标，移植肾输尿管与受者膀胱黏膜吻合后，注意观察患者尿的颜色、性质，每30min记录一次尿量，并报告医生。

8.及时补充台上用物，并及时在护理记录单上填写补充物品的数量。

9.严格执行手术物品清点制度，完善术中护理文书。

10.整理手术间，清理用后包布、地面的血渍及杂物。

五、术后工作流程

1.患者离开手术室前严格按照安全核查制度实施三方核查。

2.将患者送入ICU，与ICU护士做好交接工作，包括患者手术情况、静脉输液用药、皮肤状况、各个管道通路、术中用物（如影像学资料、术中带药等）和患者的物品，双方确认并签名。

3.正确处理各类术后用物，完善各项登记及计费，整理手术间，指导清洁工作人员做好术后卫生处置，补充手术间常用物品。

六、护理要点

1.肾移植手术为I类手术切口，应放置洁净级别为百级的手术间，严格执行无菌操作，谢绝参观，这对控制患者术后感染极为重要。

2.术中注意患者体温管理，预防低体温的发生。

3.手术中密切观察肾移植手术患者的生命体征，控制输液速度，在开放肾动脉前遵医嘱静脉推注免疫抑制剂、呋塞米及钙剂等。

4.肾血流开放后，及时更换精密尿袋，准确观察记录尿量变化，及时告知医生。

5.药物给药时机及方法

①抗生素及护胃药：切皮前30min静脉滴注，手术时间超过3h追加一次。

②人血白蛋白：用500mL复方氯化钠+10g白蛋白配制成蛋白水静脉滴注。

③甲强龙：将500mg甲强龙溶于100mL生理盐水静脉滴注，根据患者体重遵医嘱予以相应剂量。

④免疫球蛋白：将25mg免疫球蛋白溶于100mL生理盐水泵入（4～6h泵完）。甲强龙、免疫球蛋白、白蛋白均需在移植肾血运恢复前使用。

⑤甘露醇：开放血运移植肾有尿液排出时，快速静滴20%甘露醇250mL，以促进肾功能的恢复，同时可予以钙离子拮抗剂等。

6. 供体肾灌注配合，供肾保养：供肾取下后放于0℃～4℃的器官保存液中，外周用无菌无棱角冰屑保护，避免刺伤肾包膜。立即经肾动脉灌注肾保养液，保养液的温度为0℃～4℃，悬挂高度为1m，灌注速度为60～80滴/分，直至器官表面颜色苍白，均匀、柔软，静脉流出液清澈为止。肾修整全程在0℃～4℃器官保存液中进行，肾移植过程中恢复移植肾血流前，供肾都必须维持在0℃～4℃的环境，此时室温应控制在20℃左右。

7. 血管吻合时，备好肝素盐水，注入血管腔以防吻合口血栓形成及检查有无漏血。

8. 肾移植术中补液以晶体液为主，并根据中心静脉压、血压等情况决定补液量，建议维持中心静脉压＞5cmH$_2$O且平均动脉压＞80mmHg，受者出现严重血管内容量不足时才考虑使用胶体液，一般情况下不建议输血。

9. 术前行血透治疗的患者，建立上肢静脉通路，避开静脉瘘侧上肢。